国家卫生健康委员会“十三五”规划教材
专科医师核心能力提升导引丛书
供超声医学专业临床型研究生及专科医师用

血管超声诊断学

主　编　何　文　唐　杰

副主编　王　健　邢英琦　李建初

编　者（以姓氏笔画为序）

王　健　山西医科大学第一医院
王建华　中国人民解放军总医院第七医学中心
冉海涛　重庆医科大学附属第二医院
邢英琦　吉林大学白求恩第一医院
任秀昀　中国人民解放军总医院第三医学中心
杜丽娟　首都医科大学附属北京天坛医院
李建初　北京协和医院
何　文　首都医科大学附属北京天坛医院
勇　强　首都医科大学附属北京安贞医院
唐　杰　中国人民解放军总医院
黄品同　浙江医科大学附属第二医院

人民卫生出版社
PEOPLE'S MEDICAL PUBLISHING HOUSE

图书在版编目(CIP)数据

血管超声诊断学 / 何文，唐杰主编. —北京：人民卫生出版社，2018

ISBN 978-7-117-27500-2

Ⅰ. ①血… Ⅱ. ①何…②唐… Ⅲ. ①心脏血管疾病－超声波诊断－研究生－教材 Ⅳ. ①R540.4

中国版本图书馆 CIP 数据核字(2018)第 294372 号

血管超声诊断学

主　　编：何　文　唐　杰
出版发行：人民卫生出版社（中继线 010-59780011）
地　　址：北京市朝阳区潘家园南里 19 号
邮　　编：100021
E - mail：pmph @ pmph.com
购书热线：010-59787592　010-59787584　010-65264830
印　　刷：中农印务有限公司
经　　销：新华书店
开　　本：889 × 1194　1/16　　印张：12
字　　数：363 千字
版　　次：2019 年 3 月第 1 版　2020 年 6 月第 1 版第 3 次印刷
标准书号：ISBN 978-7-117-27500-2
定　　价：108.00 元

主编简介

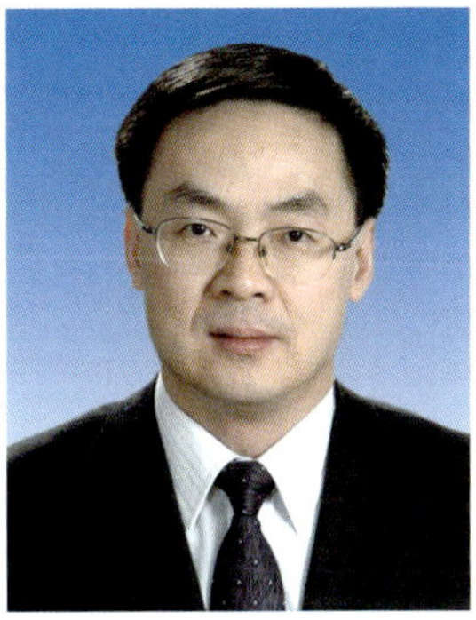

何文　主任医师，教授，博士生导师。首都医科大学超声医学系主任，首都医科大学附属北京天坛医院超声科主任，中国医师协会超声医师分会会长，中国医师协会住院医师规范化培训超声专业委员会主任委员，中华医学会北京超声专业委员会副主任委员，中华医学会超声医学分会委员，中国医学影像技术研究会副会长，中国医学影像技术研究会超声分会主任委员，《中国医学影像技术》杂志副主编，《中华超声影像学杂志》编委等。从事超声诊断和介入性超声三十余年，主要研究方向是介入性超声和血管超声，在血管超声、腹部超声检查和介入性超声领域经验丰富，开展的颅脑术中超声、血管超声造影和介入性超声处于领先水平。主持国家自然科学基金重点项目、面上项目3项，国家“十一五”科技攻关课题子课题1项，国家科技重大专项课题子课题1项、省部级科技攻关课题6项，获得省部级科技进步奖7项，发表学术论文100余篇，以第一作者或通讯作者发表SCI论文40余篇。培养博士后人才、博士、硕士研究生40名。主持制定了中国医师协会超声医师分会指南丛书；主编国家卫生健康委员会“十三五”研究生规划教材2部，主编著作5部，主译著作1部，副主编教材2部。

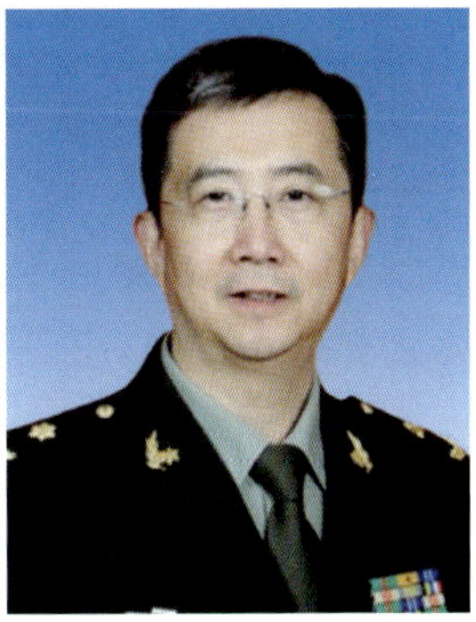

唐杰　主任医师、教授、博士生导师，中国人民解放军总医院第一医学中心超声诊断科名誉主任。现任中国人民解放军超声医学专业委员会主任委员、中国医师协会超声医师分会前任会长、中国医疗保健国际交流促进会超声医学分会前主任委员、中华医学会超声医学分会常委、中国医学影像技术研究会副会长、北京超声医学学会名誉理事长、《中华超声医学杂志》(电子版)总编等。

从事超声医学工作三十年，培养硕士和博士研究生40余名、博士后4名。在前列腺疾病及其介入性超声诊断、腹部实质性脏器创伤的超声诊断和微创治疗领域里进行了深入研究；在推动我国彩色多普勒超声应用于周围血管检查方面做出了积极贡献。以第一负责人承担课题19项，其中包括国家自然科学基金7项、军队“十一五”专项和科技攻关项目各1项。荣获军队科技进步一等奖、军队医疗成果二等奖各1项。发表论文300余篇，其中以第一或通讯作者发表SCI论文57篇。获国家发明专利2项、实用新型专利1项。主编专著和教材6部、中国医师协会超声医师分会指南4部。曾获国务院政府特殊津贴、中央保健工作先进个人称号和全军保健先进个人、中国医师奖、原总后勤部科技银星和优秀教师。

副主编简介

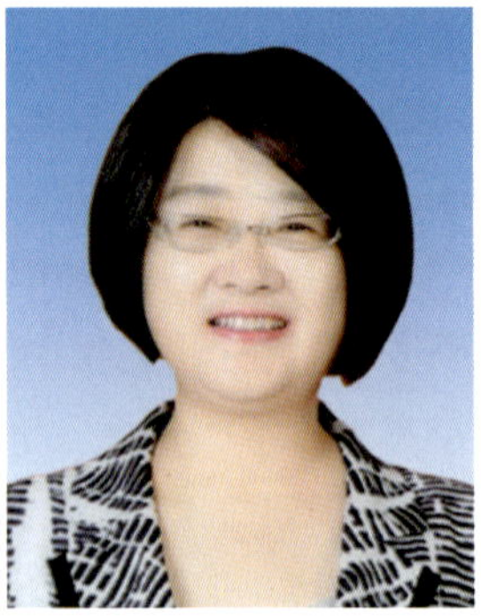

王健 教授、主任医师，博士生导师，留学美国，山西医科大学第一医院超声科副主任。第一、二届中国医师学会超声医师分会委员会全国委员。中国医师协会超声医师分会学组委员，中华医学会超声医学分会学组委员；山西省医学会超声专业委员会常委，山西省医师协会超声医师分会副会长等。任《中华超声影像学杂志》通讯编委，《中华医学超声杂志》（电子版）和《中华医学乳腺杂志》（电子版）编委。

从事超声教学工作28年，获首届全国微课教学大赛国家级优秀奖，山西省一等奖。主要研究方向为心脏、血管、浅表器官。获山西省科技进步二等奖3项，承担省部级课题11项，参与国家自然科学基金2项及美国国立卫生研究院基金2项；发表SCI论文6篇，中华级论文30余篇；出版著作5部，独立著作1部，发明国家级专利1项。

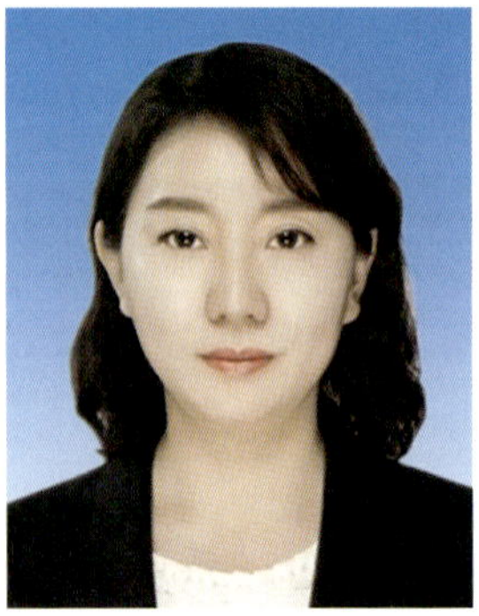

邢英琦 主任医师，博士生导师，吉林大学白求恩第一医院神经内科副主任，中国超声医学工程学会颅脑与颈部动脉超声专委会副主任委员，中国医师协会神经内科神经超声专委会副主任委员。

主编《颅脑与颈动脉超声诊断模板与图谱》，主译《无创性血管诊断学治疗实用指南》《神经超声指南》。发表血管超声相关论文130余篇，其中SCI论文40余篇。主持包括国家自然科学基金、教育部博士点基金课题等50余项。主持开发的"智慧型发泡试验软件"已获国家发明专利，在全国300多家医院应用。2014年荣获国家卫生和计划生育委员会授予的"培训基地优秀专家"，2018年获得中国医师协会"康缘杯·中国杰出神经内科青年医师奖"。

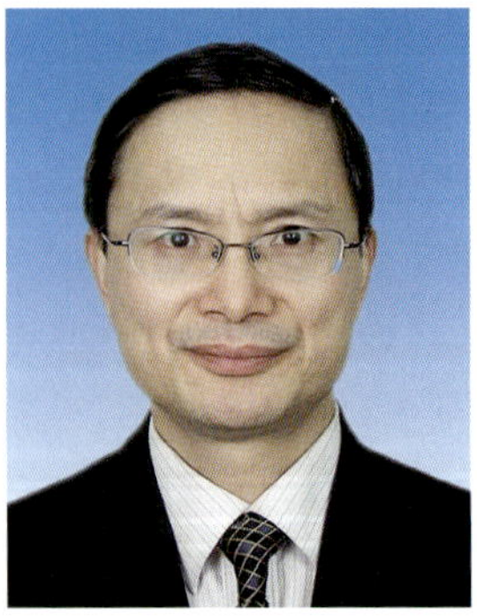

李建初 北京协和医院超声医学科主任、教授、博士研究生导师。现任中华医学会超声医学分会委员兼秘书长、中国医师协会超声医师分会浅表器官专委会主任委员、北京医学会超声医学分会候任主任委员兼秘书长、北京市超声医学质控中心主任等。任多家杂志编委。2001年美国纽约大学医学院蒙萨拉医院访问学者。

发表专业论文80余篇。主编专著4部，参与撰写10余部。主持国家级和北京市基金课题6项，获省部级科学技术进步奖5项。

出 版 说 明

为了进一步贯彻《国务院办公厅关于深化医教协同进一步推进医学教育改革与发展的意见》(国办发〔2017〕63号)的文件精神，推动新时期创新型人才培养，人民卫生出版社在全面分析其他专业研究生教材、系统调研超声医学专业研究生及专科医师核心需求的基础上，及时组织编写全国第一套超声医学专业研究生规划教材暨专科医师核心能力提升导引丛书。

全套教材共包括9种，全面覆盖了超声医学专业各学科领域。来自全国知名院校的200多位超声医学的专家以“解决读者临床中实际遇到的问题”为立足点，以“回顾、现状、展望”为线索，以培养和启发读者创新思维为编写原则，对超声医学在临床应用的历史变迁进行了点评，对当前诊疗中的困惑、局限与不足进行了剖析，对相应领域的研究热点及发展趋势进行深入探讨。

该套教材适用于超声医学专业临床型研究生及专科医师。

全国高等学校超声医学专业研究生规划教材
评审委员会名单

顾　　问

张　运

主任委员

王新房　陈敏华　姜玉新

副主任委员

王金锐　何　文　谢明星　梁　萍

委　　员（以姓氏笔画为序）

田家玮　吕国荣　朱　强　朱家安　任芸芸　李　杰
邱　逦　周　翔　姚克纯　夏　焙　柴艳芬　唐　杰
黄国英　董晓秋

全国高等学校超声医学专业研究生规划教材
目　　录

1	超声医学基础	主　编　姚克纯 副主编　杨金耀　章新友　陈　武
2	浅表器官超声诊断学	主　编　朱　强　李　杰 副主编　夏　宇　徐辉雄　陈路增
3	心脏超声诊断学	主　编　谢明星　田家玮 副主编　任卫东　王　浩　袁建军　穆玉明
4	血管超声诊断学	主　编　何　文　唐　杰 副主编　王　健　邢英琦　李建初
5	腹部超声诊断学	主　编　王金锐　周　翔 副主编　孙洪军　郑荣琴　杨　斌　王学梅
6	肌骨超声诊断学	主　编　朱家安　邱　逦 副主编　郭瑞君　崔立刚
7	妇产科超声诊断学	主　编　任芸芸　董晓秋 副主编　戴　晴　罗　红　杨　敏
8	儿科超声诊断学	主　编　黄国英　夏　焙 副主编　姜忠强　马　宁　叶菁菁　陈亚青
9	急重症超声诊断学	主　编　吕国荣　柴艳芬 副主编　周苏晋　袁丽君

前　言

血管超声作为超声医学的一个亚专业，近年来越来越受到临床医师的重视，超声临床诊疗水平也有了显著进步，已成为超声学科发展方向之一，也是研究生及专科医师业务学习的主要内容之一，因此加强规范化血管超声检查尤为重要。

《血管超声诊断学》目标读者定位于医学影像（超声医学）专业的临床硕士和专科医师。本教材的编写目的是培养临床型研究生和专科医师的基础知识、临床技能和创新思维，培养其独立思考能力、创新思维能力、解决问题能力，注重实用性、规范性、启发性和创新性，也涉及目前存在的问题或局限性、将来的发展方向等。教材遵循“三基”“五性”“三特定”原则，结合其他影像学检查，充分阐述超声成像的局限性与影响诊断结果的各种临床因素，并对血管超声检查的临床应用进展与展望作针对性介绍，让读者对超声应用的优势与不足有正确认识。希望本教材能够为研究生及专科医师提供正确的血管超声工作方法，使他们能通过学习基本掌握常见疾病的超声诊断和鉴别诊断，不断了解血管超声新进展。

本书的编写得到了多方支持和帮助，各位参编作者对本书倾注了极大的心血，在此表示衷心感谢！

由于编者水平有限，且血管超声发展相对较快，本书难免有不当之处，欢迎超声界专家和读者批评指正。

何文　唐杰

2019年1月于北京

获取图书配套增值内容步骤说明

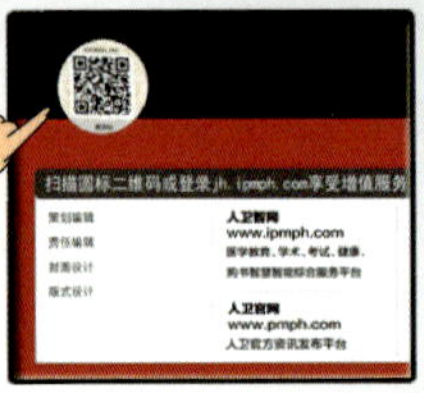

1. 打开激活网址

扫描封底圆形二维码或打开激活平台（jh.ipmph.com）

2. 激活增值服务

刮开封底激活码
激活图书增值服务

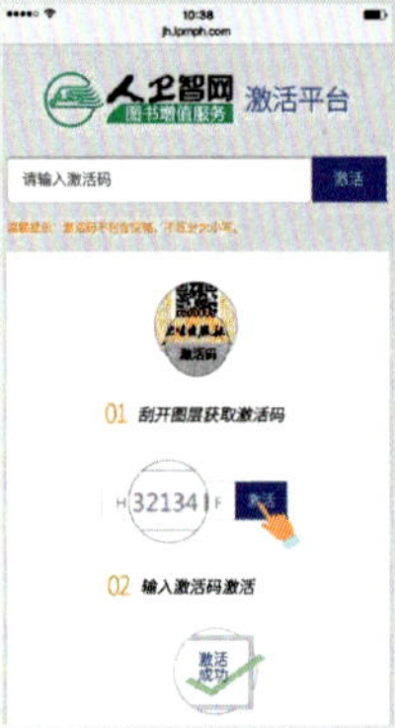
人卫智网
激活平台
01 刮开图层获取激活码
02 输入激活码激活

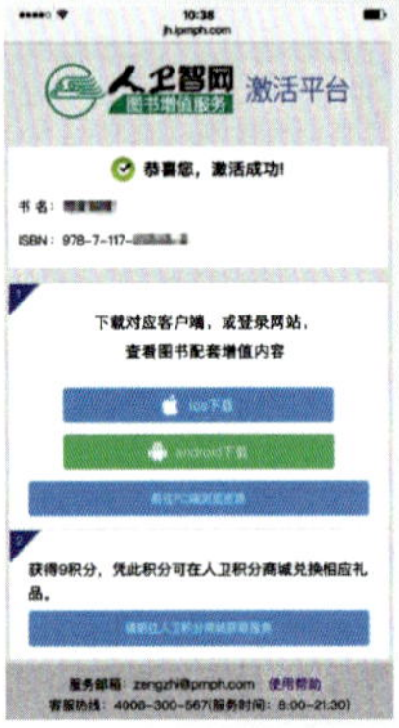
人卫智网
激活平台
恭喜您，激活成功！

3. 下载客户端或登录网站

4. 扫码浏览资源

登录客户端
扫描书内二维码浏览资源

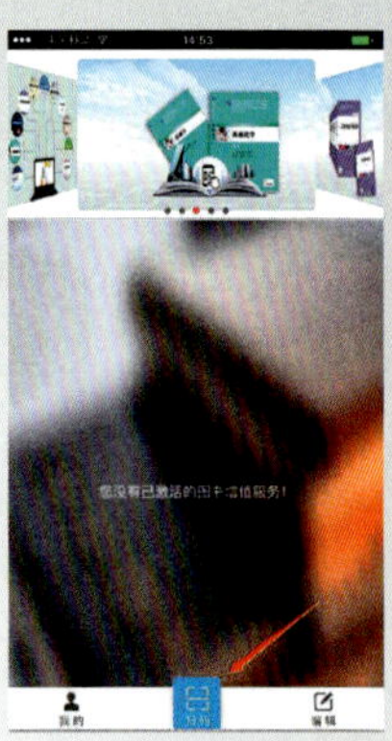

目　录

第一章　血管超声诊断基础

第一节　血管组织学及其生理、病理学

一、正常血管组织学及生理学

（一）血管壁的一般结构

1. 动脉　动脉包括大动脉、中动脉、小动脉和微动脉，管壁从内向外均可分为内膜、中膜和外膜三层。随着管腔逐渐变细，管壁各层也发生厚度、结构和组织成分的变化，以中膜变化最明显。目前，血管超声诊断上主要以大动脉和中动脉为主。

（1）大动脉：包括主动脉、肺动脉、无名动脉、颈总动脉、锁骨下动脉、椎动脉、髂总动脉等。大动脉管壁的中膜有多层弹性膜和大量弹性纤维，平滑肌纤维则较少，故又称弹性动脉。其管壁的结构如下。

1）内膜：由内皮和内皮下层构成，内皮下层较厚，内皮下层之外为多层弹性膜组成的内弹性膜，由于内弹性膜与中膜的弹性膜相连，故内膜与中膜的分界不清楚。

2）中膜：很厚，成人大动脉有40～70层弹性膜，各层弹性膜由弹性纤维相连，弹性膜之间有环形平滑肌和少量胶原纤维和弹性纤维。中膜基质的主要成分为硫酸软骨素。

3）外膜：较薄，由结缔组织构成，没有明显的外弹性膜。外膜逐渐移行为周围的疏松结缔组织。外膜含营养血管，分布到外膜和中膜；内膜一般无血管分布，其营养由大动脉管腔内血液渗透供给。

（2）中动脉：除了大动脉外，凡在解剖学中有名称的动脉多为中动脉，管径一般大于1mm。中动脉管壁的平滑肌纤维非常丰富，又名肌性动脉。

1）内膜：内皮下层较薄，在与中膜交界处有1～2层内弹性膜。

2）中膜：较厚，由10～40层环形排列的平滑肌组成，肌间有一些弹性纤维和胶原纤维。

3）外膜：厚度与中膜相近，由疏松结缔组织构成，除含营养血管外，还含较多的神经纤维，它们伸入中膜平滑肌，调节血管舒缩。较大中动脉的中膜和外膜交界处有明显的外弹性膜。

2. 静脉　静脉由小至大逐级汇合，管径渐增粗，管壁也渐增厚。中静脉及小静脉常与相应的动脉伴行。静脉的数量比动脉多，管径较粗，管腔较大，容血量较大。与伴行的动脉相比，静脉管壁薄而柔软，弹性也小，切片标本中的静脉管壁常呈塌陷状，管腔变扁或呈不规则形。

静脉也根据管径的大小分为大静脉、中静脉、小静脉和微静脉。但静脉管壁结构的变异比动脉大，甚至一条静脉的各段也常有较大的差别。静脉管壁大致也可分内膜、中膜和外膜三层，三层膜常无明显的界限。静脉壁的平滑肌和弹性组织不及动脉丰富，结缔组织成分较多。

（1）大静脉：上腔静脉、下腔静脉、无名静脉和颈静脉等都属于此类，管径在10mm以上，管壁内膜较薄，中膜很不发达，为几层排列疏松的环形平滑肌，有时甚至没有平滑肌。外膜则较厚，结缔组织内常有较多的纵行平滑肌束。

（2）中静脉：除大静脉以外，凡有解剖学名称的静脉都属中静脉。中静脉管径一般为2～9mm，内膜薄，中膜比其相伴行的中动脉薄得多，环形平滑肌分布稀疏。外膜一般比中膜厚，没有外弹性膜，由结缔组织组成，有的中静脉外膜可有纵行平滑肌束。

（3）静脉瓣：管径2mm以上的静脉常有瓣膜。瓣膜为两个半月形薄片，彼此相对，根部与内膜相连，其游离缘朝向血流方向。瓣膜由内膜凸入管腔折叠而成，中心为含弹性纤维的结缔组织，表面覆以内皮，其作用是防止血液逆流。

静脉的功能是将身体各部的血液导回心脏。静脉血回流的动力主要不是依靠管壁本身的收缩，而是靠管道内的压力差。影响静脉压力差的因素很多，如心脏的收缩力、重力和体位、呼吸运动以及静脉周围的肌组织收缩挤压作用等。

（二）各类血管的功能特点

按照生理功能的不同可将血管分为以下几类：

1. 弹性贮器血管 指主动脉、肺动脉主干及其发出的最大分支。这些血管的管壁厚，壁内含有丰富的弹性纤维，有较大的顺应性和弹性。当心室射血时，大动脉血压升高，一方面推动大动脉内的血液向前流动，使一部分血液进入毛细血管和静脉；另一方面使动脉被动扩张，以便另一部分血液暂时储存，缓冲收缩压过高；当心室舒张时，被扩张的大动脉发生弹性回缩，将射血期贮存的这部分血液在舒张期继续推向外周血管，同时维持一定的舒张压。大动脉的这种功能称为弹性贮器作用，它可以使心脏的间断射血变为血管系统中连续的血流，并减小每个心动周期中动脉血压的波动幅度。

2. 分配血管 指中动脉，从弹性贮器血管以后到分支为小动脉前的动脉管道，其管壁主要由平滑肌组成，收缩性较强。其功能是将血液输送至各器官组织。

3. 阻力血管

（1）毛细血管前阻力血管：小动脉（直径≤1mm）和微动脉（直径 20～30μm）的管径小，长度长，对血流阻力大，管壁富有平滑肌，后者的舒缩活动可使局部血管的口径和血流阻力发生明显的变化，从而影响所在器官、组织的血流量。小动脉和微动脉对血流的阻力约占总外周阻力的47%。

（2）毛细血管前括约肌：在真毛细血管的起始部常有平滑肌环绕，它的收缩和舒张控制了其后真毛细血管的关闭和开放，同时也决定血液和组织液进行物质交换的面积。

（3）微静脉：由于管径小，对血流也可产生一定的阻力。它们的舒缩可影响毛细血管前、后阻力的比值，从而改变毛细血管压和体液在血管内外的分配。

4. 交换血管 指真毛细血管，其管壁由单层内皮细胞和基膜组成，通透性高，且血流速度最慢，是血液和组织液之间进行物质交换的场所。

5. 容量血管 微静脉以后到大静脉的整个静脉系统。与同级动脉相比，其数量多、管径大、管壁薄且易扩张。在安静状态下，静脉系统容纳了整个循环血量的60%～70%，起了贮血库的作用。

6. 短路血管 指一些血管床中小动脉和小静脉之间的吻合支，它们可使小动脉内的血液不经过毛细血管而直接流入小静脉。多见于手指、足趾、耳廓等处的皮肤，与体温调节有关。

（三）血流动力学基本概念及其生理意义

血液在心血管系统内流动的流体力学称为血流动力学，其研究的基本问题是血流量、血流阻力和血压之间的相互关系。由于血液是含有血细胞和胶体物质等多种成分的液体，血管是有可扩张性和弹性的管道，因此血流动力学除了符合一般流体力学的规律外，还有其自身的特点。以下就几个重要的血流动力学基本概念及其生理意义简单介绍。

1. 层流和湍流 血液在血管内的流动方式可以分为层流和湍流两种。层流是一种规则运动，在层流的情况下，液体每个质点的流动方向一致，与管道长轴平行，但各质点的流速不同，在管道轴心处流速最快，压强最低，从轴心到管壁，流速依次减慢，越近管壁的轴层流速越慢，这种流动方式称为层流。层流状态下，血细胞受速度和压强的梯度的影响有向轴心移动的趋势，利于减少红细胞在流动中的损伤。

然而，当血流速度加速到一定程度之后，层流情况即被破坏，此时血液中各个质点的流动方向不再一致，出现旋涡，称为湍流。正常情况下，心室内存在湍流，一般认为这有利于血液的充分混合。

2. 血流量和血流速度 血流量指在单位时间内流经血管某一截面的血量，也称为容积速度。通常表示为 ml/min 或 L/min。血流量与血管两端的压力差成正比，与血管对血流的阻力成反比。

血流速度指血液中一个质点在管内移动的线速度，通常以 cm/s 或 m/s 表示。当血液在血管内流动时，血流速度与血流量成正比，而与血管的横截面积成反比。

3. 血流阻力 血流阻力指血液在血管内流动时所遇到的阻力，其产生的原因是血液流动时发生摩擦。因此血液流动时的能量逐渐消耗，促使血液流动的压力逐渐降低。湍流时，血液在血管中的流动方向不一致，阻力更大，故消耗的能量更多。层流状态下，血流阻力可按照式 1-1-1 计算得出：

$$R = 8\eta L/\pi r^4 \quad \text{（式 1-1-1）}$$

R（血流阻力）与血管长度（L）和血液黏滞度（η）成正比，与血管半径（r）的 4 次方成反比。由于在同一血管床内，L 与 η 短时间内不可能发生明显变化，故影响血流阻力最主要因素为血管半径。

二、血管组织病理学

（一）动脉粥样硬化

动脉粥样硬化是以血管内膜形成粥瘤或纤维斑块为特征的最常见的心血管系统疾病，主要累及大动脉和中动脉，使动脉管壁变硬，管腔狭窄，中膜弹性减弱，并可导致严重并发症，包括缺血性心脏病、心肌梗死、脑卒中和四肢坏疽等，多见于中老年人。

1. 病理变化 动脉粥样硬化的基本病变是动脉内膜形成粥样斑块，主要有3种成分：①细胞，包括平滑肌细胞、巨噬细胞和T淋巴细胞；②细胞外基质，包括胶原、弹性纤维和蛋白多糖；③细胞内和细胞外脂质。这3种成分的含量和分布随斑块的变化有所不同。典型病变的发生、发展经过4个阶段。

（1）脂纹：动脉粥样硬化的早期病变，为点状或条纹状黄色不隆起或微隆起于内膜的病灶，常见于主动脉后壁及其分支开口处。脂纹最早可出现在儿童期，并非都发展为纤维斑块，是一种可逆性病变。

（2）纤维斑块：由脂纹发展而来。内膜面散在不规则表面隆起斑块，颜色从浅黄或灰黄色变为瓷白色。

（3）粥样斑块：亦称粥瘤，为动脉粥样硬化的典型病变。由纤维斑块深层细胞坏死发展而来。内膜面可见灰黄色斑块既向内膜表面隆起又向深部压迫中膜。

（4）继发性改变：是指纤维斑块和粥样斑块的基础上继发的病变。

1）斑块内出血：斑块内新生的血管破裂形成血肿，血肿使斑块进一步隆起，甚至完全闭塞管腔，导致急性供血中断。

2）斑块破裂：斑块表面的纤维帽破裂，粥样物自裂口溢入血流，遗留粥瘤样溃疡。排入血流的坏死物质和脂质可形成胆固醇栓子，引起栓塞。

3）血栓形成：斑块破裂形成溃疡后，由于胶原暴露，可促进血栓形成，引起动脉管腔阻塞，进而引起器官梗死。

4）钙化：在纤维帽和粥瘤病灶内可见钙盐沉积，导致管壁变硬、变脆。

5）动脉瘤形成：严重的粥样斑块底部的中膜平滑肌可发生不同程度的萎缩和弹性下降，在血管内压力的作用下，动脉壁局限性扩张，形成动脉瘤。动脉瘤破裂可致大出血。

6）血管腔狭窄：弹力肌层动脉（中等动脉）可因粥样斑块而导致管腔狭窄，引起所供应区域的血量减少，导致相应器官发生缺血性病变。

2. 常见动脉的动脉粥样硬化

（1）主动脉粥样硬化：病变多发生于主动脉后壁及其分支开口处。发生在腹主动脉的病变最严重，其次是胸主动脉和主动脉弓，再次是升主动脉。可以引起粥瘤性溃疡并发生附壁血栓，也可形成主动脉瘤。主动脉瘤主要见于腹主动脉，破裂后，可导致致命性大出血。

（2）冠状动脉粥样硬化：是冠状动脉病中最常见的疾病。冠状动脉粥样硬化常伴发冠状动脉痉挛，后者可使原有的管腔狭窄程度加剧，甚至导致供血的中断，引起心肌缺血及相应的心脏病变（如心绞痛、心肌梗死等），并可导致心源性猝死。

（3）颈动脉及脑动脉粥样硬化：病变最常见于颈内动脉起始部、基底动脉、大脑中动脉和Willis环。纤维斑块和粥样斑块常导致管腔狭窄，并可因血栓形成等继发改变加重狭窄甚至闭塞。长期供血不足可导致脑萎缩；急速供血中断可致脑梗死（脑软化）；小的动脉瘤破裂可引起致命性脑出血，动脉瘤多见于Willis环。

（4）肾动脉粥样硬化：病变最常累及肾动脉开口处或其主干近侧端。常引起顽固性肾血管性高血压；亦可因斑块合并血栓形成导致肾组织梗死，梗死机化后肾收缩形成动脉粥样硬化性固缩肾。

（5）四肢动脉粥样硬化：四肢动脉粥样硬化的病变以下肢为重。当较大动脉管腔明显狭窄时，可因供血不足导致间歇性跛行。当管腔完全闭塞而不能建立侧支循环时，可引起足趾部干性坏疽。

（6）肠系膜动脉粥样硬化：肠系膜动脉因粥样斑块而狭窄甚至闭塞时，可引起肠梗死，患者有剧烈腹痛、腹胀、发热，还可有便血、麻痹性肠梗阻及休克等症状。

（二）血栓

在活体心脏和血管内，血液发生凝固或血液中某些有形成分凝集形成固体质块的过程，称为血栓形成。所形成的固体质块称为血栓。

1. 血栓形成的条件 血栓形成是血液在流动状态下由于血小板的活化和凝血因子被激活致血液发生凝固。目前公认血栓形成的条件由魏尔啸（Virchow）提出的三个条件：血管内皮细胞的损伤、血流状态的改变、血液凝固性的增加，具体机制本节不加赘述。

2. 血栓类型及形态 血栓可发生于循环系统任何部位，动脉内血栓通常发生在内皮损伤或血流产生旋涡（如血管分叉处）的部位；静脉血栓主要发生于血流缓慢的部位。血栓按照其形成过程大概可分为以下几类。

（1）白色血栓：发生于血流较快的部位（如动脉、心室）或血栓形成时血流较快的时期（如静脉混合性血栓的起始部，即延续性血栓的头部）。镜下，白色血栓主要由许多聚集呈珊瑚状的血小板小梁构成，其表面有许多中性粒细胞黏附，形成白细胞边层，推测是由于纤维素崩解产物的趋化作用吸引而来。血小板小梁之间由于被激活的凝血因子的作用而形成网状的纤维素，其网眼内含有少量红细胞。肉眼观呈灰白色，表面粗糙有波纹，质硬，与血管壁紧连。

（2）混合血栓：静脉的延续性血栓的主要部分（体部），呈红色与白色条纹层层相间，即是混合性血栓。其形成过程是：以血小板小梁为主的血栓不断增长以致其下游血流形成漩涡，从而再生成另一个以血小板为主的血栓，在两者之间的血液发生凝固，成为以红细胞为主的血栓。如是交替进行，则形成混合性血栓。在二尖瓣狭窄和心房纤颤时，在左心房可形成球形血栓；这种血栓和动脉瘤内的血栓均可见到灰白色和红褐色交替的层状结构，称为层状血栓，也是混合性血栓。

（3）红色血栓：发生在血流极度缓慢或停止之后，其形成过程与血管外凝血过程相同。因此，红色血栓见于混合血栓逐渐增大阻塞管腔，局部血流停止后，往往构成延续性血栓的尾部。镜下，在纤维素网眼内充满如正常血液分布的血细胞。肉眼观呈暗红色。新鲜的红色血栓湿润，有一定的弹性，陈旧的红色血栓由于水分被吸收，变得干燥、易碎，失去弹性，并易于脱落造成栓塞。

（4）透明血栓：这种血栓发生于微循环小血管内，只能在显微镜下见到，故又称微血栓，主要由纤维素构成，见于弥散性血管内凝血。

3. 血栓结局

（1）软化、溶解和吸收：小而新鲜的血栓可被快速完全溶解和吸收；大的血栓仅被部分溶解而软化，易受血流冲击形成碎片或脱落形成栓子。

（2）机化与再通：血栓形成后，从血管壁向血栓内长入内皮细胞和成纤维细胞，形成肉芽组织并逐渐取代血栓，这一过程为血栓机化。在血栓机化的过程中，由于水分被吸收，血栓干燥收缩或部分溶解而出现裂隙，周围新生的内皮细胞长入并被覆于裂隙表面形成新的血管，相互吻合沟通，使被阻塞的部分血管重建血流，这一过程称为再通。

（3）钙化：血栓形成后，既未被溶解吸收，又未被完全机化时，可发生钙盐沉积。静脉中的血栓钙化后称静脉石。

4. 血栓对机体的影响 血栓的形成能对破裂的血管起堵塞破裂口的作用，阻止出血，这是对机体有利的一面，如胃十二指肠慢性溃疡的底部和肺结核性空洞壁，其血管往往在病变侵蚀时已形成血栓，避免了大出血的可能性。然而，在多数情况下，血栓造成的血管管腔阻塞和其他影响却对机体有不同程度的损害，这主要取决于血栓形成的部位、大小、类型和阻塞血管腔的程度以及有无侧支循环的建立。

第二节 相关生物力学基础原理

生物力学（biomechanics）是指采用力学和数学方法定量研究生物体力学问题的学科，将力学与生物学、医学结合应用到生物体的研究领域。生物力学的基础是能量守恒、动量定律、质量守恒三定律及描写物性的本构方程。依据研究对象的不同分为生物流体力学、生物固体力学和运动生物力学。血管力学特性主要取决于胶原纤维、弹性纤维和平滑肌的性质、含量及空间构型。超声影像学不仅能诊断各类血管疾病，也能用于测定血管壁应力、杨氏模量、血流速度、涡流、血管弹性力学参数、脉搏波传导速度、血管内皮功能等；它不仅用于临床评估疾病，还可以在医学实验室中测量实验动物及离体血管标本的力学数据。超声影像学作为获取血管力学参数的重要途径之一，以实时二维、三维超声为血管的几何学测量工具，以多普勒超声为血流测量手段，为建立血管的生物力学数学模型提供数据的学科，称为血管超声生物力学（vascular ultrasonic biomechanics）。

一、血管超声生物流体力学

血管超声生物流体力学是应用超声影像学研究血管系统的流体力学，用力学的理论和方法解释和分析生物体所呈现的各类生理现象，阐明血液流动的基本规律及某些血管疾病对血液流动的可能影响，以便为血管疾病的诊断和防治提供帮助。

（一）连续性方程

质量守恒定律是自然科学的一个普遍规律，这一规律在流体动力学中的应用就是连续性方程。如果流管内有稳定流动的理想流体，任意取两个与管轴垂直的截面 S_1 和 S_2，设通过这两个截面的液流流速分别为 v_1 和 v_2，由于理想流体不可压缩，同一时间里流过这两截面的液体量即流量应相等，此为液流连续性原理，可用式 1-2-1 表示：

$$S_1 v_1 = S_2 v_2 \quad \text{（式 1-2-1）}$$

它表示在相同时间里通过流管任意横截面的流量相等或液体的流速与流管的截面积成反比。根据这一原理，当血流流经不同直径的血管时，由于流量不变，血管截面积缩小必然使流速增大；相反，血管截面积增大必然使流速减小。

（二）伯努利方程和简化的伯努利方程

伯努利方程（式 1-2-2）是理想流体作稳定流动时所遵从的基本方程，理想流体应遵守机械能守恒定律，因此，一定质量的理想流体，在稳定流动中的动能、势能、压强能之和为一常量。即：

$$p_1+1/2\rho v_1^2+\rho gh_1=p_2+1/2\rho v_2^2+\rho gh_2$$

或

$$p+1/2\rho v^2+\rho gh=C \qquad (\text{式 1-2-2})$$

式中，p 为压强，也是液体处于该压强下单位体积的压强能，ρ 是液体的密度，v 为液体的流速，g 为重力加速度，h 为截面相对于选定参考面的高度，C 为常数。

当液体在一水平流管中流动或流管的高度可忽略时，伯努利方程中的势能为零，式 1-2-2 可写为：

$$p_1+1/2\rho v_1^2=p_2+1/2\rho v_2^2$$

$$\triangle p=p_1-p_2=1/2\rho(v_2^2-v_1^2) \qquad (\text{式 1-2-3})$$

多普勒超声中主要用伯努利方程测定狭窄口前、后两端的压力阶差，其中包括跨瓣压差。当血流经过狭窄口时，狭窄口前的流速为 v_1，动能为 $1/2\rho v_1^2$，压强能为 p_1，狭窄口处或狭窄口稍后的射流区血流流速为 v_2，狭窄口稍后的射流区流速应与狭窄口处流速相同，动能为 $1/2\rho v_2^2$，压强能为 p_2，在此种情况下，v_1 远小于 v_2，$1/2\rho v_1^2$ 可忽略不计，式 1-2-3 可简化为式 1-2-4：

$$\triangle p=1/2\rho v_2^2 \qquad (\text{式 1-2-4})$$

如果将式中的压力单位和流速单位转换成多普勒超声中常用的单位——毫米汞柱（mmHg）和米 / 秒（m/s），则式 1-2-4 可写为式 1-2-5：

$$\triangle p\approx 4v_2^2 \qquad (\text{式 1-2-5})$$

在多普勒超声中将式 1-2-5 称为简化的伯努利方程。利用这一方程，只要测量出通过狭窄口的最大射流速度 v_2，即可迅速简便计算出狭窄口两端的压差。当然，简化的伯努利方程要在一定的条件下才能应用。

（三）剪切力

在多数大血管中，血流可被认为是由无数个极微小的流层组成的。由于每层血流的流速不同，所以血流的理想运动状态是同心分层的。理论上，紧靠血管壁的最外层血流速度为零，血管中心处的血流速度最大。这种从管壁到管中心血流速度的改变称为速度梯度。这一存在于血管内的速度梯度是由流层之间的相对滑动而产生的摩擦力形成的，这种相邻两流层之间单位面积所受的切向摩擦力就是血流剪切力（shear stress，SS）。在定常流体中，存在于管内的速度梯度又被称作剪切率（shear rate，SR）。在动脉血流中，壁面剪切力（wall shear stress，WSS）是单位面积上由血管表面流动的液体产生的接近管壁的切向摩擦力。剪切力的数值与管壁附近的速度梯度成正比。在正常动脉系统中，靠近管壁的剪切力值高于血管中央的剪切力值。根据 Poiseuille 定律（式 1-2-6），平直血管内剪切力 τ_ω 与血液黏度、流量和半径存在一定的关系：

$$\tau_\omega=\frac{4\mu Q}{\pi a^3} \qquad (\text{式 1-2-6})$$

其中，μ 是血液黏度，Q 是通过血管的流量，a 是管腔半径。在人体动脉系统中，剪切力大小的范围是 10～70dyn/cm²，在静脉系统中是 0～6dyn/cm²。人动脉血管内剪切力的平均水平稳定在 15～20dyn/cm²。高血压时，血管壁面剪切力可达 100dyn/cm²。不同解剖位置的血流形态也不尽相同，在动脉系统较直的血管段，血流呈现为层流，壁面剪切力较稳定、数值相对较高（> 15dyn/cm²）且方向单一；在分叉或者弯曲段，血流多呈现为湍流或涡流，剪切力较低（0～4dyn/cm²）、大小变化快且速度方向不一致。

在血液循环中，由于最外层的血液与血管内皮直接接触，所以剪切力成为直接作用于动脉内皮细胞的一种应力形式。生理状态下，血管内流量维持在较稳定的状态，因此血管内的剪切力也稳定在一定的水平。在这种力学稳态的环境下，细胞发挥着最佳的功能状态，维持着血管的生理功能。当血管内流量发生变化时，剪切力也相应地增大或减小。超出生理范围的剪切力通过调节血管管径，调整血流量，在满足外周器官需求的同时，也使其自身恢复至生理状态。在细胞和分子层面，异常的力学信号被细胞表面力学感受器识别并转化为细胞内生物学信号，介导血管内皮功能、平滑肌细胞表型的改变，实现“力 - 生物学”之间的相互转化，促使血管内力学环境恢复至正常水平。但异常力学信号的持续刺激，可导致血管结构和功能的改变。在动脉粥样硬化形成过程中，动脉血管发生了力学重构与病理性重构。壁面剪切力作为直接作用于动脉内皮细胞的应力形式，已被证明是影响动脉粥样硬化发病过程中的重要物理因素之一。大量国内外的体外实验证实，持续降低的剪切力可刺激动脉内膜增厚、中膜平滑肌细胞增生，提示血流剪切力减低是形成动脉粥样硬化斑块的原因。现在人们普遍接受，持续降低或不稳定变化的剪切力是血管动脉粥样硬化发展的高风险信号。高血流剪切力刺激血管内皮可导致血管内皮增生减少，进而使斑块纤维帽变薄，诱发斑块破裂。

二、血管超声生物固体力学

血管超声生物固体力学以血管为研究对象，利用弹性力学和流变学等力学基本原理和方法，应用超声影像学研究血管中与之相关的力学问题。血管弹性是受病理和生理过程影响最大的生物力学参数，超声影像学可用多种方法测量血管弹性，分析血管弹性对早期识别易损斑块、防治血管疾病具有重要意义。

（一）脉搏波传导速度

在心动周期内，心脏收缩射血产生压力波，压力波推动血液流动并沿着血管壁向前传导，这个沿着血管壁向前传导的波就是脉搏波。脉搏波传导速度（pulse wave velocity，PWV）是指脉搏波由动脉的一特定位置沿管壁传播至另一特定的位置的速率。PWV 的测定是通过测量动脉节段的体表距离（L）和脉搏波传导时间（T）求得的，其计算公式为：

$$PWV(m/s)=L/T \qquad （式 1-2-7）$$

PWV 与血管的生物力学特性、血管几何特性及血液密度等因素有关，可用于判断血管硬化程度。PWV 的快慢反映了血管壁的硬度，随着年龄增长及存在高血压、糖尿病等危险因素时，人体血管壁纤维组织增生，血管硬度增加，顺应性逐渐变小，大动脉弹性贮器的作用也就相应减弱，脉搏波被血管壁吸收减少，因此 PWV 加快，这是测量 PWV 以判断血管硬化情况最基本的原理。

绝大部分脉搏波速度的测量方法是采用经典的基于两点测量的“脚至脚”方法。首先，采集两处血管（如颈动脉与股动脉、颈动脉与桡动脉以及肱动脉与踝动脉）的血压和血管直径变化等生理数据，然后计算由于脉搏波传播引起的两处血管的生理数据曲线之间的延时（$\triangle t$）及两处血管之间的距离（$\triangle x$），从而获得脉搏波速度公式：

$$PWV=\triangle x/\triangle t \qquad （式 1-2-8）$$

然而，人体血管的硬度并非均匀，且出现病变后血管弹性程度更是参差不齐，传统测量方法测得的 PWV 只能反映两处血管之间的平均速度，并不能真实反映出一些局部血管病变（如动脉粥样硬化斑块、腹主动脉瘤等）处的局部血管的硬度。此外，人体中血管走行多有迂曲，尤其是老年人，传统方法测得两段动脉的体表距离是以血管在人体呈直线走行的前提下才成立的，使实际测量值与真实值差距较大，从而影响 PWV 测值，这几点影响因素提示传统方法测得的 PWV 平均值有很大局限性。

（二）血管回声跟踪技术

血管回声跟踪（echo-tracking，ET）技术可以反映血管病变早期的弹性功能改变，是一项评价血管弹性的超声影像诊断技术，通过计算局部血压和血容量的变化直接获得局部血管壁硬度，避免了全身测量血管硬度时受到的影响。其测量原理是：通过跟踪血管壁的运动，实时描记出血管前后壁的运动轨迹，计算出血管内径的变化，并以曲线形式加以显示，从而计算出多项反映动脉弹性变化的相关参数。与传统技术相比，血管回声跟踪技术通过压电晶体探头利用射频信号将声信号转换为电信号，将空间分辨率提高了 6～10 倍，时间分辨率提高了 10 倍，这种技术可精确测量内中膜的厚度，获得动脉血管压力体积曲线的波形，通过血压值就能计算出该血管的硬化程度。ET 技术可以在动脉血管形态结构发生改变之前，更早地发现血管弹性功能的变化，但该技术的准确性及可重复性有待考究。

（三）超高速成像技术

超高速成像技术在一个心动周期内运用剪切波成像原理，采集一个心动周期的数据获得血管的 PWV，不需要通过血压测量结果参与计算，避免了外界因素影响，也不需要通过测量体表距离等参数的参与，相对减小了误差。此外，该方法测量的是局部血管 PWV，代表局部血管的弹性，提高了准确性。部分研究应用该技术对健康人及疾病人群的颈动脉进行采集，表明超高速成像技术能在一定程度上反映动脉硬化程度。

（四）脉搏波成像技术

脉搏波成像（pulse wave imaging，PWI）是测量血管弹性的一项新技术。其基本原理是利用心电门控的方法，提高超声成像的帧频与时间分辨率，采集超声原始射频（radio-frequency，RF）信号，然后利用超声弹性成像技术估计血管壁的运动，通过其时空分布来测量局部脉搏波速度。脉搏波传播过程中会引起血管直径的变化，血管壁中的众多散射子在超声图像以及超声射频信号中形成的散斑会发生相应的运动，采用基于互相关分析的散斑跟踪方法，对原始的超声射频信号进行处理，可以计算出血管壁的位移分布。从不同位置的血管壁运动曲线，可以检测出曲线之间的延时，代表了脉搏波传播的时间（Δt），通过超声图像测量传播距离（Δx），从而计算出 PWV。其优点在于脉搏波成像在获得 PWV 测值的同时，还可以从不同时刻的血管壁位移分布观察脉搏波的传播过程，实现脉搏波在血管中传播过程的可视化，得到脉搏波在血管中的传播模式，提供更加丰富的关于血管弹性的信息。

（五）瞬时波强技术

瞬时波强（wave intensity，WI）技术是在ET的基础上，通过测量体循环系统中动脉血管内任意点的WI，评估心脏与血管功能的技术，具有实时采集、重复性好、可在线等优点。研究显示，WI参数可以反映动脉粥样硬化时局部血管的张力、功能与结构的变化，反映血流动力学、心脏功能与血管之间的相互作用。WI波形有两个正向波及一个负向波，分别为收缩早期的瞬时加速度波强（W_1）、收缩中期的负向波（R）、收缩晚期的瞬时减速度波强（W_2），计算公式为：

$$WI=(dP/dt)(dU/dt) \qquad \text{（式 1-2-9）}$$

式中P为压力，U为速度，(dP/dt)为压力上升或下降速率，(dU/dt)为加速度或减速度；$W_1=(dP/dt)(dU/dt)$为压力上升速率与加速度的乘积；$W_2=(dP/dt)(dU/dt)$为压力下降速率与减速度的乘积。

由公式可以看出WI为循环系统内任一点的压力变化率与流速变化率的乘积。WI能同时显示10个临床应用参数：① W_1：主要与心脏收缩功能有关；② W_2：与心脏舒张功能有关；③负向波面积（negative area，NA）：主要与外周阻力有关；④：$R-W_1$（约等于射血前期）；⑤ W_1-W_2（约等于射血时间）；⑥血管的压力 - 应变弹性系数（Ep）：动脉硬化时增高；⑦血管硬化参数（β）：动脉硬化时增高；⑧血管顺应性（AC）：动脉硬化时降低；⑨脉搏波传导速度（PWVβ）：动脉硬化时增快；⑩管径增大指数（AI）：动脉硬化时增高。为临床提供了心脏收缩与舒张功能、外周阻力及血管弹性等方面的信息。

（六）速度向量成像技术

速度向量成像（velocity vector imaging，VVI）技术应用斑点追踪技术、空间相干技术及追踪技术等，运用实时跟踪运算法，计算并以矢量方式在灰阶动态图上显示组织运动速度大小、运动方向、距离和时相，对组织进行多平面的生物力学量化分析，并可以三维形式显示分析结果。VVI技术可获得血管内膜和外膜不同轴向上的应变及应变率，从而判断不同点在不同力作用下的应变和应变率大小，组织的运动状况用带箭头的直线来表示，箭头的指向代表研究对象速度方向，直线的长短代表运动速度大小，通过对向量大小、方向的分析得到反映组织生物力学特征的数值。

VVI技术的优势在于采用灰阶成像，无角度依赖，信噪比较好，它不依赖多普勒技术，无分析切面的局限。VVI技术根据描记点自动确定向心运动中心，不受动脉搏动引发的摆动影响，提高了检测的可重复性。检查者可以选取感兴趣血管壁作为目标，结合同步心电图，动态采集灰阶图像，通过VVI软件脱机分析，可获取该段管壁运动达峰速度、达峰时间、位移、应变及应变率等参数，应变及应变率可以直接反映出血管壁局部功能——血管收缩与舒张引起的形变在空间与时相上的细微变化。因此，以上参数被认为能够准确定量评价血管壁运动生物力学状态，同时在评价血管壁弹性功能方面也提供了一种全新的方法。研究显示，动脉粥样硬化斑块段内膜运动的机械不同步和斑块两侧肩部与顶部间峰值应变和应变率差值的不对称性，有可能作为动脉粥样硬化不稳定斑块的初查和量化评价指标。斑块的不稳定性除与斑块的性质有关，还与其所承受的病理性血流机械力作用有关，采用VVI技术探讨斑块不同位点在握力试验前后的力学变化，从生物力学角度揭示导致斑块不稳定的力学因素。

（七）血管弹性成像技术

1997年，De Korte等提出了血管弹性成像技术，该技术能有效得到血管纵向截面管壁位移分布情况，从而实现对血管壁弹性的定量分析。血管弹性成像是利用气囊、血压变化或外部的挤压来微创或无创激励血管，估计血管的位移和应变分布。血管，特别是动脉血管，在不同心动周期内所受血压不同，表现为血管随周期性压力变化其横向截面上血管壁周期性扩张与收缩。可以通过超声技术获取不同心动周期下血管射频信号 / 视频信号，进行处理后即可获得血管超声弹性图像。

血管超声弹性成像技术可显示血管内腔、管壁和粥样斑块的组织形态学特征，可通过血管壁组织弹性信息的改变来反映血管病变。研究表明，动脉粥样硬化斑块与正常血管壁的应力应变有一定的差异，血管斑块的不同病理组成，如钙化、脂质、纤维组织等在其超声弹性图像中对应不同应变特征。参考乳腺病变评分标准，有学者提出用4分法评价动脉斑块硬度。当斑块完全被绿色重叠时评为1分，当斑块内部为蓝绿色混杂时评为2分，当斑块被蓝色重叠并且边缘见部分绿色时评为3分，当斑块完全被蓝色覆盖时评为4分。可通过血管超声弹性成像辨别不同性质的斑块硬度，间接地判断出斑块的易损性。使用血管超声弹性成像技术可判断血管动脉硬化程度、动脉血管狭窄程度及血管硬化斑块类型，为心血管疾病的早期防治提供重要的诊断参考。血管超声弹性成像结果还可用于指导和评价动脉介入治疗。在血管植入支架治疗中，掌握血管壁的弹性将避免支架撑破动脉壁造成的严重后果，并可对植入后支架对血管壁弹性的影响进行评价。

三、展望

随着生物力学的发展，生物力学成像（biomechanical imaging，BMI）逐渐开始成为生物组织在体测量的热点。这种方法通过 MRI、US 等成像方法得到组织的变形和应变，然后建立描述待测组织的变形规律的力学模型，在此基础上，通过逆问题求解的方法得到组织的力学特性。尽管这种方法本质上仍可归为一种弹性成像，但这种方法可以得到定量的组织力学特性分布。由于这种方法中涉及逆问题求解，这就需要在建立力学模型及选定初值时充分考虑其收敛性问题，因此通过离体实验建立适当的模型，获取相应的必要参数，通过生物力学成像获取血管组织的在体力学特性是一种具有应用前景的方法。

第三节 血管多普勒超声诊断基础

一、多普勒超声原理

当一定频率的超声波由声源发射并在介质中传播时，如遇到与声源做相对运动的界面，则其反射的超声波频率随界面运动的情况而发生改变，称之为多普勒效应（图 1-3-1）。

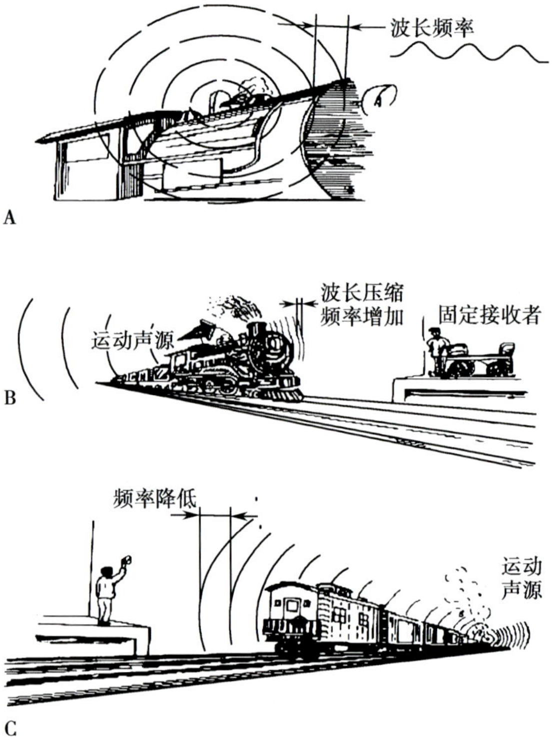

图 1-3-1 多普勒效应示意图

A. 火车鸣笛时声波频率不变；B. 火车呼啸朝固定接收者而来，声波频率增加；C. 火车呼啸离固定接收者而去，声波频率减低

多普勒超声在血管检查时表现为血流相对于声源的运动。血管壁、血流都是运动的，当超声波遇到时会产生多普勒效应。血液中含有大量的红细胞，能产生散射信号，当探头发射脉冲波时，超声探头是声源，红细胞是接收器；当红细胞反射脉冲波时，红细胞变为声源，超声探头变为接收器。在体外检测、处理、计算并显示由体内反射、散射回来的多普勒信号，就可以达到非侵入性检测血流状态的目的。

多普勒方程如下：

$$f_d = 2f_o v\cos\theta / c \qquad (式 1\text{-}3\text{-}1)$$

式中，f_d 为多普勒频移，f_o 为发射频率，v 为血流速度，θ 为声束与血流夹角，c 为超声波在介质中的传播速度。实际应用中 f_o 即为换能器（探头）频率；c 为超声波在人体软组织中的平均传播速度，为 1540m/s。

由多普勒方程可得到：

$$v = cf_d / 2f_o\cos\theta \qquad (式 1\text{-}3\text{-}2)$$

因此，多普勒技术可检测人体血流的速度和方向。

由多普勒方程可知：

1. 多普勒效应必须满足 $f_o \neq 0$ 和 $v \neq 0$ 两个条件，即声源与接收器之间必须有相对运动。

2. 在超声波入射角 θ 恒定时，f_d 决定于原始的发射频率 f_o。对于特定的 f_d、f_o 越小，可测量的血流速度就越大。因此，欲测高速血流，就应选择较低探头发射频率。

3. 当 f_o 一定时，血流速度 v 发生变化，f_d 也随之变化，多普勒频移与血流速度成正比。

4. θ 角改变与频移的关系。当 $0° < \theta < 90°$，$\cos\theta$ 为正值，频率增高，f_d 为正向频移，即血流方向朝向探头；当 $90° < \theta < 180°$，$\cos\theta$ 为负值，频率减低，f_d 为负向频移，即血流方向背离探头；当 $\theta = 180°$ 或 $\theta = 0°$ 时，$\cos\theta = \pm 1$，f_d 最大，即血流方向与声束平行，在同一条直线上相向或背离运动；当 $\theta = 90°$ 时，$\cos\theta = 0$，$f_d = 0$，即血流方向与声束垂直，理论上检测不出多普勒频移。

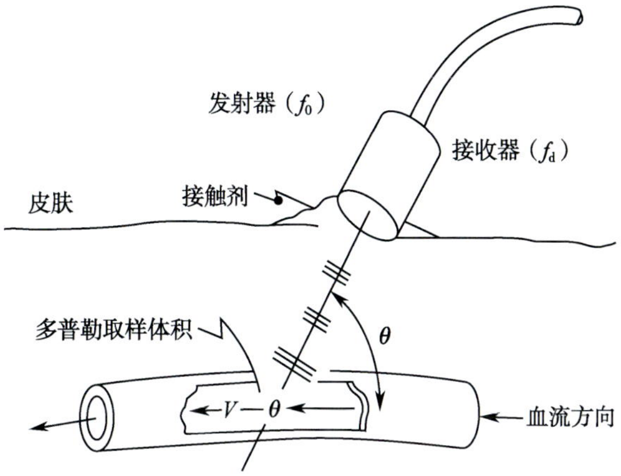

图 1-3-2　人体血流多普勒测量示意图

5. 在 v、c、f_0 恒定的情况下，只有 $\cos\theta$ 能够影响多普勒频移。频移随超声束的入射角 θ 的变化而变化，只有在 $\theta < 60°$ 时才能够测量到准确的频移，因而频移的大小取决于角度 θ 的大小。检测的速度值是相对值，而要得到真实的血流速度，还需进行换算。

利用多普勒效应可测算出有无血流或组织的活动、活动方向及活动速度（图 1-3-2），多普勒效应也是彩色多普勒超声血流成像的理论基础。

二、频谱多普勒血流成像

目前，频谱多普勒为血流动力学定量诊断的首选方法，包括脉冲波多普勒（spectral pulsed wave Doppler，PW）、连续波多普勒（continuous wave Doppler，CW）、高脉冲重复频率多普勒（high pulse repetition frequency Doppler，HPRF）。

（一）脉冲波多普勒（PW）

1. 基本原理　采用单个换能器，作为声源发射出一组超声脉冲后，又作为接收器接收反射的回声，但它并不接收所有的反射回声信号，而是在延迟一段时间后，才接收反射的回声。PW 可以通过选择性的时间延迟，接收来自人体不同深度的某一区域超声反射信号，对靶目标定位，这种定位探查的能力称为距离选通，该特定探查区域称为取样容积。

2. 取样容积　取样容积是一个三维的体积，其宽度和高度等于探查区域超声束截面的宽度和高度，其长度等于脉冲群的长度，即脉冲波的波长和脉冲波数目的乘积。在大多数仪器中，取样容积的宽度和高度是不可调的，但通过调节发射脉冲波的数目，可达到调节取样容积长度以改变取样范围的目的。从理论上讲，最短的取样容积应为一个超声周期长度，但实际上，压电晶体在短暂的激励后需要大约 3 个周期才能达到共振，另外需要 2 个周期产生衰减性自由振荡，这样，尽管激励晶片的高频电压可以是等幅的电振荡，探头晶片实际上所输出的超声振动波的包络线却呈泪点形，通过改变加在晶片上的电压的时间可以调节取样容积的长度，多数仪器可调范围为 1～10mm。

3. 取样频率和取样定理　脉冲波多普勒探头在发出一个脉冲之后，要在接收到这个脉冲从探查深度产生的散射信号后，才能发射第二个脉冲，这样，由于超声在组织里传播速度有限，单位时间内可发射的脉冲数即脉冲重复频率（pulse repetition frequency，PRF）就会受到探查深度的限制。因为每收到一个散射信号就相当于对我们所感兴趣的深度取了一次样，我们又称脉冲重复频率为取样频率（sample frequency）。对于一个周期性变化的量，取样频率必须大于多普勒频移（f_d）的 2 倍，才能够准确显示频移的方向和大小，否则就会出现频率失真（frequency aliasing），此为取样定理。即：

$$f_d < \frac{1}{2}\text{PRF} \qquad \text{（式 1-3-3）}$$

式中，$\frac{1}{2}$PRF 称为奈奎斯特频率极限（Nyquist frequency limit），如果多普勒频移值超过这一极限，脉冲波多普勒所检出的频移改变就会出现频率失真，也就是出现大小和方向的伪差，产生频谱混叠。要注意脉冲波多普勒所发射的每一个脉冲内可以包含几个探头晶片的振动波（即探头工作频率或发射频率），所以脉冲频率就是探头工作频率，而脉冲重复频率则是探头每秒钟所发射的脉冲个数。

4. 主要优缺点

（1）优点：参照二维声像图可精确定位所要探查的区域，可定点测量血流速度。

（2）缺点：最大可测血流速度受取样频率限制，不能准确测量高速血流。

5. 增加脉冲波多普勒最大可测速度的方法

（1）减小取样深度：在检查高速血流时，应尽量选取距取样点较近的超声窗口，以减小探查深度。

（2）选择低频探头：对给定的取样深度，探头频率越低，最大可测血流速度越高。

（3）增大 θ 角：θ 角越大，频移值越小，相应的最大可测血流速度就越大。在增加 θ 角的同时，仪器对 θ 角进行矫正，相应地增加了纵轴方向上速度的量程（速度刻度范围加大），因此增大 θ 角就增加了最大可测血流速度。虽然这会一定程度地影响血流速度测量的精确度，但从理论上讲，仍能真实地反映血流速度的大小。

（4）移动基线：如果基线位于频谱的中央，脉冲波多普勒所测量的正向和负向血流速度受奈奎斯特（Nyquist）频率极限的限制；如果基线调到频谱图的最高或最低位置，可使流速测量范围较中间位置增大1倍。

（二）连续波多普勒（CW）

1. 基本原理 采用两个换能器，分别发射超声波和接收其反射波。由于它是连续发射和接收超声，理论上PRF无限大，在进行频谱显示时，不受深度和血流速度的限制，但实际上，连续波多普勒的最大可测血流速度受数字模拟转换器工作速度的限制，最大可测血流速度一般不大于10m/s，这已经完全满足临床需要。

2. 主要优缺点

（1）优点：连续波多普勒最大可测血流速度虽然在10m/s内，但在人体内的最大血流速度不可能达到这一数值，因此，可以认为连续波多普勒最大可测血流速度是不受限制的，主要用于高速血流的定量分析。

（2）缺点：连续波多普勒所采集的回声信息是超声束照射路径上所有血细胞的散射回声信号，因此无法确定声束内回声信号的深度来源，取样线上的符号标记仅表示声束与血流的焦点，不能用于定位诊断，也就是说连续波多普勒的主要缺点是无距离选通功能。但这种高速血流总发生于病变部位，借助二维声像图判定最高血流速度发生部位应该没有问题，这样就弥补了连续波多普勒的这一缺点。

（三）高脉冲重复频率多普勒（HPRF）

1. 基本原理 克服脉冲波多普勒最大可测血流速度受限的另一方法就是增加脉冲重复频率，高脉冲重复频率多普勒（high pulse repetition frequency Doppler，HPRF）是对脉冲波多普勒的一种改进。它的特点是探头在发射一个脉冲波之后，不等取样部位的回声信号返回探头，就又发射第二个脉冲。因此，在同一时刻，取样深度范围内可有一个以上的取样容积，随着脉冲重复频率的成倍增加，最大可测血流速度的范围也相应地成倍增加。但在超声照射路径上取样容积以外的相应额外取样点的血流信号也混入了欲取样处的信号内。在大多数仪器中，高脉冲重复频率多普勒最大可测血流速度最多可扩展到脉冲波多普勒最大可测血流速度的3倍，因此，高脉冲重复频率多普勒仍有最大可测血流速度的限制。

2. 主要优缺点 高脉冲重复频率多普勒实际上是介于脉冲波多普勒和连续波多普勒之间的一种技术，它测量的最大血流速度比脉冲波多普勒扩大了3倍，明显提高了它的量程，但对深部较高速的血流仍不够。它对异常血流定位的准确性又不如脉冲波多普勒。另外，它的频谱质量也较脉冲波多普勒为差。高脉冲重复频率多普勒主要用于血流速度较高的正常或轻度病理情况，实际上在现代新型的多普勒超声仪器中，只要根据需要增加多普勒血流速度的量程，仪器本身可自动地由脉冲波多普勒方式转换成高脉冲重复频率多普勒方式，以满足量程增加的需要。但与连续波多普勒之间的转换需要手动进行。

（四）显示方式

脉冲多普勒和连续多普勒所检测的频移为取样容积和声束内所有红细胞的多普勒频移，由于红细胞的运动速度和方向不尽相同，在同一时刻，将产生多个频移信号。同时，具有相同速度的红细胞数目也不同，因而产生的信号强度也不相同。探头接收到的是多种频率和振幅的复杂信号。为了准确显示这种复杂信号，必须进行频谱分析。目前，频谱分析主要采用快速傅里叶转换法。频移信号经过转换后，可通过音频显示和频谱显示两种方式输出。

1. 音频显示 虽然多普勒超声的发射频率在人耳可听范围之外，但多普勒频移的范围一般为1～200kHz，在人耳的可听范围之内。因此，频移信号输入扬声器，成为音频信号。音频信号可以反映血流的性质。音调高低代表频率的高低，响度代表振幅的大小。正确听取音频信号，有助于判断血流的性质和声束的方向。

2. 频谱显示 频谱显示有多种方式，包括速度/频移-时间显示频谱图、功率谱图显示和二维显示，最常用的是速度/频移-时间显示。频谱图上X轴（横坐标）代表时间，即血流时间（s），Y轴（纵坐标）代表速度（频移）大小（cm/s），Z轴（灰阶）代表振幅，因此，频谱显示实际上是多普勒信号的三维显示。

频谱分析主要包括以下内容：

（1）频谱的方向：频谱图中央是基线，又称为零线。血流频谱曲线通过频谱与基线的关系表达出来。频谱位于基线上方，表示血流朝向探头方向；频谱曲线在基线下方，表示血流背离探头方向。但要注意的是虽然血流方向没有改变，但当多普勒取样线方向或频谱翻转键改变时，血流的频谱曲线发生相应的反转。在临床诊断时，通过血流频谱曲线能进一步证明彩色多普勒血流成像所显示的血流方向。

（2）频移的时相：以横坐标表示，同步心电图显示血流频谱位于收缩期、舒张期或全心动周期。在动脉中能测到随心动周期规律出现的频谱，如正常颈内动脉和肾动脉血流频谱为全心动周期，以收缩期为主，而正常肢体动脉血流频谱出现在收缩期，舒张期无血流或反向频谱。静脉系统受心脏收缩舒张影响较小，而随呼吸、胸、腹腔压力变化及肌肉收缩和舒张等变化。静脉频谱的时相可为全心动周期、收缩期或舒张期。

（3）频谱的幅度：以纵坐标的数值表示，为频谱最顶端至基线的距离，代表血流速度，包括最大收缩期速度、最大舒张末速度和平均速度。由于血管内的血流速度较低，多数仪器上应用的单位为 cm/s。通过频谱的幅度还可以计算出加速度、阻力指数、搏动指数和压力阶差等系列定量指标。

1）峰值血流速度（maximum velocity，V_{max}）：指取样容积内运动最快的红细胞的速度。对于动脉，往往是在快速射血期末达到峰值流速。它可以通过视觉判断直接在频谱图上测量，单位为厘米 / 秒（cm/s）。

2）舒张末期血流速度（end-diastolic velocity，EDV 或 Vd）：指心动周期末的血流速度。也可通过视觉判断直接在频谱图上测量，单位为厘米 / 秒（cm/s）。

3）平均血流速度（mean velocity，V_{mean}）：指血流速度积分除以心动周期时间。它是计算血流量普遍使用的参数，单位为厘米 / 秒（cm/s）。

4）加速时间（acceleration time，AT）：一般指频谱起点上升至顶峰处的时间间隔。当收缩期存在双峰时，应选择第一峰进行测量，单位为秒（s）。

5）收缩早期加速度（acceleration，AC）：它是普遍使用的参数，通过测量收缩早期频谱上升的斜率（血流速度随时间的变化）来获取，单位为 cm/s^2。

6）阻力指数（resistive index，RI）：$RI = V_{max}/V_{min}$，式中 V_{max} 为收缩期峰值流速，V_{min} 为舒张期最低流速。阻力指数的计算依赖于收缩期与舒张期血流速度的比值，与声束和血流方向之间的夹角无关。当血流阻力增高时，阻力指数增大。当舒张期缺乏血流信号时，阻力指数为 1。

7）搏动指数（pulsative index，PI）：$PI = \frac{V_{max} - V_{min}}{V_{mean}}$，式中 V_{mean} 为平均血流速度。

8）收缩期与舒张期流速之比（S/D）$= \frac{V_{max}}{V_{min}}$。

9）收缩期峰值流速之比：是指狭窄处峰值流速与狭窄上游或下游正常动脉段的峰值流速之比，常用于判断动脉狭窄的程度。

10）舒张末期流速之比：是指狭窄处舒张末期流速与狭窄上游或下游正常动脉段的舒张末期流速之比，也常用于判断动脉狭窄的程度。

11）血流量：是指单位时间内流经血管某一截面的血流量。其计算公式为：血流量（Q）$= V_{mean} \times A \times T$，式中 V_{mean} 为平均血流速度，A 为血管的横截面积，T 为时间。血流量单位为毫升 / 分钟（ml/min）。从血流量的计算公式中可以发现，血流量的计算需要两个基本参数：管腔的横截面积和平均血流速度。通常，采用二维图像或彩色血流显像获得管腔的横切面积，同时采用脉冲多普勒频谱获得相应部位的平均血流速度。由于血流量的测量受心率的影响明显，故至少应分析 6 个以上心动周期的血流量。另外，平均血流速度和管腔横截面积的测量也受多种因素的影响，所以，目前血流量的测定仅限于较粗的血管，否则，误差太大。

（4）频谱的形态：由于人体各部位动脉的灌注压和血管阻力不同，因而其频谱形态亦不相同。血管阻力较低的颈内动脉和肾动脉血流频谱形态为收缩期双峰伴舒张期正向血流，血管阻力较高的肢体动脉血流为收缩期三相或两相频谱形态，常伴有舒张期反向血流。以血流朝向探头流动为例，三相波为正向 - 负向 - 正向波群，两相波为正向 - 负向波群或正向 - 正向波群。静脉性血流频谱形态是随呼吸起伏的、连续低速的、与伴行动脉频谱主波方向相反的单相波。但像颈静脉、锁骨下静脉、下腔静脉等距离心脏较近的大静脉受心脏收缩、舒张影响较大而出现规律性波动的波群。因此，静脉频谱可为连续样、间断样或脉动样。

（5）频谱的辉度：频谱的辉度表现为频谱的亮暗程度，代表测定区域内瞬时的、具有相同速度和方向的红细胞的数目。相同速度、方向的红细胞数目越多，频谱的辉度越亮；反之，相同速度、方向的红细胞的数目越少，频谱辉度越暗。

（6）频窗：主要指脉冲多普勒频谱曲线图中无频移信号的区域，即从基线到出现频移信号的部分。当频窗变小时，代表瞬时间取样容积内血流的红细胞运动速度范围较大，当频窗完全充填时，说明取样容积内血流的红细胞运动速度范围很大，多代表异常血流，如湍流。

（7）频带：主要指脉冲多普勒频谱曲线图中频窗外部有频移信号的部分即频移在纵坐标上的垂

直距离。当取样容积内红细胞速度分布范围较小时，频带较窄；如果红细胞的速度分布范围较大，则频带增宽。频窗和频带联合起来共同表达血流的状态，两者间联系密切，较窄的频带常伴有较大的频窗，反之，频带增宽常伴有充填的频窗。

对于连续波多普勒频谱，由于接收取样线上所有红细胞的信息，因此频谱充填。

三、彩色多普勒成像

彩色多普勒血流成像（CDFI）是应用多普勒原理发展起来的一项超声诊断技术，能直观地显示血流的方向、速度、性质、时相和途径等，对血流的空间定位能力强。CDFI 临床应用价值很广，识别血流来源、方向、走行及与周围结构的相互关系，识别某些疾病特征性的血流图像等，CDFI 所显示的最大血流速度的彩色图像十分清晰，与 M 型、二维超声和频谱多普勒超声结合，可获得可靠的诊断信息。

（一）基本原理

目前彩色多普勒血流成像系统基本上包括二维显像和彩色多普勒血流成像两部分。它采用同一探头将彩色多普勒血流信息叠加到同一显示器的灰阶图像相应的部位结合而成。它是使用运动目标显示器（MTI），接收血流中红细胞的信息，获得的频移信息被分为两条路径：一条被处理后形成二维图像，另一条采用自相关技术，再通过彩色编码技术，以红、绿、蓝三原色显示血流状态。因此，彩色多普勒血流成像可同时观察血管解剖结构、管腔情况和管腔内血流状态。

MTI 在原理上是一种壁滤波器。人体组织经常处于活动状态，这些运动在彩色多普勒血流成像中表现为干扰，影响正常血流成像。因此，采用 MTI 从接收的回波信号中，只分离血流信号，而滤去其他组织的低频信号。

自相关技术通过对比来自同一采样部位的两个连续的多普勒频移信号，自动计算出每个取样点的平均流速，分析相位差。它具有高速处理数据的能力，能迅速检测出血流速度、方向和状态。

为了显示血流状态，通常采用红、蓝、绿或红、蓝、黄三种基本色彩，并根据光学三原色原理将三种颜色混合成不同颜色和不同亮度的血流信号来表示血流状态。

（二）主要优缺点

1. 优点

（1）与连续波和脉冲波多普勒不同，彩色多普勒血流显像能在切面上实时显示心血管内的血流方向、流速和血流状态等重要血流信息，可明确异常血流的起源、部位、方向和性质，并提供狭窄病变部位的血流速度分布情况。

（2）二维彩色多普勒可以快速、及时确定异常血流出现时间，全面显示各部位的血流情况，提高诊断正确率。

（3）纠正血流会聚法（flow convergence method），还可以对狭窄处血流进行定量或半定量分析。

2. 缺点

（1）显示高速血流时出现混叠现象：彩色多普勒在本质上属于脉冲式多普勒，显示血流速度范围受奈奎斯特频率极限的限制。在显示高速血流时，可出现频率失真。

（2）二维图像质量下降：为了获得较大范围的彩色血流显示，每秒帧数必须减少，使实时程度下降；如果为提高帧数而缩小扫描角度，可影响整体结构和血流状况的判断，在彩色多普勒清晰显示时，二维图像质量则往往减低，因此，不能同时兼顾。

（3）仪器性能影响血流显像的质量：同一仪器检测同一血流，使用仪器条件不同，显示效果也不同；不同仪器间技术条件的差别，也使同一血流在不同仪器中得到不同的显示。

（三）显示方式

彩色多普勒血流成像的显示方式包括速度、方差和功率三种，目前临床常用的是速度显示。正常动脉血流的方向和速度随心动周期变化，每个心动周期中表现为“红 - 蓝 - 红”的血流信号交替出现。正常静脉血流呈低速、波动的连续波，做 Valsalva 动作时频谱可暂时消失，停止 Valsalva 动作后血流速度一过性加快。

速度显示分析主要内容包括以下几方面：

1. 血流时相 结合同步心电图，判断血流出现在收缩期、舒张期或心动周期。

2. 血流方向 通常将朝向探头的血流显示为红色，背离探头的血流显示为蓝色。

3. 血流速度 用红、蓝两种颜色的辉度表示速度大小，速度越快，颜色越鲜亮。

4. 血流离散度 用绿色代表血流紊乱，并用其辉度显示紊乱的程度，紊乱程度越重，其颜色越鲜亮。根据三原色原理，红色加绿色为黄色，蓝色加绿色为青色，因此朝向探头的紊乱血流显示为黄色，而背离探头的紊乱血流显示为青色。因此，可以探测血流状态，如为层流，则色彩单纯。如果血流离散度极大，如高速射流或狭窄后管腔内的血流，可出现多色镶嵌的图像。

5. **血流范围** 可以显示血流的起始、走行、面积等，有助于判断分流、折返、半定量判断反流程度，并能显示管腔界限和血栓轮廓等。

四、血流能量图

（一）基本原理

彩色多普勒能量图（CDE）与CDFI有所不同，CDFI能反映血流速度、加速度和方向变化，但这些信息受探测角度的影响较大。而CDE则提取和显示多普勒信号的第三种参数：能量信号强度。其频移能量强度主要取决于取样中红细胞相对数量的多少。CDE所显示的参数不是速度而是血流中与散射相对应的能量信号。

（二）主要优缺点

1. **优点**

（1）无彩色混叠现象：在彩色多普勒血流成像中，当所测血流速度超过Nyquist频率限制时，血流会出现彩色翻转，即混叠，而能量血流图是利用多普勒信号的功率进行编码的，显示的是能量参数，它不受血流速度的影响，因而不会出现彩色混叠现象。

（2）非角度依赖性：彩色多普勒血流成像的成像参数是平均速度和加速度，均具有方向性，当多普勒角度发生变化时，频谱将随之变化。而能量血流图的参数为功率（或能量），能量大小不受角度的影响，即使与声束垂直的血流信号也可显示，因而能量血流图显示的血流信号丰富，显示血管的连续性好，能显示完整的血管网或血管树，特别是对微小血管或迂曲血管的显示效果明显。

（3）血流显示灵敏度高，范围广：由于能量血流图无彩色混叠现象，因而可显示较大速度范围内的血流信号，又因其不受探测角度的影响，且不随心率而产生脉动性变化，对血流显示的灵敏度高，有利于末梢血流、低速血流的显示。

（4）可以显示平均速度为零的灌注区：高灌注区的组织一般含有丰富的毛细血管，血管中的红细胞运动方向各异。该区域的平均血流速度测值可能为零，CDFI不能显示该区的血流，但是由于能量血流图的能量肯定不为零，CDE可清晰显示其血流。

2. **缺点**

（1）不显示反射体相对于探头的速度和血流方向信息。这些信息有时对诊断来说至关重要。

（2）与速度模式相比，能量模式需要对更多信号进行平均处理，因此成像速度减慢，帧频较低。因此，在能量模式，有更多由于软组织缓慢运动产生的多普勒信号所引起的闪烁伪像。

五、不同血流状态分类及特点

（一）层流

血流在管腔内各段直径没有太大变化的管道中前进时，以相同或相近的速度沿相同的方向做规则的分层流动，而无横向交错运动，其速度剖面图上特征为：中心处血流最快，边缘处血流最慢，中心与边缘之间血流速度依次递减。如以流线代表管腔内各处在某一瞬间的血流速度时，可见横向上相邻流线的速度相差很少，互相平行，各行其道，无干扰回旋现象，在速度分布剖面图上为一中心处靠前，两侧在后的抛物线状，故称层流（laminar flow）。

1. **彩色多普勒表现** 呈现颜色单纯，中心鲜亮，旁侧依次变暗的清晰图像（图1-3-3）。层流主要见于管径基本一致的血管，说明血流途径上无任何阻碍，能顺利通过。

2. **脉冲多普勒表现** 层流时，速度梯度小，频谱窄。频谱光点密集，包络比较光滑，频谱与基线之间一般有明显的空窗（图1-3-4）。超声多普勒血流声平滑具有乐感。

（二）湍流

当管腔有严重狭窄时，其流线将发生改变。狭窄处流线集中，当进入宽大的管腔时流线将会分散。有的流线继续向前，速度较快；有的流线偏向旁侧，速度减慢；在边角处，有的流线甚至出现回旋现象。总之，血流速度虽然相差较大，但其方向大致相似而单一。这种紊乱的血流即称为湍流（turbulent flow）。

1. **彩色多普勒表现** 可检测到“五彩镶嵌”血流（图1-3-5）。

2. **脉冲多普勒表现** 由于取样容积内各点的血流速度快慢相差甚远，故湍流在频谱多普勒上离

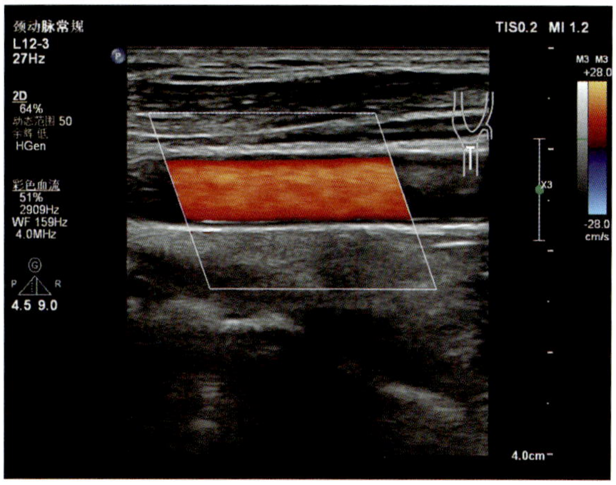

图1-3-3 颈动脉层流彩色血流图像

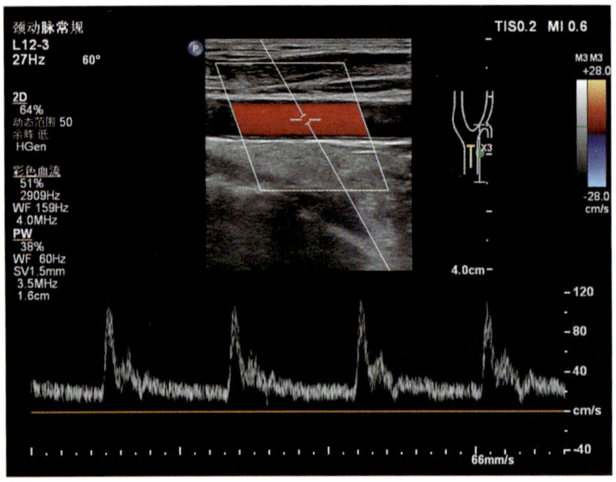

图 1-3-4 颈动脉层流血流频谱图

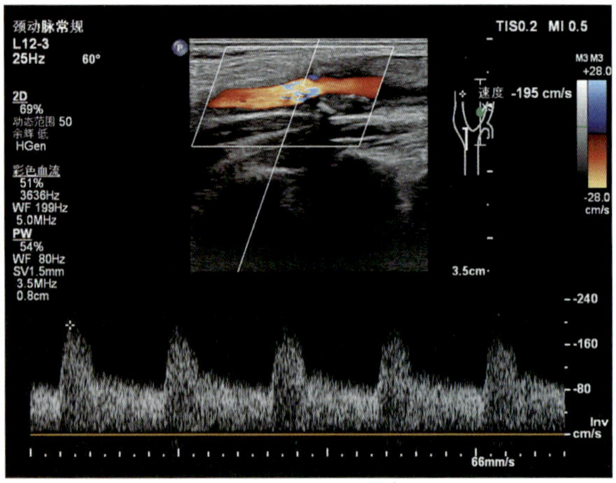

图 1-3-6 颈动脉斑块处湍流血流频谱图

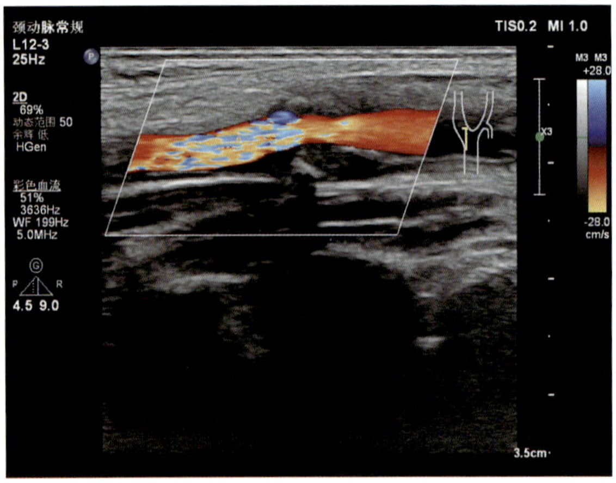

图 1-3-5 颈动脉斑块处湍流彩色血流图像

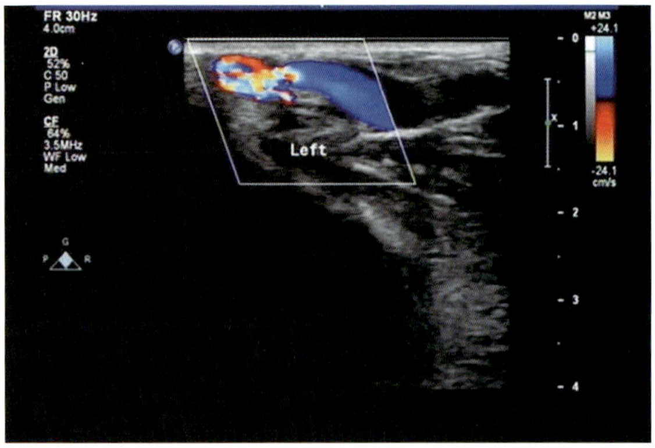

图 1-3-7 动静脉瘘涡流彩色血流图像

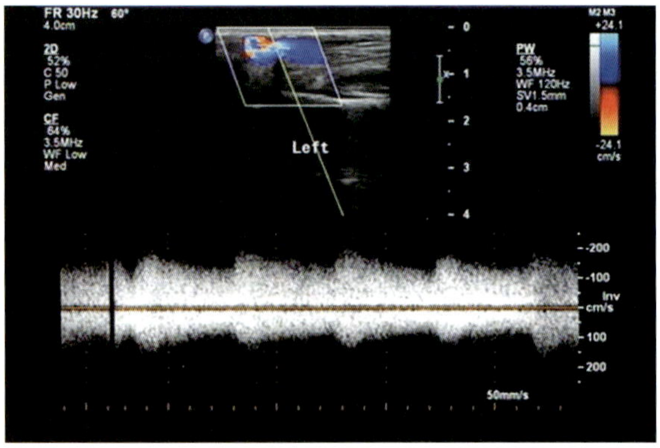

图 1-3-8 动静脉瘘涡流血流频谱图

散度甚大，在 Y 轴上曲线明显弥散，有的近顶峰，有的仅基线，曲线与基线间空窗消失，或频带增宽。频谱光点疏散，包络不光滑，呈毛刺状，频谱与基线之间的空窗消失（图 1-3-6）。

（三）涡流

当血流通过重度狭窄的管腔时，其流线将发生显著变异。以多种方向和速度做无规则的运动，并形成许多小的旋涡，部分流线向前，部分流线向后，速度剖面上有快有慢，有正有负，方向非常杂乱，故称涡流（eddied flow）。

1. **彩色多普勒表现** 由于出现双向血流，正负交错，故该区显示红蓝绿黄杂乱分布、五彩镶嵌的特异图像（图 1-3-7）。

2. **脉冲多普勒表现** 涡流本质上还是湍流，它具有湍流的频谱特征。此外，涡流最典型的特征是红细胞运动的无规律性，故在同一时刻，取样区域内，部分红细胞朝向探头，部分红细胞背离探头，产生了双向的血流频谱（图 1-3-8）。

（四）旋流

当血流进入一大的空腔时，其主流方向朝前，到达空腔顶壁后则发生折返，在主流旁侧形成一反方向的血流。此时腔内血流有正有负，各有一定范围，故称旋流（whirled flow）。

1. **彩色多普勒表现** 旋流在彩色多普勒上易于识别，在空腔内一侧呈红色，另一侧呈蓝色，其界限明确，互不渗透（图 1-3-9）。

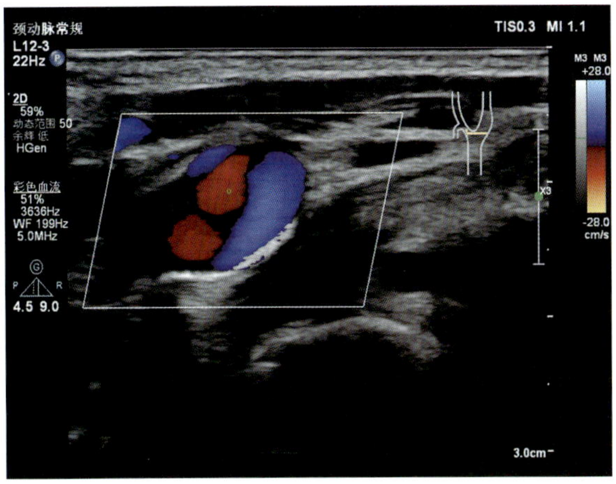

图 1-3-9　颈动脉窦处旋流彩色血流图像

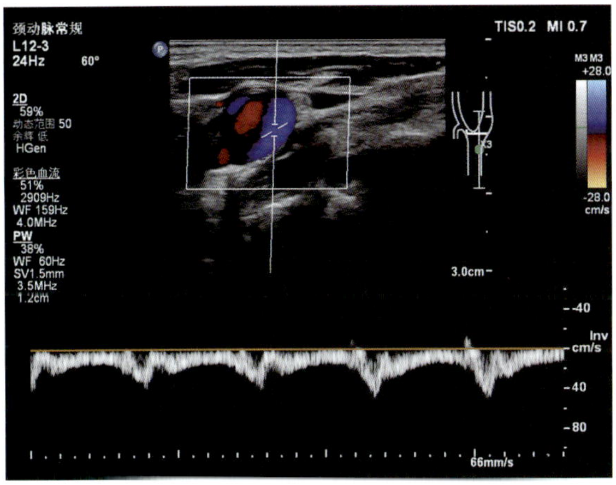

图 1-3-10　颈动脉窦处旋流血流频谱图

2. 脉冲多普勒表现　由于旋流在管腔内分成两部分不同方向的血流，脉冲多普勒取样时仅能检测其中一部分血流，因此，常表现为单相血流频谱。若取样容积置于蓝色血流区域时呈反向频谱，当取样容积置于红色血流区域时则呈正向频谱（图 1-3-10）。

第四节　超声仪器探头的选择及设备调试

一、探头选择

在超声检查过程中，直接与受检者接触的就是超声探头，其是成像系统与人体之间信息交流的窗口。探头又称超声换能器，具有两种基础功能：①发射超声波；②接收超声波。通常由具有压电效应的陶瓷材料制成，其能直接影响到超声机器的分辨率及图像的质量。

常用超声探头主要分为三类：线阵探头，凸阵探头，相控阵探头。血管超声常用线阵探头，其频率高，波长短，可以清晰显示距离体表较近的血管及其周边结构。凸阵探头的阵元排列成凸面，与线阵探头相比，其可观察大范围、深层组织的图像，可用于腹部血管的显示。相控阵探头与线阵和凸阵探头工作方式不同，探头中全部阵元参与每一个声束的发射。通过不同阵元间的脉冲发射延迟，控制发射声束的方向。其优点在于可通过小的声窗观察大的范围，常用的心脏探头即是相控阵，其可用于检查主动脉、肺动脉等胸腔内大血管。

通常来讲，探头发射频率越高，其纵向分辨率越好，对细微结构显示更清晰，但频率越高，穿透力越差，对深部组织显示不清晰。为获得良好的二维超声图像，应在能显示检查部位的范围内，优先选择较高频率的探头。检查时，主要根据检查目标的部位及性质来确定使用的探头，正确的选择及使用，可以使获得的图像更清晰。

二、设备调试

设备调试的目的是获得更清晰的二维及彩色图像，目前超声仪器上均存在厂家预设好的模式，选择对应的检查部位即可以应用，但是预设只是一种通用的设置，而想要获得更清晰的图像，必须根据受查者的具体情况及病变特点而调节。

（一）二维模式的调节

二维图像主要用于确定血管的形态、位置及其与周围结构的关系，同时也可以显示血管管壁及管腔的情况。

1. 深度调节　不同人的同一部位的血管及同一个人不同部位的血管的深度都有不同程度的变异，故要想获得更清晰的图像，需要根据受检者的不同条件及受检部位而调节图像的深度（图 1-4-1A、B）。

2. 增益调节　增益调节包括总增益调节及时间增益补偿调节。总增益调节能调整整幅图像的亮度，故当图像整体偏暗或偏亮时，可以采用总增益调节（图 1-4-2）。

时间增益补偿调节是对图像上不同深度的亮度调节，故当某一深度的图像显示偏暗或过亮时，可以调整相应深度的时间增益补偿按钮。良好的增益调节能使整幅超声图像亮度分布均匀，各个部位结构显示清晰。

3. 动态范围调节　动态范围是二维超声灰阶信息量的显示范围。通常小的动态范围会使灰阶信息减少甚至丢失，而大的动态范围会产生严重的干扰信息。通常预设模式中的动态范围都设置在60%左右，其能获得清晰、完整的图像（图 1-4-3）。

4. 聚焦调节 聚焦调节是为了提高侧向分辨力，一般聚焦部位在图像的深度标尺上以小三角形标志为指示。通过调节聚焦区数目及位置，可以提高对感兴趣区的显示。焦点位置常与观察目标在

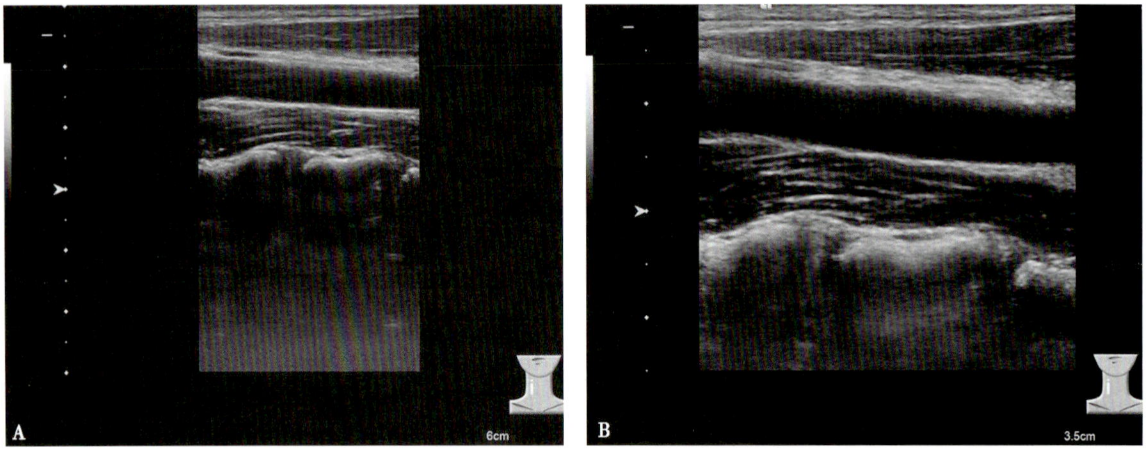

图 1-4-1 深度调节

A. 深度过深；B. 深度适中

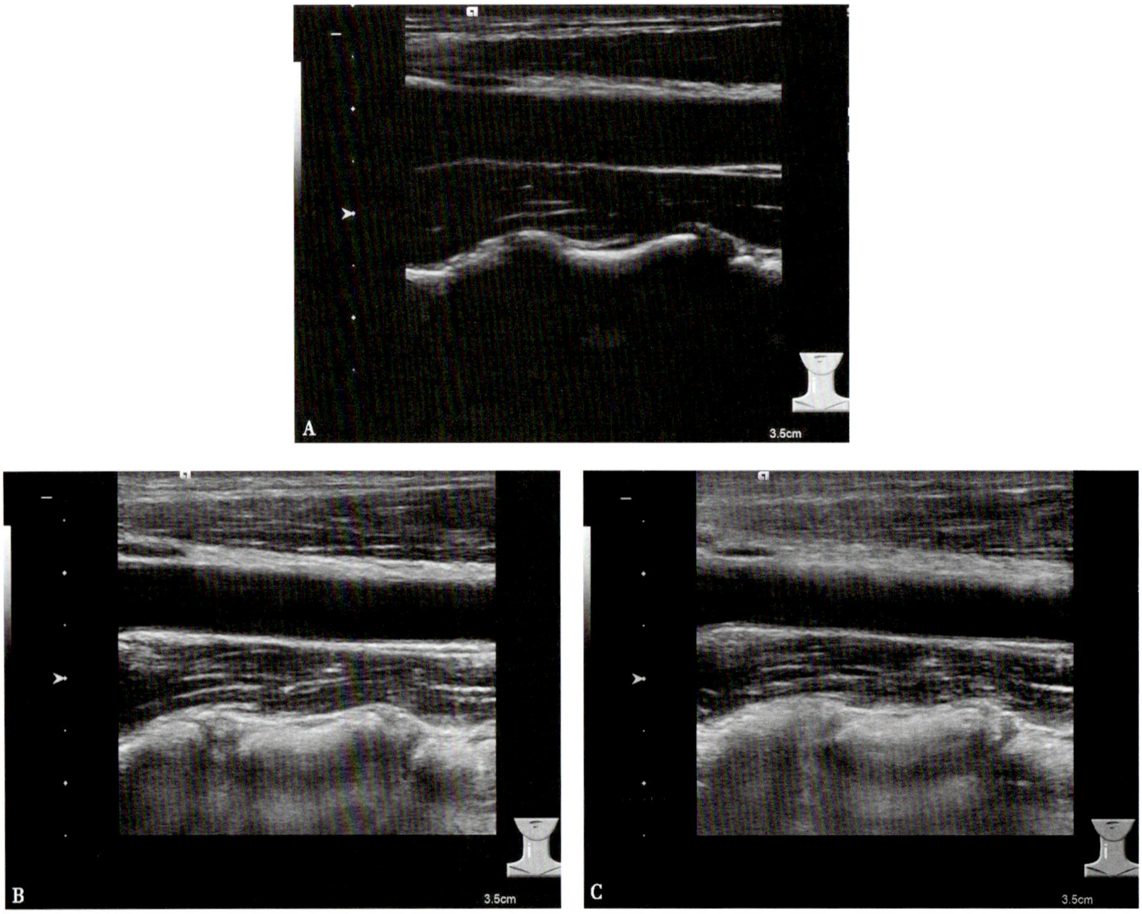

图 1-4-2 总增益调节

A. 增益过低；B. 增益适中；C. 增益过高

一个水平，聚焦范围根据观察目标大小而定，原则上聚焦范围要稍微超过观察目标，聚集范围越大，帧频就越低，会损失超声图像的时间分辨力。

5. 图像的大小调节　在检查过程中，如遇到小的病变而对其结构辨认困难时，可以采用放大按钮将目标部位进行放大，其能增加病变结构内部的显示（图 1-4-4）。

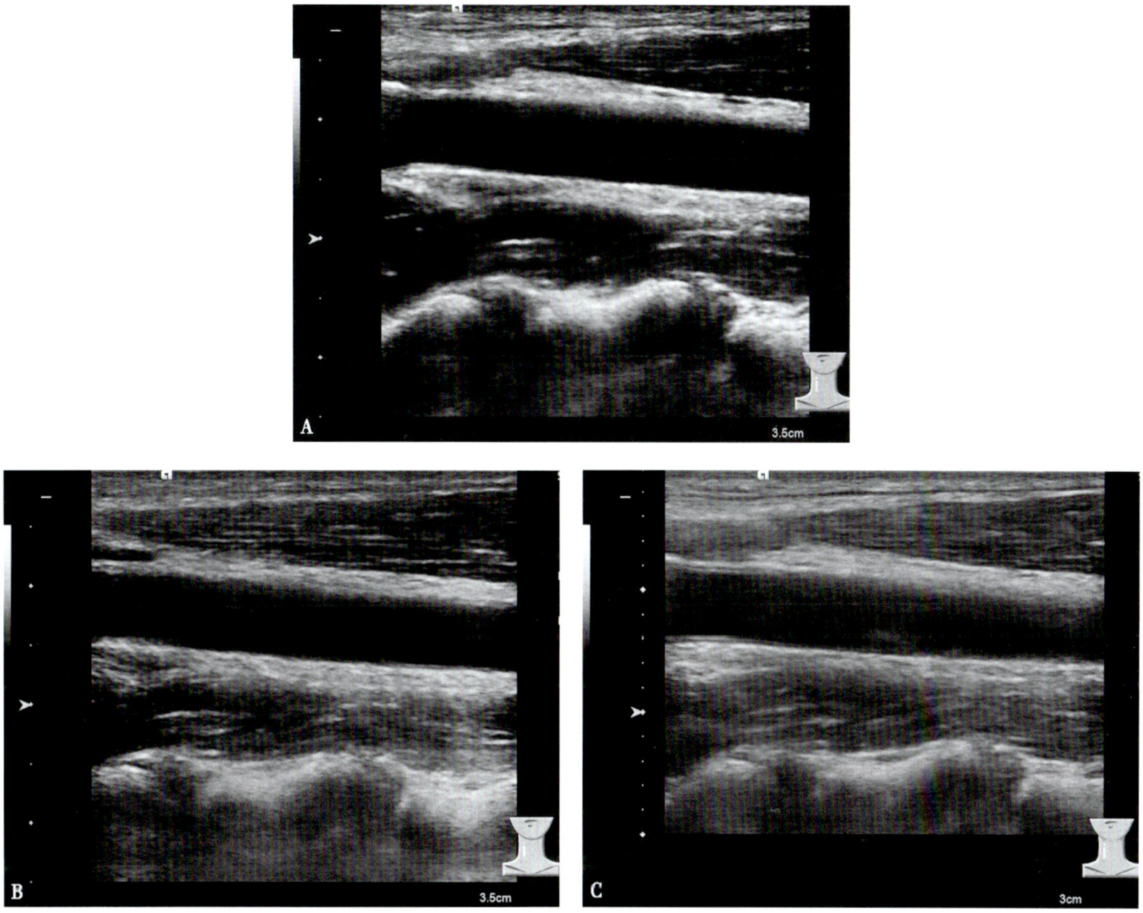

图 1-4-3　动态范围

A. 动态范围 30%; B. 动态范围 65%; C. 动态范围 90%

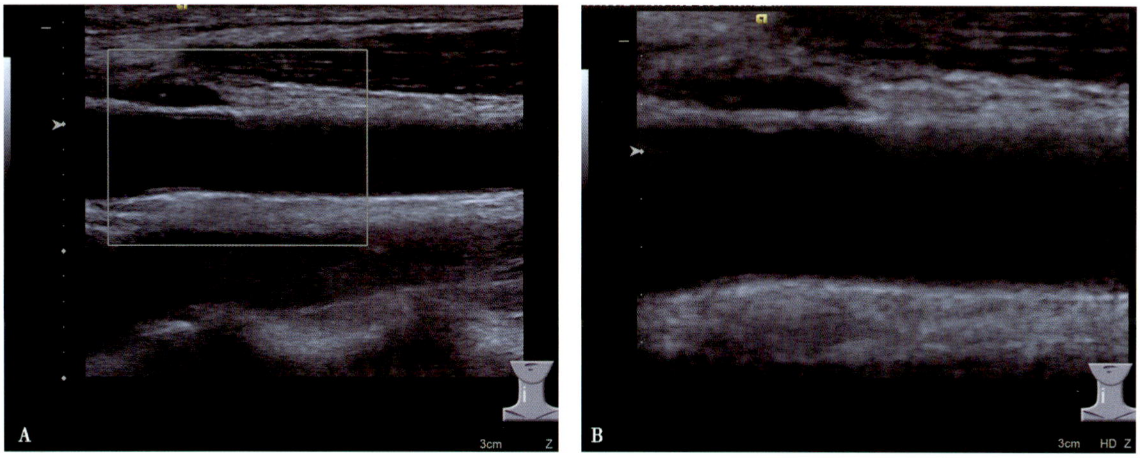

图 1-4-4　局部放大

A. 原图; B. 局部放大

（二）彩色模式的调节

彩色多普勒血液成像可以在二维图像的基础上显示血管中血流情况。其用于确定血流的方向、速度以及性质，为分析血管性病变提供重要的诊断参考依据。频谱多普勒成像可用于定量检测血液的流速，同时其也可用于分析血流的方向及相位。

1. 彩色增益　彩色增益键可用于调节仪器输出彩色信号的强度，增加或减少图像上彩色取样框内的颜色明亮度。彩色增益的调节不会影响二维图像的增益（图 1-4-5）。

2. 速度范围　速度范围即是彩色取样框内所能检测的最大流速，也称速度量程。彩色标尺的最大速度即为 Nyquist 极限，当血管中的流速超过这个极限时会产生彩色反转，故速度范围应大于最大流速。而过高的速度范围对低速度的血流显示不敏感，会将有低速血流灌注的血管显示为无血流灌注，而导致误诊。所以速度范围的选择非常重要，通常需要根据检查部位及具体情况而进行调节。

3. 取样框调节　取样框也称感兴趣区，可以根据需要显示部位的范围而调整取样框的大小及位置。然而并不是取样框越大越好，因为随着取样框的增大，彩色图像的帧频会下降，会导致部位血流信号的丢失。

4. 彩色取样框倾斜角度的调节　该设置仅应用在线阵探头，彩色多普勒血液模式下。通过调整取样框角度可以解决探头声束与血流相互垂直时对血流信号的误判。尽量使声束与血流方向间的夹角小于 60°，才能使获得的血液图像更可信（图 1-4-6）。

（三）频谱模式下的调节

1. 取样部位的调节　通过移动轨迹球而调整频谱取样框的取样部位。用于对感兴趣部位的血流检测。

2. 取样线角度的调整　调整取样线角度键可以使取样线角度与血流方向成一定的角度，当夹角越小时，所测得的数值越接近真实值，故通常采用小角度测量。

3. 频谱图像的调整　通过调整频谱图像的基线及速度范围，可以使得被测量的血流显示更完整（图 1-4-7）。

三、总结

设备调节对一幅超声图像质量的影响非常大，一名优秀的超声医师必须学会如何调节设备。

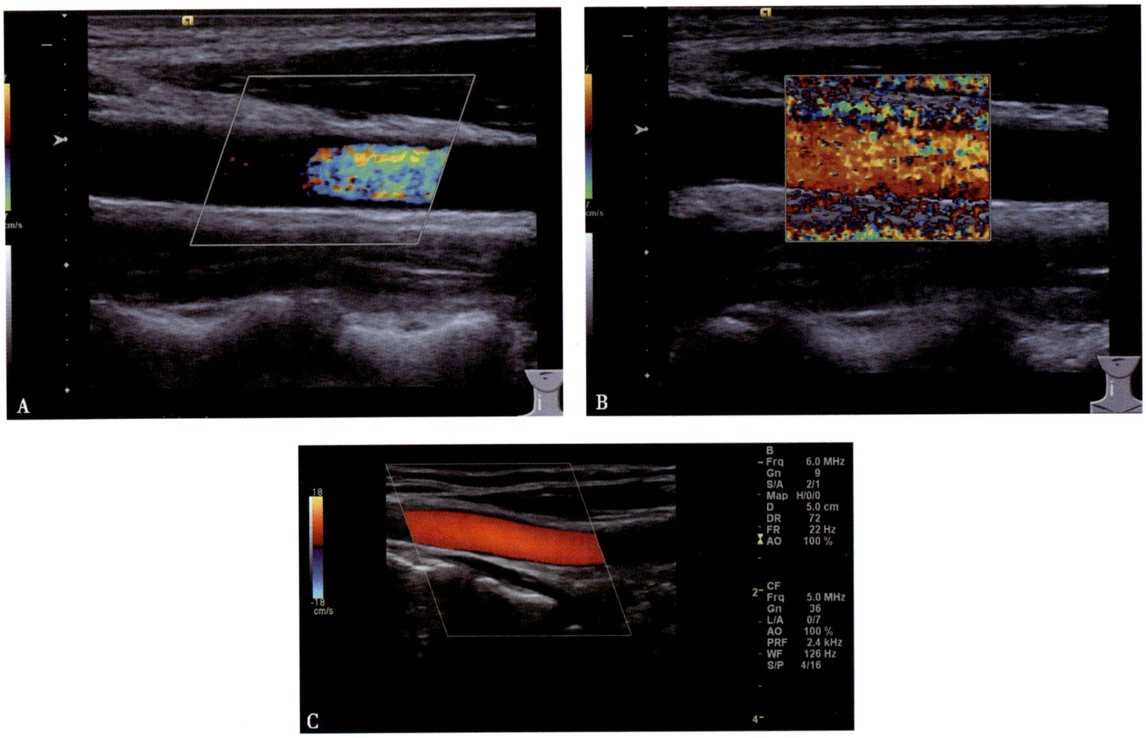

图 1-4-5　彩色增益调节

A. 增益过低；B. 增益过高；C. 增益适中

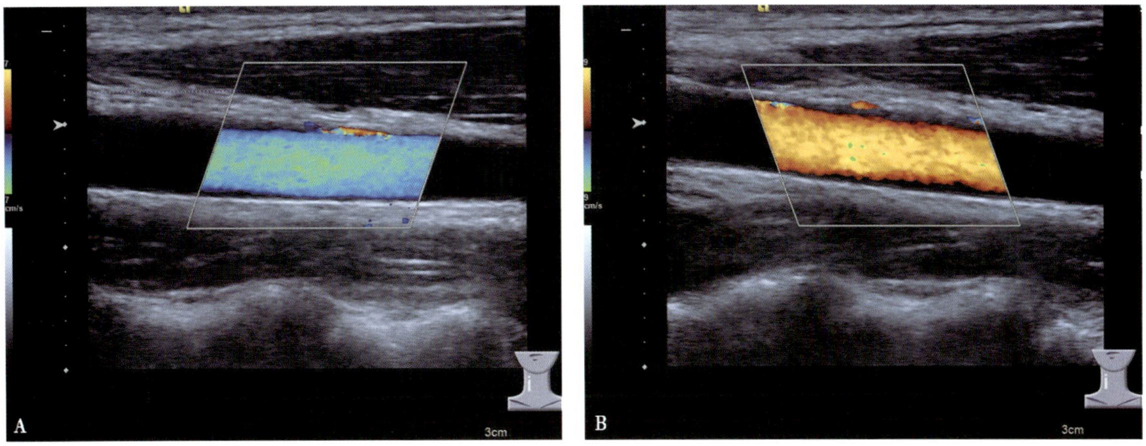

图 1-4-6　彩色倾斜角度调节

A. 血流方向背离探头；B. 血流方向迎向探头

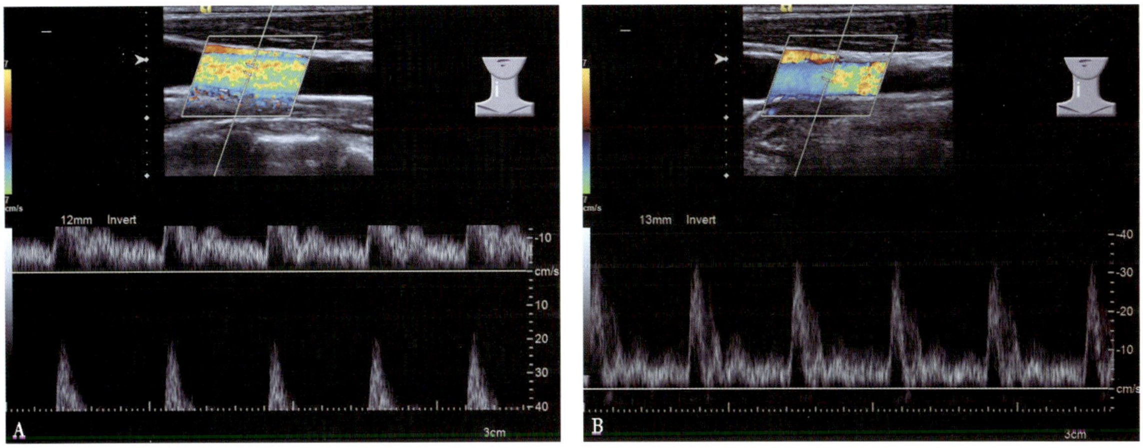

图 1-4-7　频谱基线调节

A. 基线过高；B. 基线适中

在检查血管时，除了选择正确的探头及调试外，还应注意患者的体位及扫查部位。应尽可能地避开如气体、脂肪、瘢痕等声衰减较强的组织而选择和利用透声好的组织。同时，设法减小声束与血流方向的夹角以提高血流信号的显示。

总之，要获得一幅好的超声图像，需要综合多方面的知识。

第五节　超声诊断新技术

频谱多普勒以及彩色多普勒的应用，使血管超声诊断取得了质的飞跃。但是，使用常规超声仪器，在某些条件下有所限制，使得超声诊断的准确率有所下降。近年来超声造影、弹性、三维、ET、SMI 等技术亦逐渐地应用在血管疾病的诊断上，使血管的超声应用有了更为广阔的前景。

一、超声造影

超声造影又称声学造影，是利用造影剂应用后散射回声增强，明显提高超声诊断的分辨力、敏感性和特异性的技术。超声造影技术被称为超声史上的又一次革命，它的发展使显示微小血管成为可能。超声造影剂主要由包含空气或者大分子量的微小气泡组成，并由外壳包裹，以显著增强反射信号，提高血流的可视度；造影剂也能适度提高组织的对比度，有助于动态渗透研究中观测组织随时间的增强变化。每一种造影剂的外壳和气体成分各不相同，气泡大小一般为 1～10μm。尽管气泡很小，但是可以产生高振幅回声，研究显示，经静脉超声造影可以增强彩色血流信号，提高彩色多普勒监测低速血流的敏感性，能更准确地反映血供情况，还能突出血管的特征。超声造影在外周血管、腹主动脉以及静脉等领域中均有不少研究显示出优势。例如在颈部血管检查中，正常超声检查可以显示斑块的形态、体积、内部灰阶特点及血流动力学等信息，但是对于斑块内部的显示，具有很大的限制。而斑块内新生血管是导致斑块不稳定的重要因素，使用超声造影方法检查之后，可清晰显示斑块大小、面积以及血流灌注情况(图 1-5-1)，可定量评价斑块内新生血管情况，对于评价斑块稳定性有非常重要的帮助。常规超声诊断肾动脉狭窄具有很大的挑战性，但是却很重要，肾动脉位于腹腔深部，很多人肾动脉走行迂曲，普通超声显示较为困难。研究显示，注入超声造影剂后，肾动脉显示得到了明显改善。常规超声诊断血栓同样存在一定的局限性，急性血栓回声很低，常规超声难以区分血流和血栓，有可能造成漏诊。注入造影剂后，可对深静脉系统进行评价，造影剂充盈静脉管腔，静脉血栓形成处形成充盈缺损或者血流阻断，而管腔内血流回声明显增强，易与血栓进行鉴别。

部分学者研究发现，当下肢深静脉发生血栓形成时，其近心端未受累静脉可存在造影剂微泡灌注出现时间、达峰时间较对侧明显延长，这种现象可能与急性深静脉血栓形成后，凝血机制激活、血流淤滞有关。此外，近心端未受累静脉尽管加压后可将管腔完全压瘪，但是管腔周边可出现无微泡灌注的低回声带，提示附壁的血流流速极低，超声造影难以显示。这种现象可帮助临床早期用药，为预防血栓形成发挥积极作用。

二、弹性成像

超声弹性成像(ultrasonic elastography，UE)是根据各种不同组织(包括正常和病理组织)的弹性系数(应力 / 应变)不同，再加外力或交变振动后其应变(主要为形态改变)也不同，收集被测体某时间段内的各个片段信号，根据被压迫前后放射的回波信号获取各深度上的位移量，计算出变形程度，再以灰阶或彩色编码成像。超声弹性成像大致可分为血管内超声弹性成像及组织超声弹性成像两大类别。

血管内超声弹性成像是利用气囊、血压变化或者外部挤压来激励血管壁，估计血管的运动即位移(一般为纵向)，得到血管壁的应变分布，从而表征血管壁的弹性。它是一种对血管壁动脉硬化斑块局部力学特性进行成像的技术。血管弹性成像可用于估计粥样斑块的组成成分、评价粥样斑块的易损性、估计血栓的硬度和形成时间，甚至观察介入治疗和药物治疗的效果，具有重要的临床价值。但是血管内弹性成像需要使用有创性血管内探头来获取相应的组织弹性信息，操作比较复杂，因此限制了其大范围应用。

组织超声弹性成像利用探头的挤压或者内部自身的心脏和血管的搏动对组织造成的形变，根据组织内部不同位置的位移，计算其变形程度，以彩色编码成像加以显示。有研究者利用组织弹性评价大中动脉的管壁弹性，研究显示糖尿病患者的动脉壁硬度明显高于对照组，而普通超声所检测的内膜、管径等指标无明显差异，说明超声弹性可用于提示早期的血管弹性变化，了解动脉内皮功能的变化情况，早期诊断和干预，有利于提高患者生活质量。超声弹性成像技术亦可用于评价血栓弹性、斑块稳定性、血管壁弹性等多个方面。血栓弹性由其

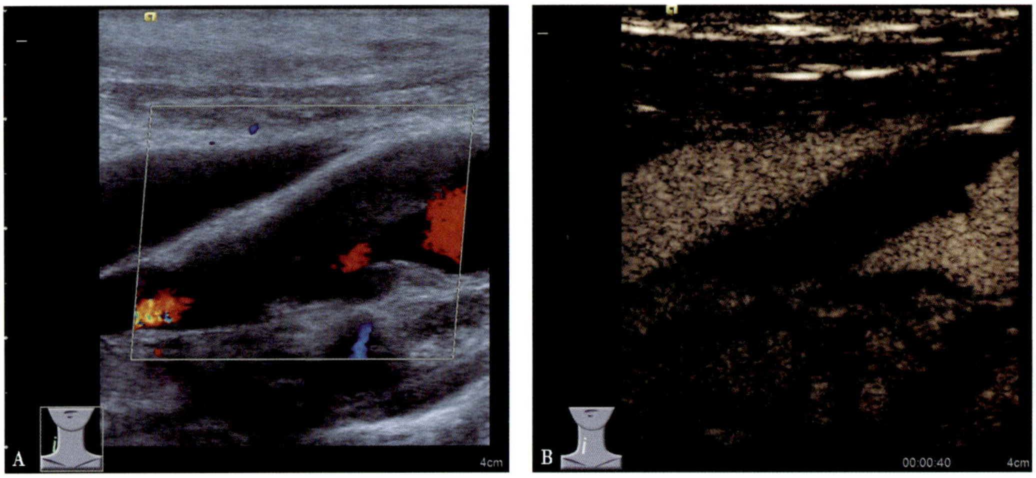

图 1-5-1　颈部斑块造影
A. 彩色多普勒显示该处管腔血流充盈缺损；B. 超声造影清楚地显示管腔内径，斑块内无造影剂灌注

组织构成决定，与其形成时间密切相关。随着血栓的成熟，静脉血栓构成成分逐渐演变，血栓硬度也相应改变。多个研究均表明不同时期血栓弹性存在明显差异，提示超声弹性成像技术在评价血栓分期中的潜在价值。总之，超声弹性成像作为一种新方法在血管的诊断中具有独特的优势和广阔的应用前景。

三、三维超声技术

三维超声技术是利用电子计算机将一系列按一定规律采集的二维图像信息进行重建，从而构成三维图像，能够提供更加丰富的三维空间信息。目前三维超声应用范围在不断扩大。在血管方面，主要涉及颈动脉分叉处、颈动脉狭窄、颅内血管病变、移植血管桥重构以及腹主动脉瘤等方面，具有重要的临床价值，其优势主要体现在以下方面：

（一）更准确全面地显示病变范围

动脉分叉处为动脉粥样硬化的高发部位，二维超声难以将动脉分叉在一个切面上完整地显示出来。三维超声则可以清晰地显示血管的主干及其分支，接近于实际解剖结构，对于分叉处的斑块可清晰完整地显示，可为临床诊断提供更丰富的信息。

（二）更准确地测量病变

三维超声对病变位置的测量更为准确，不仅可以显示整个斑块的形态，还可以显示管腔内结构，尤其是对于强回声伴有声影的斑块，三维超声在显示斑块轮廓、定量管腔狭窄率等方面更加具有优势。

（三）测量斑块体积

动脉粥样硬化斑块是立体结构的病变，因此测定斑块体积对于评价斑块的发展趋势具有更高的敏感性。三维超声可显示斑块在血流冲击下的活动度，并可定量斑块体积及面积，这是常规影像检查方法不能实现的。实时三维超声通过定量心动周期中任一时相的斑块体积，可以更加快捷、无创地评价斑块稳定性、易损性以及发展趋势。

三维超声在现阶段也存在一定的局限性，其图像质量主要取决于二维图像效果，因此二维图像质量不佳时也无法获得高质量的三维图像。同时，三维超声探头频率较低，图像分辨率不够高，对于显示较细的动脉方面具有一定的限制。

四、血管回声跟踪技术

血管回声跟踪（echo-tracking，ET）技术是一种对血管功能进行检测和评估的全新技术，实时跟踪描记并以曲线的形式显示血管前后壁的运动，通过射频信号，运用过零交叉方法，将位相变化转变成距离信息。根据收缩期内径和舒张期内径变化，结合血压，系统自动计算出数项反映动脉管壁弹性的指标，如压力——应变弹性系数（pressure-strain elastic modulus，Eρ）、硬度指数（stiffness parameter，β）及顺应性（arterial compliance，AC）等。血管回声跟踪技术跟其他方法相比，具有实时、精确度高、重复性好等诸多优点。但是血管回声跟踪技术在应用过程中，应注意以下几个问题：

1. 需保持追踪门位置恒定，才能获取准确的图像和运动轨迹，保证参数计算的准确性。

2. 各个参数均与血压有关，因此受检者在检查前三天应该停止服用影响血压的药物。

3. 年龄对各参数均有影响，在确定各参数临床意义的时候，应该考虑到年龄因素。

五、微血管成像技术（SMI）

微血管成像技术（superb micro-vascular imaging，SMI）是基于彩色多普勒原理基础发展起来一种新的超声血流显像技术，在不使用造影剂辅助的情况下，较传统彩色血流显像技术有更高敏感性及分辨率，更少的运动伪像，更高帧频成像，显示低速率血流的微小血管的特点（图 1-5-2）。SMI 能够智能地分析杂乱运动信号，应用新的自适应性算法来鉴别并移除组织运动并且显示出真正的血流，所以 SMI 能够探测到常规多普勒技术探测不到的更加低速的血流，传统 CDFI 会出现的彩色血流外溢，在一定程度上夸大了管腔内径，而 SMI 无需造影剂的帮助，就能更加清晰地勾勒出斑块的形态，以及残余管径的管腔，计算出更加准确的狭窄率，所以说 SMI 技术是超声技术的一个重大进步，能够为临床提供更多结果。

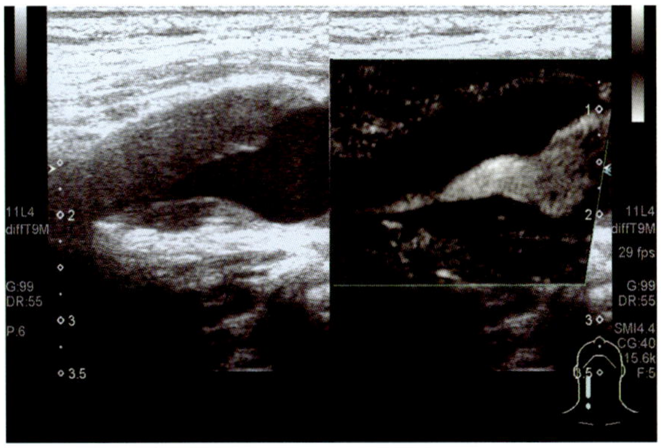

图 1-5-2　微血管成像技术

在不使用造影剂情况下，可清晰显示管腔内血流

第六节 血管超声常见伪像

伪像是指超声显示的断层图像与其相应解剖断面图像之间存在的差异。这种差异表现为声像图中回声信息特殊的增添、减少或失真。伪像在声像图中十分常见。理论上讲几乎任何声像图上都存在一定的伪像。而且，任何先进的现代超声诊断仪均无例外，只是伪像在声像图上表现的形式和程度有差别而已。识别超声伪像是很重要的。一方面，可以避免伪像可能引起的误诊和漏诊；另一方面，还可以利用某些特征的伪像帮助诊断，提高我们对于某些特殊病变成分或结构的识别能力。在血管检查中，常见的伪像包括了混叠伪像、镜面伪像、角度依赖伪像、衰减伪像、闪烁伪像、快闪伪像、器调节不当伪像等。

一、混叠伪像

混叠是不正确的彩色或频谱多普勒速度显示在当速度范围超过量程时出现。混叠时图像的颜色将突然翻转，即彩色逆转，并显示相反的血流方向（图 1-6-1）。在脉冲式多普勒检测血流中，取样频率至少为波形频率的两倍或两倍以上，脉冲重复频率（pulse repetition frequency，PRF）相当于取样频率，多普勒检测所得的频移值应在 PRF 的 1/2 以下时，才能正确显示频移的大小和方向，不致失真。因此，将 1/2 PRF 称作 Nyquist 频率的极限时，即 PRF 的取样率不足两倍（<2 次），则可产生流速曲线正向波峰去顶后又返折到零基线负侧，或负侧返折到正侧，这种现象称为曲线混叠。在彩色多普勒血流显像上，凡超过彩标显示最高流速者，则表现为异常方向色彩，即超过彩标显示最高流速范围的血流速频移，由红变蓝或由蓝变红的相反颜色。这种现象称为彩色混叠，可以误认为是"湍流"，这时应与真性湍流作鉴别。二者鉴别要点是：①彩色混叠表现为同种色彩的范围较大，外周色彩较暗，向中心则逐渐增强，继而突然色彩转变由蓝变红或由红变蓝，且互相连续呈片状或带状分布；而湍流所致镶嵌血流则为多种色彩的小光点互相交错混杂出现；②调高彩标量程范围，彩色混叠可消失，而镶嵌血流则依然存在。

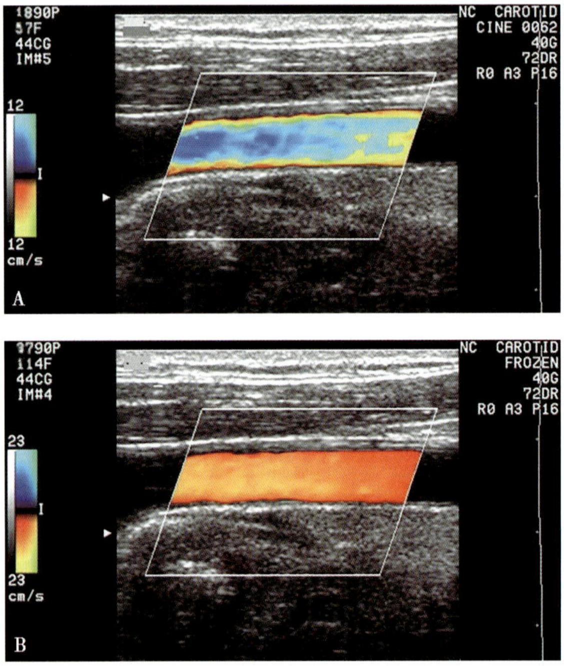

图 1-6-1 混叠伪像

A. 彩色混叠伪像；B. 伪像消除后，显示出正确的血流方向

二、镜面伪像

镜面伪像可以在灰阶图像、彩色、能量和光谱多普勒中产生。在多普勒的情况下，镜面伪像图像共同产生于高反射的颈部、肺部、锁骨上区域。血管的伪像总是投射在图像的深部。

当邻近被检测血管的远侧有一个强反射体如肺胸膜、膈肌时，则在锁骨上部做横向扫查锁骨下动脉时，探头发射声束与检测目标和强反射体相互垂直，目标反射回声又经过反射体返回到探头，从而产生镜像伪差。这时，肺胸膜回声前、后方各有一条锁骨下动脉，前方者为起初血管图像，而位于肺尖胸膜回声后方的血管图像是虚像，又称镜面幻影（图 1-6-2）。又如在右肋缘下斜切以 CDFI 或彩色多普勒功率图（CDP）显示下腔静脉及肝静脉时，可见膈肌回声上下出现对称的血管图像，膈下方者

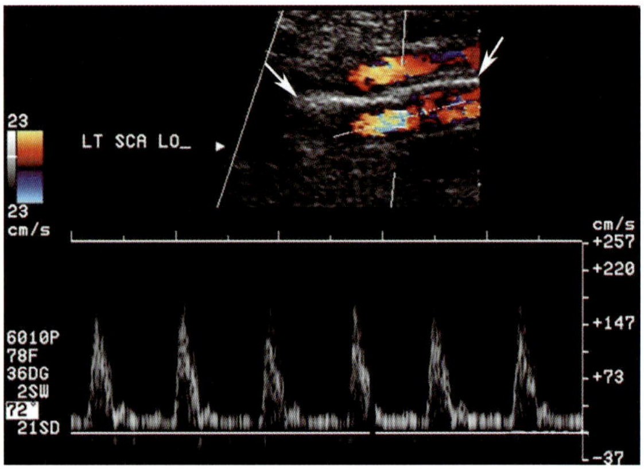

图 1-6-2 镜面伪像

为真实图像，膈上方者为虚像，这种现象在使用多普勒功率图显示时更为明显，用频谱多普勒检测，虚像部位可以检测到和真像部位相似的频谱，但后者信号较前者要弱。

三、角度依赖伪像

根据多普勒方程，当声速入射方向与血流方向垂直时，cosθ 为零，多普勒频移为零，无法显示血管内血流速度。因此诸如主动脉血流时候，应尽可能使探头声束与血流方向平行或小于 60°，通过改变探头方向改变声速与血流的方向消除这种伪像。

四、衰减伪像

衰减伪像：由于血管位置深，组织衰减明显，导致彩色血流信号充盈减少或不显示，通过减低超声频率，增加超声波的穿透能力，或者调节聚焦等方式改变。

五、闪烁伪像

闪烁伪像（flash artifact）是由于运动造成的，可以发生在物体或探头移动时，人体内组织界面与探头之间出现相对运动，产生多普勒频移。这种频移经接收、放大、处理后信号变成彩色，呈大片闪烁彩点，与被测脏器活动有密切关系（图 1-6-3）。闪烁伪像最常见的是在肝左叶和波动性大的血管周围。运动伪像尽管总体上是破坏性的，但有时对诊断是有用的。所谓的“血管旁的伪像”被认为是血管引起周围组织震动造成的。随心动周期变化，最明显的在心脏收缩时，舒张期缺乏或不明显；特别是在吻合点、动脉狭窄或动静脉瘘相关的部位看到，发现它们的存在是极其有用的。

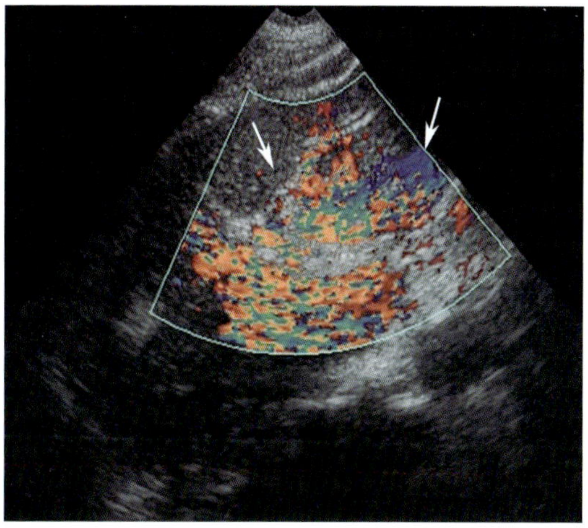

图 1-6-3 闪烁伪像

六、快闪伪像

快闪伪像是指在很多强回声的后面可以出现类似的彩色信号。实时超声显示这些彩色信号快速闪烁变化，它不是由于液体的流动造成的多普勒效应所致，而是一种伪像，称为快闪伪像（twinkling artifact）。

七、仪器调置不当伪像

（一）多普勒增益设置错误

彩色多普勒血流显像增益设置过低，则在低流速的血管腔内显不出有彩色血流，可以误认为无血流；相反，增益设置过高，则图像背景出现杂乱彩色噪音。在脉冲多普勒检测时，若增益设置过低，则使有诊断价值的信号丢失；设置过高，则出现背景噪音，流速曲线增宽，收缩期曲线下方声窗变小或消失，可以影响血流参数的测定结果。因此，检测时增益应调节到背景噪音刚消失，再稍开大又出现，在这种状态下的增益较为合适。

（二）滤波设置错误

滤波也称壁滤波，原意是消除动脉管壁运动所造成的低速信号而设计得名的。滤波设置值愈大，则有诊断价值的低速血流被滤掉。在使用中最佳选择是既不显示非血流信号，又不丢掉需要的低速血流信号，以获取全部有诊断意义的血流信息。

（三）速度量程设置错误

在频谱及彩色多普勒检测中，速度量程（velocity scale）的设置正确甚为重要。量程是血流速可显示的范围，量程标尺的两端数字表示可显示的最高值，超过这个值的流速，就会出现混叠现象（aliasing）。在彩色血流显像时，量程设置过高，则低速血流就不能显示，通畅的低速血流管腔被认为有阻塞；量程设置过低，则出现由红变蓝或由蓝变红的彩色混叠，需要和狭窄所致镶嵌血流作鉴别。在频谱多普勒检测时，量程设置过低，则高速血流显示出现混叠。因此，量程应设置在与被检查血流速度相适应的速度上。如在显示血流速度 0.02m/s 时，彩色量程设置是 0.64m/s，二者比例变为 1∶3，则显示血流就丰富。

第七节 血管超声诊断的局限性

超声检查也有其目前难以克服的局限性。首先是受它的穿透力限制，特别是骨骼、空气等影响超声的穿透，很难达到对深部血流的显示，所以对于需要穿过含气性器官，如肺、胃肠等，血管超声检查较困难；对成人颅内血管的诊断也较 X 线、CT 逊色。对于外周血管一般无绝对禁忌证。出现以下情况时，超声检查有一定的局限性：重度肥胖；严重肿胀；需检查的节段皮肤破损、插管、敷料遮挡、石膏固定等。

（一）频谱多普勒的主要局限性

无距离选通能力，凡超声束遇到的运动目标都能检测到多普勒频移信息，不能进行定位诊断。同时由于探测灵敏度的局限，对于较弱回声信息其检测也不尽如人意。此外，脉冲多普勒还具有以下局限性：

1. 脉冲重复频率与最大测量速度 由于采用脉冲多普勒超声测量血流速度受到脉冲重复频率（pulsed repetition frequency，PRF）的限制，为准确显示频移大小与方向，根据取样原理，PRF 必须 > 2fd，即 PRF > 2fd，我们把 1/2 PRF 称为 Nyquist 频率极限，如果多普勒频率超过这一极限，脉冲多普勒所测量的频率就会出现大小和方向上的伪差，即频率混叠。这就意味着脉冲多普勒所测量的血流速度大小受到了 PRF 的限制。

2. 脉冲重复频率与最大取样深度 由于 $D = c \times T/2$，$PRF = 1/T$，可知最大取样深度 $D_{max} = c/2PRF$。即 PRF 越高，可探测的深度则越小，两者存在着相互制约关系。这样为了获得深部的血流信息，就要以减小采样的频率为代价。

3. 探测深度与流速测量 在选择脉冲重复频率 F 时，为了避免距离的模糊，需要遵守 $D_{max} = c/2PRF$ 的关系。同时通过 $fd = 2V\cos\theta f_0/c$ 可得，在探头发射频率 f_0 固定时，假设超声束与血流反向之前的夹角 θ 为 0°，则探头深度 D 与可测速度 V 成反比，探测的深度越大，可测的速度就越小，两者相互制约。

4. 超声束与血流方向夹角的影响 由于 $fd = 2V\cos\theta f_0/c$，所以当 V、c、f_0 恒定时，那么频移随声速的入射角的变化而变化，只有入射角 $\theta < 60°$ 时才能测量到准确的频移。因此，在测量时需要调整角度，才能保证测量结果的准确性。

（二）彩色多普勒技术的局限性

彩色多普勒血流成像技术是在脉冲多普勒技术基础上发展起来的。因此，脉冲多普勒技术的局限性在彩色多普勒中同样存在。

1. 超声波束与血流方向夹角的影响 由多普勒原理可知，当血流恒定时，频移的大小取决于 cosθ 的大小。即改变声束入射角时，频移将随 cosθ 值的变化而变化，意味着频移的大小取决于角度的大小。因此，在同一幅彩色多普勒血流图像中，对于同一条血管的显像表现是不同的，但这并不代表血流的方向和速度的不同，尤其是面对弯曲血管时，其显示出的血流颜色不同，甚至可以出现中断。

2. 彩色混叠 彩色多普勒血流成像也受到 Nyquist 频率极限的限制，速度超过一定范围时，可出现彩色混叠。

3. 探测深度与流速测量 与脉冲多普勒相同，探头深度 D 与可测速度 V 成反比，探测的深度越大，可测的速度就越小，两者相互制约。

4. 成像速率慢 欲探测的血流范围越大，采样线便越多，需要分析处理的数据量就越大，完成一帧彩色血流图的时间就越长。为了实现实时显示，二维图像质量必然受到相应影响。

5. 不能定量计算 不能精确计算分流、反流程度等。

6. 彩色多普勒在显示器上往往仅能显示一条血管的某一段，而不像 CTA 能显示整条血管。

参考文献

[1] 钱蕴秋. 超声诊断学 [M]. 第 2 版. 西安：第四军医大学出版社，2008.

[2] 任卫东，唐力. 血管超声诊断基础与临床 [M]. 北京：人民军医出版社，2005.

第二章　颅脑血管超声检查

第一节　解剖概要

颈内动脉系及椎-基底动脉系构成颅内两大动脉系统，也称为前后循环，两大系统均从颅底入颅，颈内动脉以颈动脉管外口为界，分为颅内段及颅外段。颅外段起始处呈梭形膨大，全长无分支；颅内段又分为岩骨段（C5）、海绵窦段（C4）、膝段（C3）、床突上段（C2）和终末段（C1），通常将C2、C3、C4合称为颈内动脉虹吸部，C1段分出颈内动脉所有分支，即后交通动脉、大脑前动脉及大脑中动脉。

椎-基底动脉系主要包括椎动脉及基底动脉的主干及分支，双侧椎动脉起源于双侧锁骨下动脉，也有起源异常的情况，直接从主动脉弓或颈总动脉发出。椎动脉经枕骨大孔入颅，发出脊髓前动脉、后动脉及小脑后下动脉（PICA），于延髓-脑桥交界处汇合成基底动脉，基底动脉沿斜坡在中线前行发出双侧小脑前下动脉（AICA）和小脑上动脉（SCA），最终分出双侧大脑后动脉（胚胎型大脑后动脉血供来自颈内动脉）。

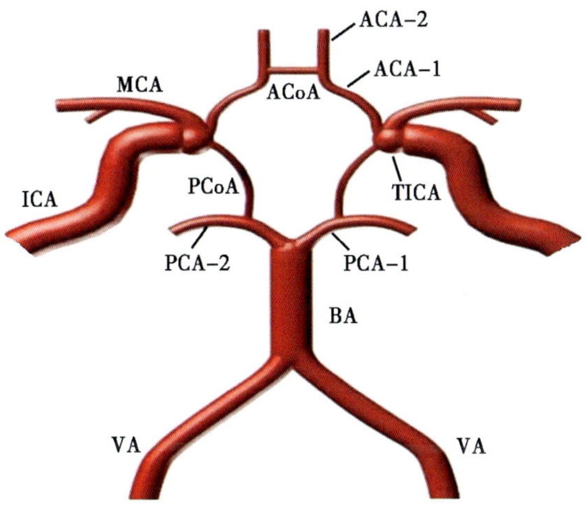

图 2-1-1　正常颅底动脉及 Willis 环

MCA：大脑中动脉；ACA-1：大脑前动脉A1段；ACA-2：大脑前动脉A2段；ACoA：前交通动脉；TICA：颈内动脉终末段；ICA：颈内动脉；PCA：大脑后动脉；PCoA：后交通动脉；VA：椎动脉；BA：基底动脉

前、后交通动脉作为沟通左右两侧半球及前后循环重要的侧支循环通路，与双侧大脑前动脉、后动脉、颈内动脉终末段构成颅底动脉环，又称Willis环（图2-1-1）。Willis环是重要的脑血流调节及侧支循环装置，在没有变异及先天发育不良的情况下，当构成Willis环的动脉发生重度狭窄或闭塞时，此环会发挥良好的侧支循环作用。但当大脑中动脉或大脑前动脉A2段闭塞时，由于其没有参与动脉环的构成，因此无法提供侧支通路。

第二节　经颅彩色多普勒超声

经颅彩色多普勒（transcranial color-code doppler，TCCD/TCCS）是利用低频探头，声束透过声窗（颞窗、枕窗、眼窗及颅骨缺损区域）显示脑实质及血管结构。

一、TCCD检查技术

（一）TCCD检查前的准备工作

患者准备：检查前无需特殊准备，安静状态即可。

体位：检查颈内动脉系统时通常采用仰卧位；椎-基底动脉系统时采用侧卧位、坐位或仰卧位。

仪器：TCCD通常采用中高档彩色超声设备，应用1～2.5MHz相控阵探头。

（二）检查方法

1. 声窗

（1）颞窗（颧弓上方外耳廓上缘根部）：检查大脑中动脉、大脑前动脉、大脑后动脉、颈内动脉终末段、前交通动脉、后交通动脉（如图2-2-1）。

（2）眼窗（闭合的眼睑上方）：检查眼动脉、颈内动脉虹吸部各段、大脑中动脉、大脑前动脉。

（3）枕窗（枕骨大孔）：检查椎动脉、小脑后下动脉、基底动脉。

（4）颌下窗：颈内动脉颅外段。

2. 血流频谱　血流频谱形态反映血液在血管内流动的状态，同时也反映血管阻力及脑血流灌注

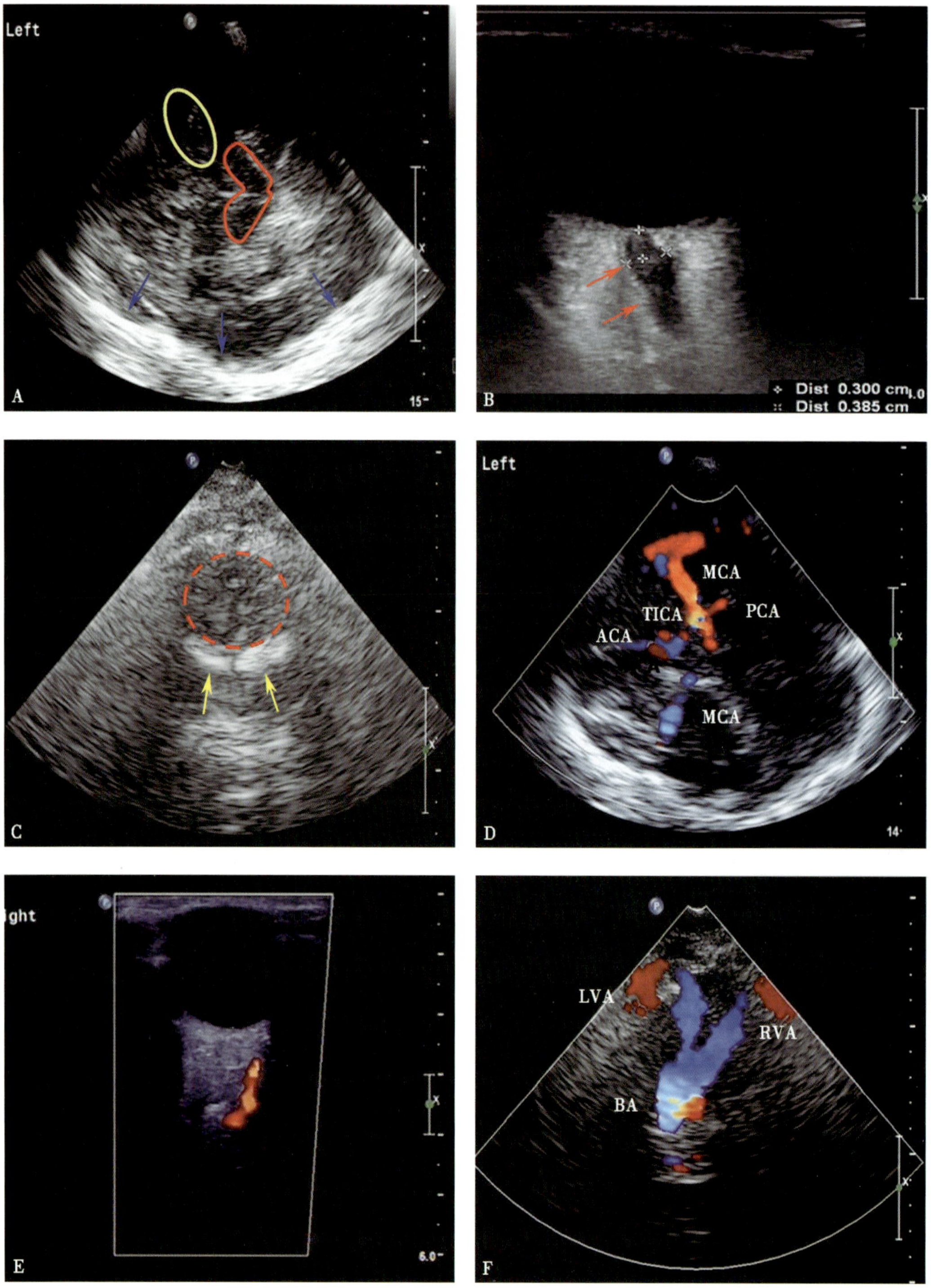

图 2-2-1 各声窗探及颅内二维结构及彩色血流信号

A. 经颞窗探查：蓝色箭头所示为对侧颅骨板，黄色区域为蝶骨翼，MCA 走行于此，红色区域为中脑，PCA 走行于其后上方；B. 经眼窗探查：红色箭头所示为视神经鞘暗区，眼动脉位于其侧方；C. 经枕窗探查：红色虚线区域为枕骨大孔，黄色箭头所示为斜坡，双侧椎动脉、基底动脉走行于此；D～F. 分别为相对应的经颞窗、眼窗及枕窗的 CDFI 血流信号，红色为朝向探头血流信号，蓝色为背离探头血流信号

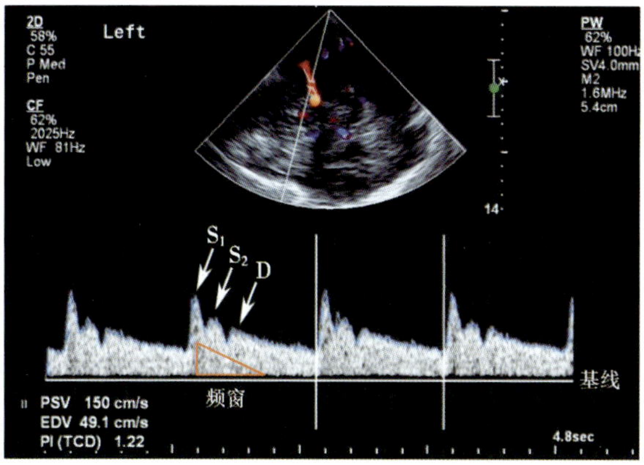

图 2-2-2　正常颅内动脉 TCCS 血流频谱

状态的高低，是判断颅内外动脉血流动力学正常与否的重要指标之一。正常脑动脉频谱形似直角三角形，占据一个心动周期，S1、S2 为收缩期的两个峰，且 S1 峰 > S2 峰，D 峰为舒张峰。血液在血管中流动呈规律的层流状态，即处于血管中央的红细胞流动速度最快，向周边逐渐减慢，因此，正常频谱外周呈明亮条带状，接近基线水平颜色略浅，形成类似直角三角形的“频窗”（图 2-2-2）。

3. 血流动力学参数　在 CDFI 基础上测量频谱多普勒，主要的血流动力学参数有收缩期峰值血流速度（peak systolic velocity，PSV 或 Vs）、舒张末期血流速度（end-diastolic velocity，EDV 或 Vd）、平均血流速度（mean velocity，Vm）、搏动指数（pulsatility index，PI）、阻力指数（resistive insex，RI）。TCCS 测量血流速度受入射角度影响较大，入射角度越小，测量的误差就越小，因此，检查颅内动脉时尽量选择一段（至少 1～1.5cm）相对平直的血管节段进行测量，且保证入射角度光标与管壁平行。经颅多普勒超声（TCD）入射角度 < 30°，常规检查中产生的误差较小，可忽略不计。

4. 血流方向　根据红细胞运动方向与探头之间关系确定，朝向探头流动的血流信号为正向，频谱位于基线上方；背离探头流动的血流信号为负向，频谱位于基线下方（如图 2-2-1D～F）。血流方向的部分逆转或全部逆转提示某些动脉存在重度狭窄或闭塞。

二、TCCD 对颅内动脉疾病的诊断

（一）颅内动脉瘤

1. 病理与临床　颅内动脉瘤是指颅内动脉管壁瘤样凸起，好发于组成大脑 Willis 环的各大动脉分支或分叉的隆突处。根据动脉瘤直径共分四型：小型动脉瘤 < 0.5cm；一般型动脉瘤≥0.5cm 及 < 1.5cm；大型动脉瘤≥1.5cm 及 < 2.5cm；巨大型动脉瘤≥2.5cm。临床表现有出血、占位效应、脑血管痉挛、癫痫、脑积水等。

2. 超声表现

灰阶及彩色血流：瘤体呈圆形或椭圆形突出于载瘤动脉，呈囊袋状无回声，部分大型或巨大型动脉瘤可见血栓形成，动脉瘤内完全或部分填充。彩色血流成像表现为红 - 蓝相间的涡流血流团，有附壁血栓形成时可见局部血流充盈缺损。颅内动脉瘤大小不等，单发或多发，形态有圆形、椭圆形、梭形或不规则形。TCCD 有助于显示直径 > 0.5cm 动脉瘤（图 2-2-3）。

频谱多普勒：典型的动脉瘤样频谱为瘤体内血流速度明显低于载瘤动脉血流速度，舒张末期流速

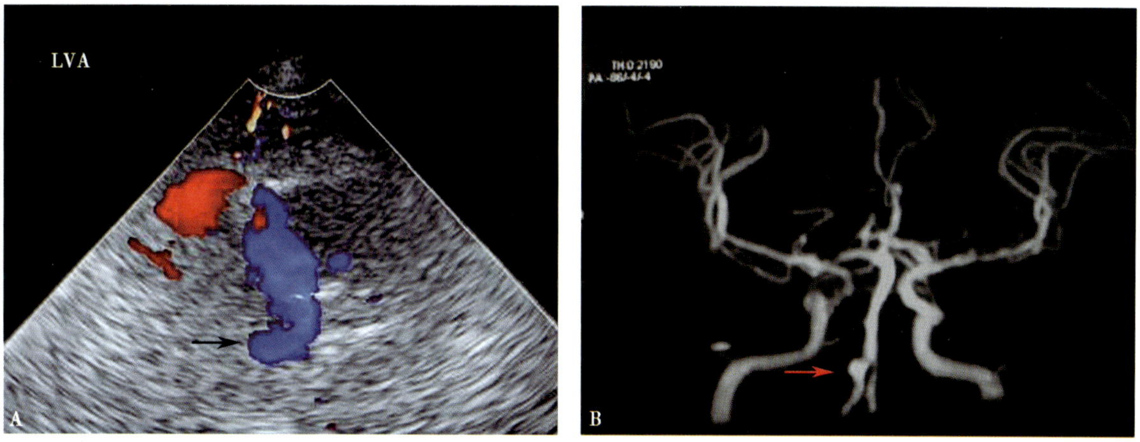

图 2-2-3　椎动脉动脉瘤超声及 MRA 成像

A. 左侧椎动脉超声成像，黑色箭头所示膨出管腔部分为椎动脉动脉瘤；B. 椎动脉动脉瘤 MRA 成像

极低，呈单向或双向频谱，同时可闻及血流自载瘤动脉进入扩张的瘤腔后撞击到瘤壁所产生的低钝的撞击样轰鸣音。动脉瘤未发生破裂时，载瘤动脉血流速度可正常或增高，当动脉瘤破裂引起蛛网膜下腔出血，导致血管痉挛时，载瘤动脉血流速度明显增高。

3. 鉴别诊断 颅内动静脉畸形的典型超声表现为五彩相间的畸形血管团，不同于颅内动脉瘤的红-蓝相间 CDFI 血流成像。

4. 临床价值 TCCD 的临床价值除了可以准确定位动脉瘤的大小、位置以及与周围大血管的关系，还对动脉瘤夹闭术或栓塞术起到保驾护航的作用，术中可以观察瘤腔内是否有残余血流、载瘤动脉是否通畅以及颅内各血管的血流参数变化，从而客观评价治疗效果以及有无脑血管痉挛发生。

（二）颅内动静脉畸形

1. 病理与临床 颅内动静脉畸形（arteriovenous malformation，AVM）是血管畸形中最为常见的类型，是胚胎时期脑血管发育异常所致的先天性疾病。主要病理学特点为颅内动脉和静脉之间缺乏毛细血管，继而发生短路，产生一系列脑血流动力学紊乱。形态学上由供血动脉、畸形血管团及引流静脉组成。AVM 最为常见的临床表现有头痛、脑出血及癫痫发作。

2. 超声表现

（1）血流速度：AVM 供血动脉血流速度异常升高，以舒张期血流速度增加为著；引流静脉血流速度增快，多普勒频谱呈类似动脉样波峰，波型圆钝。

（2）阻力指数：由于供血动脉的收缩期血流速度与舒张期血流速度呈非对称性升高，以舒张期血流速度升高为特点，因此虽然呈高流速但阻力指数低。

（3）超声表现：AVM 灰阶超声表现为回声不均的强回声，边界清晰，CDFI 呈五彩相间的血管团，形态不规则，边界清晰。供血动脉及引流静脉可以是一支或者多支，较正常动脉或静脉明显增粗，迂曲扩张，供血动脉彩色血流信号明亮，血流方向朝向畸形血管团。引流静脉血流方向背离畸形血管团（图 2-2-4）。

3. 鉴别诊断 动脉粥样硬化所致的血管狭窄通常仅有狭窄血管的高流速而不同时伴有阻力指数的减低及多条紊乱的血流信号。

4. 临床价值 TCCD 对于 AVM 的检查意义在于，无创客观评估 AVM 的供血动脉及引流静脉，术中定位畸形血管团，判断畸形血管团切除后残留情况，还可评价介入治疗或手术后血流动力改变。

（三）颅内动脉狭窄和闭塞

1. 病理与临床 动脉粥样硬化为颅内动脉狭窄或闭塞的主要原因，动脉粥样硬化性脑梗死发病机制复杂多样，主要为动脉粥样硬化穿支闭塞、动脉-动脉栓塞以及低血流动力学改变。自然病程具有进展性和多部位损害性等特点。

2. 超声表现

（1）大脑中动脉狭窄

1）CDFI 检测：MCA 轻度狭窄，局部彩色血流正常或略有彩色血流增强；中、重度狭处血流充盈不全，伴局部彩色血流信号明亮，狭窄以远管腔扩张，重度狭窄远端血流颜色暗（图 2-2-5）。

2）血流速度异常

轻度狭窄：动脉内径减小 50%。MCA 狭窄段峰值流速 140～170cm/s，平均流速 90～120cm/s。

中度狭窄：动脉内径减小 50%～69%。MCA 狭窄段峰值流速 170～200cm/s，平均流速 120～150cm/s。狭窄近段流速正常，远段流速相对减低，阻力指数值尚正常，血流频谱形态基本正常。

重度狭窄：动脉内径减小≥70%。狭窄近段及远端流速均减低，特别是狭窄远端大脑中动脉 M2 段流速明显下降，阻力指数明显减低，血流频谱形态异常，峰钝。

3）频谱形态及音频：轻度狭窄时频谱形态及音频基本正常；中、重度狭窄时收缩期出现涡流或湍流频谱，闻及粗糙的血流音频或血管杂音，异常音频呈条索状高强频谱信号分布于基线上下。

（2）大脑中动脉闭塞

1）急性闭塞：声窗穿透良好的情况下，MCA 主干无血流信号。

2）慢性闭塞：声窗穿透良好的情况下，MCA 主干无血流信号或探测到暗淡、断续的血流信号，病变侧 ACA 和（或）PCA 代偿性血流速度增快。

（3）椎、基底动脉狭窄、闭塞

1）基底动脉狭窄：同 MCA。

2）基底动脉闭塞：①急性闭塞：CDFI 示双侧椎动脉血流信号闪烁，频谱形态呈低流速高阻或舒张期血流信号消失，PI 值明显升高，双侧大脑后动脉（非胚胎型）血流速度及阻力指数均减低，若后交通动脉侧支开放，则可探测到来自前循环供血的大脑后动脉，此时开放侧大脑后动脉血流速度及频谱形态可正常。②慢性闭塞：若基底动脉节段性闭塞，建立了良好的侧支循环，CDFI 可探及侧支注入后的基底动脉，此时基底动脉、双侧大脑后动脉流速可正常，阻力指数相对减低，此时也可探测到

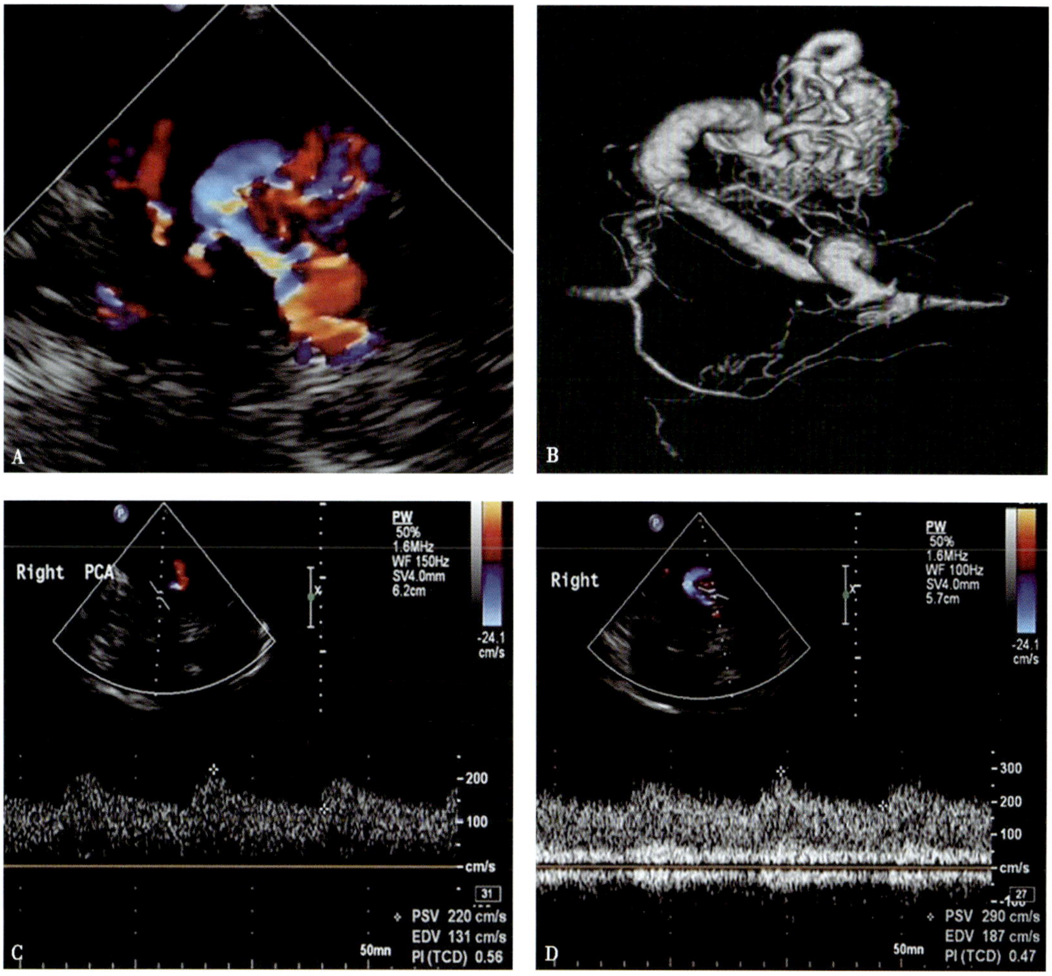

图 2-2-4 颅内动静脉畸形 TCCD 与 CTA 成像

A. TCCD 探测到颅内五彩相间的畸形血管团；B. 颅内动静脉畸形 CTA 成像；C. RPCA 为动静脉畸形的供血动脉，呈高流速低阻力改变；D. 畸形血管团内探及多条血流方向及血流速度不同的紊乱血流信号

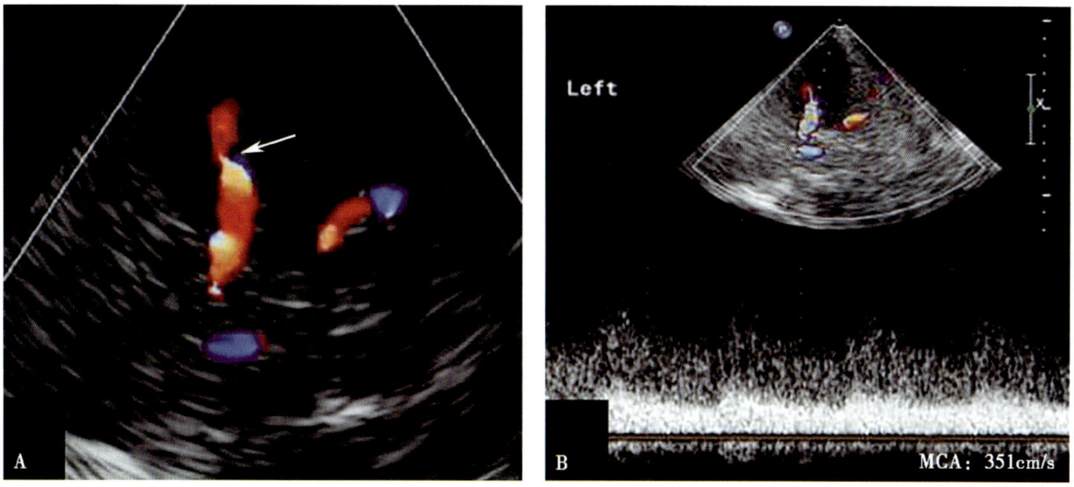

图 2-2-5 大脑中动脉狭窄 TCCD 检测

A. 白色箭头所示为 MCA 狭窄处血流充盈不全；B. 狭窄处血流速度增快

开放的后交通动脉。

3）椎动脉狭窄、闭塞：一侧或双侧椎动脉狭窄均可探测到狭窄处血流充盈不全，伴局部高流速。双侧椎动脉重度狭窄或闭塞，基底动脉及双侧大脑后动脉（非胚胎型）流速减低，阻力指数减低。

3. 鉴别诊断

（1）脑血管痉挛：广泛的颅内动脉血流速度升高，流速与疾病进程、原发病相关，常见于蛛网膜下腔出血继发的血流动力学改变。

（2）脑动静脉畸形：CDFI 可见五彩相间的畸形血管团，供血动脉血流速度升高同时伴阻力指数减低。

4. 临床价值 TCCD 广泛应用于脑卒中的筛查及随访，可以为临床提供颅内动脉的血流动力学信息，有助于药物及介入治疗疗效的评估。

（四）烟雾病

1. 病理与临床 烟雾病（moyamoya disease，MMD），又称自发性 Willis 环闭塞症，是一种慢性进行性闭塞性脑血管病，以双侧 TICA 和 MCA 或 ACA 近端狭窄或闭塞，伴颅底异常血管网形成为特点。病理学研究尚未发现受累血管出现动脉粥样硬化或炎性改变，这部分患者动脉狭窄可能是血管平滑肌细胞异常增生及血管腔内血栓化共同作用的结果。同时，受累动脉中膜通常较薄并伴有内弹性膜结构的异常，可能与半胱氨酸蛋白酶介导的凋亡作用有关。

不同年龄段 MMD 的发病类型亦不相同，儿童 MMD 以缺血型为主。年龄 >25 岁时，通常以出血型为主，但缺血型 MMD 发生率也维持在较高水平。MMD 有时可被误诊为动脉硬化性脑血管病。有超过 60% 的患者可出现头疼，机制尚不明确，可能与扩张的侧支循环血管刺激硬脊膜疼痛感受器有关，并以额部疼痛或偏头痛多见，女性发病多于男性。

2. 超声表现 TCCD 可以直视 Willis 环结构，典型 MMD 患者 TCCD 可见颅底动脉环失去正常解剖结构，MMD 异常血管的血流动力学改变有特征性表现（图 2-2-6）：

（1）willis 环完整性消失。

（2）一侧或双侧 TICA、ACA 及 MCA 起始部血流异常升高。

（3）MCA、ACA 主干走行异常或消失，单侧或双侧 MCA 血流方向逆转，色彩杂乱，明暗不均，彩色血流不连续，呈条索状或星点状。

（4）PCA 血流束增粗。

（5）颈外动脉代偿性流速增快。

3. 鉴别诊断 动脉硬化性血管狭窄或闭塞，以中老年人多见，往往有血液流变学的改变。充分结合临床的症状、体征，对不明原因的青壮年患者反复发生脑供血障碍应怀疑 MMD 的存在。

4. 临床价值 TCCD 对于 MMD 的临床价值在于能够直视颅底动脉环完整性，观察到颅底新生血管及脑膜支代偿情况，外科手术是目前治疗 MMD 的主要手段，无论是直接血管重建或是间接血管重建，TCCD 均可通过对新生血管的数量、流速、阻力指数以及桥血管吻合口流量的动态观察，成为无创性评估术后疗效的重要手段。

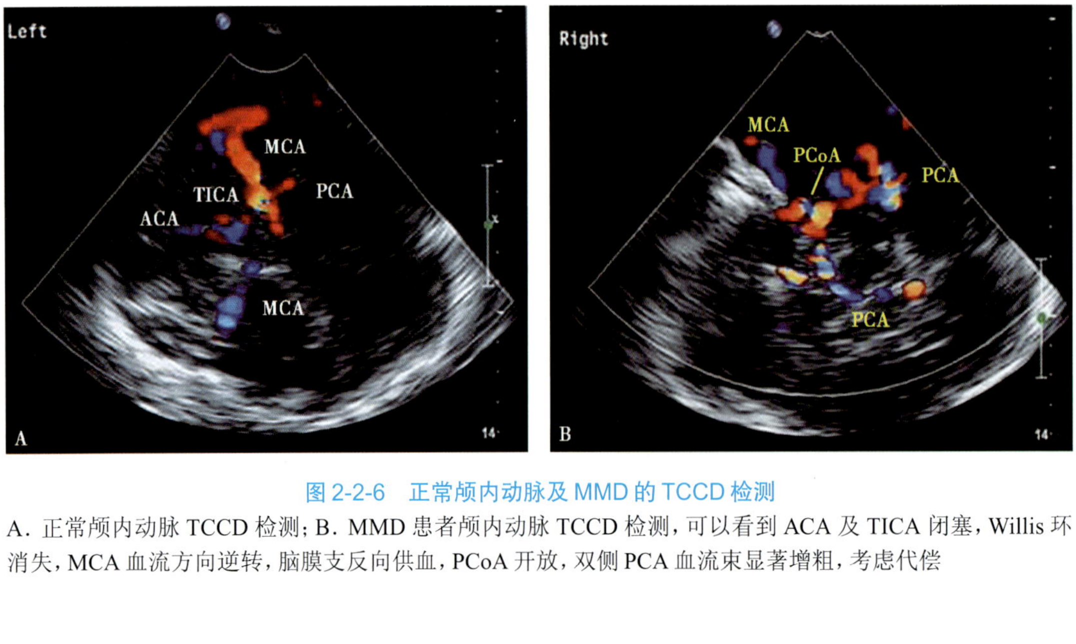

图 2-2-6 正常颅内动脉及 MMD 的 TCCD 检测

A. 正常颅内动脉 TCCD 检测；B. MMD 患者颅内动脉 TCCD 检测，可以看到 ACA 及 TICA 闭塞，Willis 环消失，MCA 血流方向逆转，脑膜支反向供血，PCoA 开放，双侧 PCA 血流束显著增粗，考虑代偿

（五）颅内血肿

1. 病理与临床　颅内血肿是指颅脑损伤后脑实质内出血形成的血肿。浅表的颅内血肿多由挫裂的皮质血管破裂所致，常与硬膜下血肿同时存在。深部颅内血肿常由脑深部血管破裂所致，脑表面可无明显挫裂伤。临床表现主要依据血肿的部位和出血量，血肿量大可引起颅内压升高，若血肿累及重要功能区，可出现偏瘫、失语等。

2. 超声表现　颅内血肿多表现为较均匀的强回声，边界多清晰，形态规则或不规则，CDFI 不能探及血流信号。若血肿破入脑室，表现为脑室扩大，无回声的脑脊液区表现为不规则强回声团（ER2-2-1）。

ER2-2-1　颅内血肿超声及 CT 成像

3. 鉴别诊断　应与脑挫裂伤、硬膜外血肿及硬膜下血肿相鉴别，常规超声受颅骨透声影响，有时需借助超声造影或术中去骨瓣观察。脑挫裂伤伴颅内血肿时，颅内血肿强回声有时可能掩盖脑挫裂伤的不均匀回声，使其难与单纯颅内血肿鉴别；硬膜外血肿表现为近颅骨内板边缘的梭形强回声，边界清晰，形态多固定；硬膜下血肿为弧形或新月形，回声强度与出血量、局部出血被脑脊液稀释程度密切相关，出血量少回声偏低，出血量多回声强。

4. 临床价值　术中超声有助于准确定位脑损伤后原发性及继发性损伤灶的部位、大小、深度、与周围大血管位置关系及受压情况，实时动态观察病情变化。

（六）颈动脉 - 海绵窦瘘与硬脑膜海绵窦瘘

1. 病理与临床　颈动脉 - 海绵窦瘘（carotid-cavernous sinus fistula，CCF），按病因学分为外伤性、自发性及先天性。根据血流动力学又分为高流瘘（CCF）和低流瘘（DCF）。高流瘘临床症状重，患者常因头部外伤导致动脉颈内动脉破裂处与海绵窦沟通，引起急性而严重的眶静脉系统扩张。临床可见搏动性眼球突出，在眶前区可闻及与心跳同步的杂音。低流瘘是动脉血经颈内动脉发出的脑膜支或颈外动脉的小分支直接或间接与海绵窦沟通，又称硬脑膜海绵窦瘘，为自发性疾病，或在先天基础上发生，无明显外伤史，一般发病隐匿，症状轻。

2. 超声表现　CDFI 显示眼上静脉扩张，频谱动脉化（ER2-2-2）。

ER2-2-2　颈动脉海绵窦瘘 TCCD 检测

3. 鉴别诊断　CCF 眼上静脉与心跳同步搏动；DCF 眼上静脉搏动弱，有时可自发关闭。

4. 临床价值　TCCD 通过对血流参数可以有助于区分 CCF 和 DCF，并可用于疗效的随访。

（七）颞动脉超声检测

1. 颞动脉炎

（1）临床与病理：颞动脉炎，又称巨细胞动脉炎，是原因不明的系统性动脉炎，病理改变以节段性大血管内层弹性蛋白为中心的坏死性全层动脉炎，主要侵犯主动脉弓发出的大动脉，引起受累血管炎症、狭窄及相应器官供血不足，其中颞动脉受累最为常见，表现为颞部头痛、间歇性下颌运动障碍和失明。多发生于 50 岁以上老年人。

（2）超声表现：颞动脉炎超声表现为颞浅动脉内膜增厚，管径迂曲（ER2-2-3）。

ER2-2-3　正常及颞浅动脉炎超声成像

（3）临床价值：通过颞动脉超声表现，明确颞动脉炎诊断，此外颞动脉超声造影有助于判断炎症的活动期。

2. 烟雾病颅内外血管搭桥

（1）临床与病理：烟雾病又称自发性颅底动脉环闭塞症，为病因尚不明确的双侧颈内动脉末端或其主要分支进行性狭窄或闭塞导致的以脑底异常血管网形成为特征的慢性脑血管闭塞性疾病。主要临床表现为脑缺血，以及代偿血管扩张引起的脑出血。目前显微外科采用颅内外血管搭桥手术，通过外科手术的方法将颅外血管与颅内血管建立连接，改善颅内供血，建立侧支循环以达到治疗烟雾病的目的，主要采用颞浅动脉 - 大脑中动脉直接吻合法和脑 - 硬脑膜 - 动脉贴敷术或两者联合应用。

（2）超声表现：颞浅动脉为颈外动脉的分支，采用高频线阵超声探头，在耳廓前方找到颞浅动脉起始处，尽可能连续全面地显示起始段长轴切面，明确颞浅动脉管径及血流动力学参数。超声可以直接观察到颞浅动脉术前和术后的变化：术后术侧的颞浅动脉 PSV、EDV 较前明显增加，RI、PI 较前显著降低，频谱形态由术前的高阻力变为低阻力，说明颞浅动脉 - 大脑中动脉吻合术后，颞浅动脉的功能已经由术前向颅外供血转为向颅内供血，提示血管吻合的通畅性。结合 TCCD 可以观察到颞浅动脉与大脑中动脉吻合口，可获得通畅性及流量信息。ER2-2-4、ER2-2-5 为颞浅动脉 - 大脑中动脉搭桥术后 CTA 成像。

ER2-2-4

ER2-2-4　正常侧颞浅动脉及搭桥术后颞浅动脉超声成像

ER2-2-5

ER2-2-5　颞浅动脉搭桥术后 CTA 成像

术后颞浅动脉血流动力学参数可评价颞浅动脉向大脑中动脉分流程度，术后颞浅动脉向大脑中动脉分流量较大时，颞浅动脉 PSV、EDV 显著增加，RI 显著降低；颞浅动脉向大脑中动脉分流量较小时颞浅动脉 PSV、EDV 相对较低，RI 相对较高。

（3）临床价值：超声观察颞浅动脉管径、血流动力学参数及吻合口流量在颅内外血管搭桥术术前及术后疗效评估中起着不可或缺的作用。

（八）视神经鞘评估高颅压

1. 临床与病理 颅内压（intracranial pressure，ICP）是指颅腔内容物对颅腔内壁的压力，颅腔内有三种内容物，包括脑组织、脑脊液和血液。正常 ICP 的维持依赖于正常颅内容物体积的相互代偿，以上三种内容物中任何部分的容积增加，若超过了一定的限度，破坏了代偿机制就可导致 ICP 增高，ICP 增高是临床常见的急重症，是导致很多颅内疾病病情恶化、预后不良的常见原因。引起 ICP 增高的常见病因有颅脑损伤、颅内占位性病变、颅内炎症、脑血管疾病、先天性异常等。ICP 增高可使脑血液循环障碍，静脉回流受阻，导致脑组织受压、移位，严重者发生脑疝，继发脑干损伤，导致死亡。

有创性 ICP 监测是诊断 ICP 增高最客观的方法，包括使用脑室内压力测定、脑实质内压力测定、硬脑膜下压力测定、硬脑膜外压力测定，其中脑室内压力测定是诊断 ICP 增高的金标准，可以精确地反映 ICP 变化情况。然而上述有创性监测容易并发颅内感染、出血、脑组织损伤和脑脊液漏等。无创 ICP 监测技术发展迅速，通过视网膜、耳鼓膜、脑电图、诱发电位、经颅多普勒超声和生物电阻抗技术均可间接了解 ICP。CT、MRI 通过脑沟脑回裂隙变化、脑室大小变化、中线结构移位变化以及脑疝形成等来间接了解 ICP。虽然无创性 ICP 监测技术避免了许多风险，但监测的精确和量化问题仍未得到满意解决。超声检查可以通过检测视神经鞘直径（optic nerve sheath diameter，ONSD）来评估 ICP 增高，还可以动态观察颅内压变化及治疗效果。

2. 超声表现 二维超声扫描方向分为横断面和矢状面。横断面扫查时，将探头水平方向置于患者闭合的眼睑之上；矢状面扫查时，将探头垂直方向置于患者闭合的眼睑之上。调整增益的设置使视神经及其周围组织显示更加清晰。视神经在超声表现为球后脂肪囊内低回声的管状结构（ER2-2-6）。

ER2-2-6

ER2-2-6　二维眼部超声成像

3. 临床价值 超声测量 ONSD 可以无创、快速、有效地评估 ICP 增高，可作为可疑 ICP 增高的首选筛查技术。

第三节　经颅多普勒

自 1982 年挪威学者 Rune Aaslid 等将经颅多普勒（transcranial Doppler，TCD）应用于临床至今，TCD 得到了突飞猛进的发展。它不仅能诊断各种颅内外血管的狭窄和闭塞类病变，还可以判断侧支循环的开放情况，监测脑血流中的微栓子，评估脑死亡和颅内压增高，监测蛛网膜下腔出血后脑血管痉挛，评估脑血流自动调节功能，为颈动脉内膜剥脱术围手术期提供指导意义等。

一、检查方法

（一）TCD 仪器

TCD 利用多普勒原理检测颅内外动脉血流频谱，因此只有频谱，而探测不到颅内血管的解剖结构（图 2-3-1）。与其他多普勒超声仪器相比，TCD 仪器的带宽较窄，取样容积较大，定位性差。TCD 探头包括很多种，如监护探头、常规 2MHz 探头或 1.6MHz、4MHz 探头，以及 8MHz 与 16MHz 探头（图 2-3-2）。头架主要用于术中监测、微栓子监测、血流调节功能检测等。

（二）声窗

颅骨的超声穿透性对 TCD 的探查影响很大。超声束需要穿透颅骨声窗才能探查颅内动脉。观察颅内动脉的声窗主要有 4 个：颞窗、眼窗、枕窗和颌下窗（ER2-3-1）。

1. 颞窗 颞窗位于颧弓上方眼眶外缘与耳翼之间的区域。通常将探头置于颞部颧弓上方，紧贴耳屏，在耳屏前上方，为最佳检查部位，为第一声窗或称中颞窗。后颞窗位于第一声窗后上方，第一声窗前方为前颞窗。通常采用中颞窗检查，如果此处探测不到血管，再在后颞窗或前颞窗寻找。

ER2-3-1 超声检测声窗和检测的血管

颞窗通常用来探查大脑中动脉（middle cerebral artery，MCA）、大脑前动脉（anterior cerebral artery，ACA）、大脑后动脉（posterior cerebral artery，PCA）、颈内动脉终末段（terminal internal carotid artery，TICA）的血流信号，也包括前交通动脉（anterior communicating artery，ACOA）和后交通动脉（posterior communicating artery，PCOA）。MCA 朝向探头，ACA 背离探头，TICA 朝向探头，PCA 包括朝向探头的

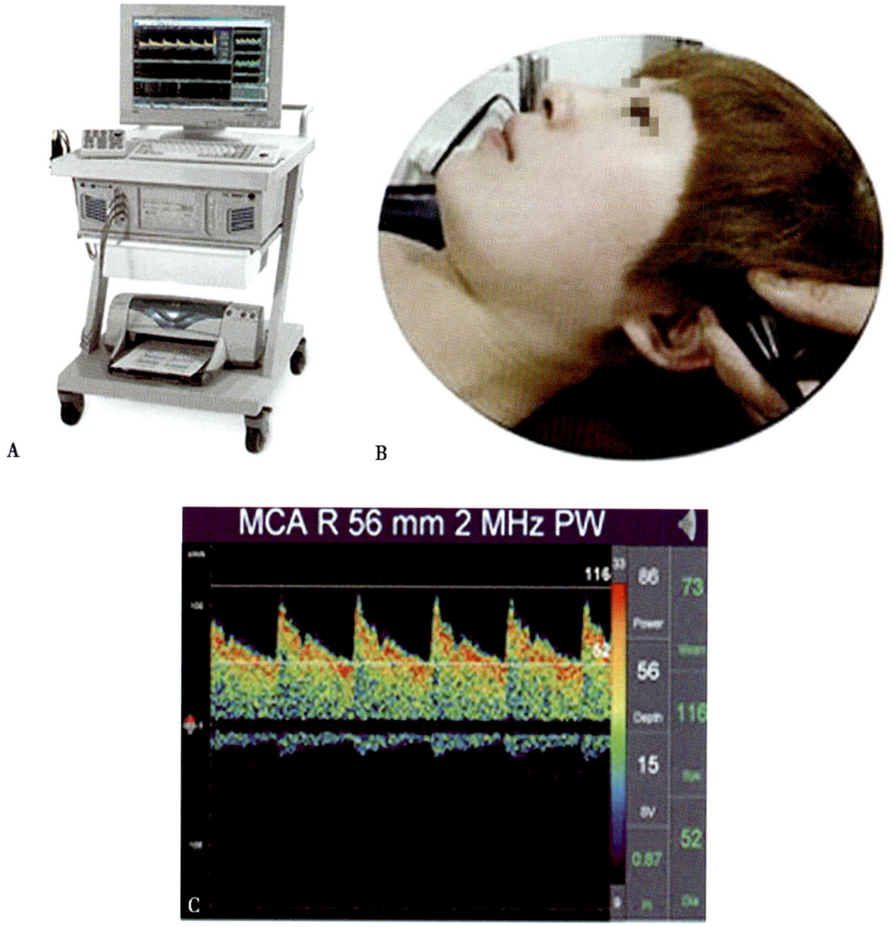

图 2-3-1 TCD 的设备、探头和频谱

A. TCD 设备；B. 检查声窗（颞窗）；C. TCD 检测的频谱

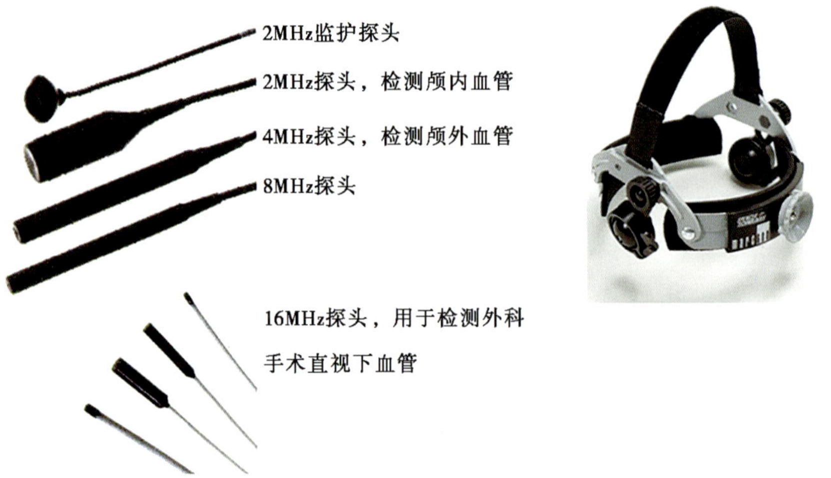

图 2-3-2　TCD 常用探头和头架

P1 段或 P2 段以及背离探头的 P2 段（图 2-3-3A）。

2. 眼窗　探查眼窗时嘱患者闭眼，探头置于眼睑上，偏向内侧。眼窗用于检查眼动脉（ophthalmic artery，OA）和颈内动脉虹吸段（siphon carotid artery，SCA）（图 2-3-3B）。当颞窗穿透不良时，可通过眼窗探测到对侧 ACA、MCA。注意，为避免损伤眼睛屈光晶体，功率需减至最小 17mW。

3. 枕窗和枕旁窗　患者侧卧，枕窗位于颈后部正中，探头对准鼻梁。枕旁窗位于颈后部正中侧方大约 2.54mm（约两横指）处，探头对准鼻梁或轻轻偏向对侧眼睛。枕窗和枕旁窗是通过枕骨大孔来观察椎动脉（vertebral artery，VA）和基底动脉（basilar artery）（图 2-3-3C）。

4. 颌下窗　患者仰卧位，头部居中，颌下窗位于下颌侧下方，胸锁乳突肌前正中部，探头向上并略偏向中线。对于蛛网膜下腔出血的患者，通常会使用颌下窗测量颈内动脉远端入颅前（40～60mm）的血流速度，计算 V_{MCA}/V_{ICA} 比值或 Lindegaard 指数（图 2-3-3D）。

5. 额窗　额骨声窗是个潜在声窗，位于眉弓上方，可以用来检测 ACA 的 A1、A2，在怀疑 ACA 血管狭窄、血管炎、血管痉挛时可用。但额骨透声率低，而且尚未与 DSA 做对比验证。

（三）常规 TCD 检查方法

一般情况下，先从颞窗开始探查。受试者平卧位，检查者坐在患者头顶后方。设置检查深度为 50mm（50mm 左右的深度是 MCA M1 段中点）。探头放置在颞窗，然后稍稍向上、向前调整角度。寻找朝向探头的血流信号，很可能就是 MCA。正常的 MCA 波形为低阻力频谱，与 ICA 相似。降低深度，连续观察至 M1 段远端。通常需要稍微调整一下探头的角度。在 30～40mm 处记录远端 MCA 最高血流速度信号。如果发现双向信号，需记录每个方向的血流。由浅至深继续追踪 MCA 至较深位置（60～70mm），血流方向发生变化，此时背离探头的血流信号是 ACA 的 A1 段，探查 ACA A1 段远端全长，通常到 70～75mm 深度。返回到 60～70mm ICA 分叉处，在此深度可探查到朝向探头的血流信号，一般为 TICA。随后，缓慢将探头向后转动 10～30° 寻找 PCA。通常 ICA 分叉处与 PCA 之间有一段无信号区。在 55～75mm 范围可找到朝向探头（P1/ 近端 P2）及远离探头（远端 P2）的 PCA 信号。

探查眼窗时，嘱受试者双眼闭合。功率减至最小（17mW）或 10%。设定检查深度为 50mm 左右，把探头放置在眼睑上方稍稍向内成角。记录 OA 信号（深度范围 40～50mm）。增加深度寻找 SCA 血流信号。在 60～65mm 记录双向信号或最高血流速度信号（C3 或虹吸部）。眼窗信号强时 C2～C4 段可能分别显示。

枕窗探查时，受试者平卧位或坐位。功率调回至最大，将探头放置在枕窗，设定深度为 75mm（即双侧 VA 末段和 BA 近段的位置）。在 80mm 左右深度记录近端 BA 血流信号。沿着 BA 探查至 90mm 深度（BA 中段）。在颈后轻轻地推动探头尾部便可探查到 BA 中段和远段。朝向探头的低阻力血流来自小脑动脉。沿着远端 BA 探查至 100～105mm 深度。沿着 BA 主干返回，检查深度降低至 80mm 并再次确定之前的检查所见。将探头放置在枕旁窗自深度 75mm 处末段 VA 主干探查 VA 颅

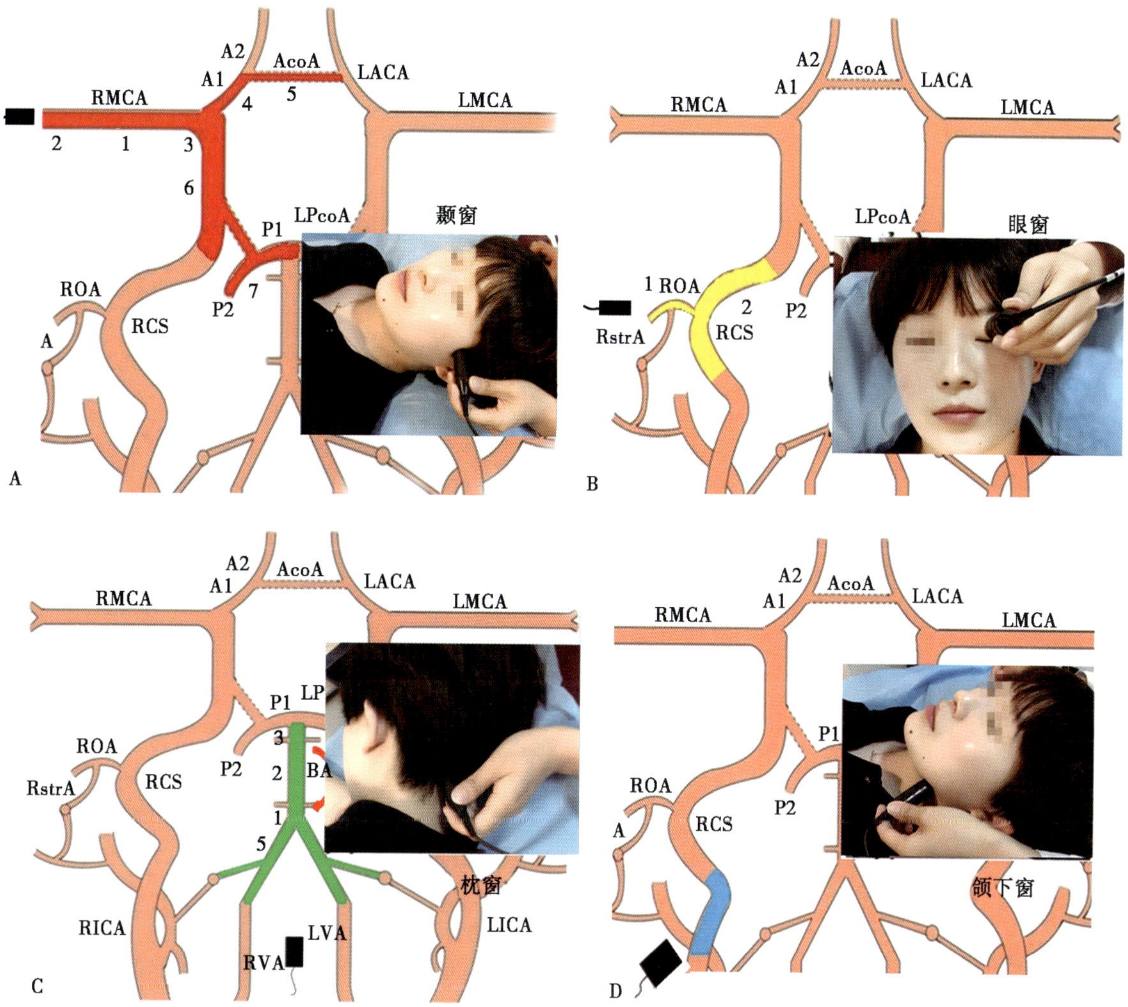

图 2-3-3　超声检测声窗位置和检测血管

A. 颞窗检查位置和能检测的血管（红色）；B. 眼窗检查位置和能检测的血管（黄色）；C. 枕窗检查位置和能检测的血管（绿色）；D. 颌下窗检查位置和能检测的血管（蓝色）

内段至 40mm 处，记录 60mm 处的 VA 血流信号，或 VA 血流速度最高处的频谱。将探头放置另一侧枕旁窗，重复上述检查步骤，探查另一侧 VA。

二、TCD 常用试验的方法、意义和注意事项

在常规 TCD 检查中，一些辅助试验可以协助 TCD 对血管疾病的诊断，比如确认血管、判断是否存在狭窄、评估侧支循环的开放情况等（ER2-3-2）。

ER2-3-2　TCD 常用试验的方法和相应动脉频谱表现

（一）颈总动脉压迫试验

意义：确认探及的血流信号是哪条血管；判断 ACoA、PCoA 是否存在以及是否开放；为颈动脉内膜剥脱术术中是否做转流提供重要参考信息。

方法：正常情况下，压迫颈总动脉约 1～2 秒，同侧的 MCA 和 ACA 血流速度会下降，放松后，血流明显升高。PCA 的血流变化比较复杂，可以升高、不变或下降（胚胎型 PCA）。

注意事项：压迫的是 CCA，不可压迫颈动脉球部；向后外方压在横突上，不要向内挤压气管；动作要轻柔，不要用力按压；持续时间通常为 1～2 秒，点到为止；新鲜血栓、支架术后等患者应禁忌压颈；对于年龄大，有危险因素的患者，建议先做颈动脉彩超，压颈时避开斑块位置；压颈同时注意有无栓子信号。

（二）对光试验

意义：确认 PCA，尤其对胚胎型 PCA（由 ICA 供血的 PCA）的鉴别很有帮助。

方法：PCA 与视觉中枢供血有关，所以当强光照射瞳孔，引起视觉中枢兴奋时，会出现 PCA 血流加快的改变。当移走强光，嘱患者闭眼后，PCA 血流速度会下降。

（三）颞浅动脉及面动脉压迫试验

意义：在 ICA 颅外段严重狭窄或闭塞后，判断 ECA-ICA 侧支是否开放。

方法：在内眦部探及滑车上动脉（superior trochlear artery，StrA）血流信号后，用拇指压迫耳前的颌内动脉和（或）颞浅动脉，中指和（或）无名指压迫面动脉。正常情况下，StrA 血流速度增快或不变，如果 StrA 血流速度下降，则说明该 StrA 由颈外动脉供血，提示颈内动脉在发出眼动脉之前存在严重狭窄或闭塞，ECA-ICA 侧支开放。

（四）束臂试验

意义：常规 TCD 检查疑诊锁骨下动脉狭窄伴 SubA 盗血综合征时，确定盗血现象是否存在及确定盗血通路。

方法：测量患侧和健侧血压后，将袖带绑在患臂上，同时将压力增加到超过收缩压的 20～30mmHg，关闭血压计阀门，维持在该水平，同时嘱患者反复握拳和松开，约 2 分钟后迅速打开阀门或松开止血带。手持 TCD 探头维持在需要被监测的血管一定时间，放慢扫描速度，在松开止血带的同时观察血流速度和方向的变化，并储存。

第四节 超声技术在颅脑血管疾病诊断与鉴别诊断中的应用

一、超声造影在颅脑血管疾病诊断与鉴别诊断中的应用

近年来，超声造影剂及其成像技术迅速发展并广泛应用于临床。由于超声造影剂为纯血池造影剂，在颅脑血管疾病方面，超声造影剂能增强脑血管的显像，进一步明确病变位置、脑血管灌注情况及血流动力学信息等，成为颅脑血管性疾病超声诊断及鉴别诊断的重要方法。

超声造影剂原理在于超声造影剂为纯血池造影剂，微气泡直径小于红细胞大小，使后散射作用增强，能明显提高超声诊断的分辨率，将穿过颅骨后的超声回声强度提高 30dB 左右，从而增强多普勒信号，弥补了颅骨声窗透声差所致的声衰减，诊断敏感性大大增加。

超声造影剂经静脉注射可通过肺循环达到颅内血管，可经颅彩色多普勒超声成像与超声造影技术相结合（CE-TCCD），弥补了单纯应用 TCCD 的不足，可以提高超声对小血管和深部血管的显示能力，使颅内血管显示得更加清晰，提高了颅内血管性疾病的检出率及准确性，如颅内动静脉畸形（AVM）、动脉瘤、海绵状血管瘤等的显示率，并提供更多的血流动力学信息。近年来对脑卒中患者的研究显示，常规 TCCD 对大脑基底动脉的显示率仅为 55%。而超声造影能对 90% 的急性脑卒中患者进行可靠的诊断。同时在评价脑组织微循环灌注方面及脑血肿等方面也有积极的作用。

1. 经颅超声造影在颅内动静脉畸形诊断中的应用 首都医科大学附属北京天坛医院超声科对 15 例颅内动静脉畸形患者行 CE-TCCD 检查，结果显示，造影后颅内动静脉畸形边界更为清晰，大小较造影前明显增大，且与 DSA 检查结果一致，其供血动脉和引流静脉的显示率亦明显增加。Beckery 应用 TCCD 观察 8 例 AVM 患者，造影后彩色多普勒可显示 AVM 内部双相低速湍流频谱及流入血管内的高速血流，可对 AVM 的大小及位置做出准确的判断，并增加其检出率。Schreiber 等通过观察超声造影剂在颈动脉及颈静脉出现的时间来计算脑血液循环时间，并应用此方法对 64 例健康志愿者和 9 例经 DSA 诊断的 AVM 患者进行评价，结果发现，AVM 患者组的脑血液循环时间显著低于对照组。因此，应用超声造影剂测定患者脑血液循环时间有望成为 AVM 的诊断指标之一。

2. 经颅超声造影在诊断动脉瘤中的应用及海绵状血管瘤 较大的动脉瘤彩色及频谱多普勒具有典型特征，仅应用 TCCD 技术可做出诊断。但是对于中小型动脉瘤患者，动脉瘤形态学及血流动力学改变均不明显，单纯应用 TCCD 技术难以明确诊断，尤其是对于颞窗透声较差的患者。刘禧等对 10 例 TCCD 显影不清的临床疑诊动脉瘤患者行超声造影检查，9 例患者均显示为典型的“囊袋状”突起，与 DSA 诊断的符合率为 90%。Griewing 研究发现经造影增强后通过能量多普勒较单纯应用能量多普勒测得的动脉瘤大小与血管造影具有更高的一致性。

3. 经颅超声造影在诊断海绵状血管瘤中的应用 海绵状血管瘤是由众多结构异常的薄壁血管窦聚集构成的团状病灶，因其内血流缓慢，常规 TCCD

多难以探测到血流信号，给诊断带来困难，而经颅超声造影检查可弥补 TCCD 的不足。Bgdahn 应用 TCCD 检测 10 例海绵状血管瘤患者，所有患者均经 MRI 检查证实，超声造影前病变呈明显低回声，未探及血流信号，造影后病变呈明显高回声，并应用频谱多普勒探查到低速血流。故认为 TCCD 结合超声造影技术对海绵状血管瘤的术前诊断、术中监测及术后随访有重要意义。

4. 超声造影在显示颅底大血管及诊断颅内血管狭窄和闭塞中的应用 TCCD 可以快速识别 Willis 环和椎 - 基底动脉系统的大血管。但是，当血管管径较小，流速缓慢，并且血流方向与超声波声束方向的角度受到限制时，TCCD 探测颅内血管的敏感性显著减低。而超声造影剂的应用明显提高了颅内血管的显示率，注射超声造影剂后，经颅彩色多普勒超声可以清晰显示颅内血管，探测低速血流，更准确地评价血管通畅、狭窄或闭塞。

对于年长而颞骨较厚的患者，经颞骨窗扫查可因信噪比低而影响结果。然而超声造影可以克服大多数患者的这一限制因素。一项多中心的研究显示，113 例声窗条件较差的患者，注射超声造影剂六氟化硫微泡后，8 例患者经枕窗探查椎 - 基底动脉显示清晰，105 例患者经颞窗探查前循环或后循环的大血管显示清晰。

颅脑超声造影的靶向微泡技术不仅提高了超声诊断的准确性，对超声在颅脑疾病治疗中的应用亦提供了广阔的发展前景。

二、三维超声在颅脑血管疾病诊断与鉴别诊断中的应用

三维超声成像技术与传统二维超声成像相比，具有明显的优势。首先三维超声成像技术能直接显示脏器的三维解剖结构；其次还可对三维成像的结果进行重新断层分层，能从传统成像方式无法实现的角度进行观察；再者还可对生理参数进行精确测量，对病变位置精确定位。因此，近几年来三维超声成像已经成为医学成像领域备受关注的方面。

目前三维超声应用于颅脑血管方面主要集中在胎儿脑血管疾病中，成人颅脑血管中的应用较少。近年来研究证明，三维术中超声对所获得的动脉瘤的各项测量数据有较高的准确性。三维超声能够能清晰立体显示大脑中动脉、大脑前动脉、大脑后动脉及交通支构成的 Willis 环，提供更精确的测量数据及诊断。三维超声的最大缺点是分辨率比二维超声低，尤其是重建的 z 平面或表面成像。分辨率低就可能丢失一些细微结构的信息，出现漏诊、测量差错等现象。脱离二维超声的三维超声假阳性或假阴性率高。

三、术中超声在颅脑血管疾病诊断与鉴别诊断中的应用

目前公认对颅内血管性疾病手术有帮助的影像引导技术包括术中脑血管造影、神经导航、术中磁共振功能成像及术中超声。术中灰阶超声可显示动静脉畸形、动脉瘤、海绵状血管瘤等血管性疾病病灶的位置、大小、形态，术中彩色多普勒超声可明确畸形血管团的边界，显示病变血管及其周围正常血管的走行、方向以及位置关系，频谱多普勒超声可实时探测血流流速，评价病变血管与正常血管的血流动力学特征，术中超声因其具有高分辨率、图像清晰、实时显示、操作方便等优点，在颅内血管性疾病的手术治疗中已成为指导手术、协助手术治疗不可缺少的工具。

1. 颅内动静脉畸形 术中灰阶超声图像表现为回声不均匀的强回声区，边界欠清晰，相邻脑组织回声稍增强。内动脉和静脉可呈瘤样扩张，灰阶超声显示为圆形或囊袋状无回声区，CDFI 表现为五彩镶嵌的血管团，形态不规则，边界清晰。其供血动脉较正常动脉明显增粗，走行迂曲，彩色血流信号明亮，流速增加，血流方向指向畸形血管团，多普勒频谱呈高速低阻型，收缩期与舒张期流速均增高，以舒张期增高明显，峰值流速 70～315cm/s，频带增宽，频窗消失，阻力指数（RI）明显减低，为 0.23～0.42，平均 0.34±0.06；引流静脉粗大，流速增加，血流方向离开畸形血管团，频谱呈动脉样，波型圆钝。根据动静脉畸形声像图表现可将其分为完全型和部分型，病变完全为彩色镶嵌血管团占据者为完全型；只有病变中心或边缘为彩色镶嵌血管团占据，其余表现为低回声或强回声者考虑有出血或胶质增生，为部分型。动静脉畸形合并出血时因出血时间不同，其超声表现亦不同，急性出血表现为强回声，慢性出血多表现为低回声；畸形血管团周围因局部脑组织缺血所形成的胶质增生带超声表现为较为均匀的强回声带，须与出血鉴别。

普通术中超声在定位瘤体，区分异常与正常血管上为手术提供了方便，但是，在判断供血动脉、引流静脉走行及位置时仍然存在一定局限性，尤其当供血动脉数量较多，位置较深或走行迂曲时。此外，畸形血管团中的引流静脉频谱常发生动脉化改变，应用频谱多普勒超声有时难以鉴别动脉和静脉。

超声造影剂能够作为一种血流示踪剂随血液分布全身，结合超声谐波成像技术，可在术中实时了解动静脉畸形的血供模式。动静脉畸形术中超声造影显像表现为造影剂沿动脉 - 畸形血管团 - 静脉的顺序充盈，从而分辨出供血动脉与引流静脉。根据畸形血管团大小及供血动脉来源不同，其供血动脉显影时间不同，约为 10～24 秒，随后，畸形血管团迅速显影，表现为显著的高增强，2～5 秒后引流静脉显影。术中超声在动静脉畸形切除术中的应用价值主要包括以下几个方面：

（1）确定畸形血管团位置、大小，明确边界。

（2）正确识别动静脉并显示供血动脉、引流静脉的位置、走行，是灰阶术中超声扫查的重要补充。

（3）了解畸形血管团手术切除情况。

（4）动静脉畸形切除术后判断残腔有无隐性出血。

2. 术中超声在海绵状血管瘤中的应用 海绵状血管瘤术中超声显示为强回声，边界清晰，内部回声不均匀，中心呈蜂窝样改变，部分内见强回声钙化斑，后方伴声影，海绵状血管瘤合并慢性出血时可见不规则低回声区。由于血管窦内血流极为缓慢，肿瘤内部多探测不到血流信号，部分肿瘤周边可见条状血流信号。

术中超声在海绵状血管瘤中的应用价值主要表现在以下几个方面：

（1）定位瘤体、引导手术入路。

（2）显示肿瘤周围血管，根据超声探查结果及时调整手术计划，可避免术中误伤正常血管。

（3）显示静脉畸形：少数海绵状血管瘤合并小静脉畸形，术中应用彩色多普勒超声可及时发现并在超声引导下完整切除。

（4）评价肿瘤切除情况。

3. 术中超声在颅内动脉瘤中的应用 颅内动脉瘤灰阶超声表现为载瘤动脉局限性扩张，呈圆形或囊袋状无回声，病变局部管壁与周围正常管壁连续完整，如瘤腔内有血栓形成时，可见低 - 强回声充填部分或全部管腔；CDFI 表现为瘤体内呈红蓝相间的涡流或湍流，瘤体内血栓形成时，可见彩色血流充盈缺损或消失，彩色血流变细，形态不规则；动脉瘤的频谱形态与瘤体大小密切相关，小的动脉瘤频谱形态接近正常，大的动脉瘤频谱常呈毛刺样改变，血流双向，频带增宽。对于大型和巨型动脉瘤术中超声可准确定位，清晰显示动脉瘤内有无血栓及血栓与残余管腔的位置关系。术中超声亦可显示动脉瘤、载瘤动脉与周围大血管的位置关系，并在夹闭动脉瘤后行超声探查，探测有无残余动脉瘤；彩色及频谱多普勒超声可根据有无彩色血流变细，有无异常高速血流，判断动脉瘤夹闭后有无载瘤动脉狭窄，从而提示术者及时调整动脉瘤夹的位置。

小型动脉瘤术中超声多显示困难，术中超声造影可清晰显示颅内血管走行及分支，在颅内动静脉畸形术中的应用价值已得到部分学者的肯定，术中超声造影能否提高小型动脉瘤的显示率有待进一步研究；此外，术中超声造影因可显示较细小血管分支，而有望在探查动脉瘤夹闭术后有无远端血管分支闭塞中发挥作用。

4. 术中超声在血管母细胞瘤中的应用 血管母细胞瘤（hemangioblastomas，HGB）起源于中胚叶细胞的胚胎残余组织，为颅内真性血管性肿瘤，占颅内肿瘤的 1%～2.5%。根据肿瘤实性与囊性部分的比例不同血管母细胞瘤声像图可分为三型：实质型、囊结节型、囊实质型。实质型为肿瘤实质部分，占 95% 以上，声像图表现为强回声实性结节，边界清晰，呈圆形或椭圆形，结节周边及内部可探及异常丰富血流信号，可根据血管走行及位置区分肿瘤内供血动脉、引流静脉。囊结节型为肿瘤实质部分，占 5% 以下，声像图表现为以囊性病变为主，边界清晰，形态规则或不规则，部分囊腔内可见分隔。囊壁上可见等 - 强回声小结节，结节内可探及异常丰富血流信号。

较小的血管母细胞瘤术中超声显示困难，可能与肿瘤与周围脑组织回声差异较小，灰阶超声显示不清；小肿瘤内血窦少，血流速度缓慢，超声能量随深度增加而衰减，彩色多普勒超声探测敏感度下降等因素有关。普通超声显示困难的较小实质型肿瘤，超声造影能否提高其显示率仍需要进一步研究。

第五节 颅脑血管超声的回顾与展望

一、TCCD 的研究热点、难点及展望

经颅彩色多普勒（TCCD/TCCS）是利用低频探头，声束透过声窗（颞窗、枕窗、眼窗及颅骨缺损区域）显示脑实质及血管结构，其在对重症患者的神经功能监测、动静脉畸形的诊断、高颅压的评估、静脉及静脉窦血栓的诊断等方面也有应用，并且通过经颅彩色多普勒超声造影这项新技术的开展，或可提高颅内动脉瘤的显示率和诊断准确率。

（一）TCCD对重症监护者进行神经功能监测

经颅多普勒与TCCD是重症监护室（intensive care unit，ICU）最常用的评估脑循环的手段之一。在重症监护条件下，该方法最大的优点是简便、无创、可床旁操作。在大多数的ICU中，通常用多用途的超声设备进行TCCD检查，这样在经胸壁超声心动图检查后，不用更换设备，换探头就能继续行TCCD检查；TCCD的另外一个优势是超声波通过一侧声窗可穿透至对侧，评估对侧颅脑血管情况。因为某些神经外科手术后，超声无法直接探测患侧。因此，目前应用TCCD监测更多见。

在重症患者中，其他的全身因素也将影响脑灌注压（cerebral perfussion pressure，CPP）和脑血管反应性。因此，在监测TCD/TCCD期间，其他的全身参数也必须考虑进去：持续有创血压监测（通常选择动脉导管置入术）、中心静脉压力、血气分析结果（$PaCO_2$和PaO_2）、中心温度（人体深部体温）、机械通气期间应用呼气末正压通气、应用血管活性药物或镇静催眠药物等情况均应被记录。

TCCD被许多神经重症监护病房用于不同脑损伤后的脑血流动力学监测，并有助于治疗决策。在这种情况下，无论是何种脑部疾病，测量的可重复性都是根本。因此，无论脑损伤的病因是什么，TCCD准确性的实用研究都是一个较好的研究方向。TCCD正在成为监测脑灌注的关键工具，下一步就是将TCCD整合到治疗算法中，并评估其对脑损伤患者预后的影响。

（二）动静脉畸形

脑动静脉畸形（arteriovenous malformation，AVM）为先天性局部脑血管发育异常，是胚胎第3～4周的脑血管发育障碍性疾病。TCD与TCCD分别可以根据频谱及形态学特点诊断AVM，与磁共振血管成像（magnetic resonance angiography，MRA）及计算机断层扫描血管成像（computed tomography angiography，CTA）对照符合率很高，且经济简便，可动态随访，但目前还没有相关文献报道超声诊断AVM的敏感性及特异性，有待进一步研究。

（三）神经-眼部超声

颅内压（intracranial pressure，ICP）增高是神经科常见的病理综合征，也是导致病情恶化、预后不良或死亡的常见原因之一。有创性ICP监测目前仍是评估ICP的金标准。然而，由于其费用昂贵，有多种禁忌证或并发症等，故在临床上未得到广泛应用。随着超声技术的发展，这项无创、床旁、快捷、低廉的检查技术得到了广泛的应用。如今，运用超声技术检测视神经鞘直径（optic nerve sheath diameter，ONSD）又为早期有效诊断ICP增高提供了依据，在国外的临床工作中为患者及医生提供了莫大的帮助。

神经-眼部超声不仅对于评估ICP方面很有意义，而且对于神经内科、麻醉科和神经外科医生而言都是一项具有广阔发展前景的检查技术。对不同类型的急慢性神经系统疾病的诊断和治疗起了很大的帮助作用，适用于床旁操作。未来小型便携式超声能够协助医生快速探查各种临床疾病。

（四）静脉及静脉窦血栓

典型的颅内静脉系统疾病是颅内静脉和静脉窦血栓形成（cerebral vein and sinus thrombosis，CVST）。相对于颅内动脉超声检查，由于静脉流速更低，静脉超声检查更难，鉴别诊断静脉疾病需要更多的时间和耐心。然而，超声可以更容易地发现静脉循环中的病理变化，但临床工作中，颅内静脉超声仍然不属于常规检查技术。

与MR及CT影像学检查相比，颅内静脉超声只是辅助诊断的工具，因为即使超声检查正常，也不能排除脑静脉及静脉窦血栓的可能性。事实上，研究显示即使检查者知道诊断结果，病变检出率的范围在50%～100%。对于随访CVST患者，TCCD是一种简便、可重复性强的检查技术。临床可疑CVST时可应用TCCD检查静脉。除此之外，该方法主要被用于颅脑的血流动力学研究。

（五）颅内动脉瘤

颅内动脉瘤破裂是造成蛛网膜下腔出血的首要病因，致残率及死亡率较高，早期发现并及时治疗是改善患者预后的关键。诊断颅内动脉瘤的金标准是数字减影血管造影（digital subtraction angiography，DSA），但其为有创检查，不适用于早期筛查。TCCS作为一种方便、价廉、实时的无创检查，为临床提供一种早期筛查颅内动脉瘤的手段，而经颅超声造影（CE-TCCS）作为颅内血管性疾病影像诊断新方法，可弥补透声窗的不足，有研究表明，TCCS对于直径>1.0cm的动脉瘤有特征性表现，因此其用于诊断颅内动脉瘤具有较高的实用价值，但其对颅内动脉瘤的显示受动脉瘤大小、位置、透声窗等多种因素影响，CE-TCCS可进一步提高诊断敏感性、准确性。CE-TCCS有望成为颅内动脉瘤早期筛查的新方法，使部分无症状动脉瘤尽早得到医治。同时亦可用于术后随访，为临床提供评估疗效依据。

二、TCD的研究热点、难点及展望

经颅多普勒超声（TCD）不仅在血管狭窄诊断与侧支评估方面有价值，而且在微栓子监测、发泡试验对右向左分流的诊断、脑血流调节检测等方面也有着很高的诊断价值。这些新技术的开展，源源不断地为临床工作提供崭新的辅助诊断方法，为临床医生诊断和治疗提供了有价值的信息。

参考文献

[1] 张致身. 人脑血管解剖与临床 [M]. 北京：科学技术文献出版社，2003.

[2] 何文. 颅脑术中超声图谱 [M]. 北京：科学技术文献出版社，2010.

[3] 中国医师协会神经内科医师分会神经超声专业委员会，中华医学会神经病学分会神经影像协作组. 中国神经超声的操作规范（一）[J]. 中华医学杂志，2017，97（39）：3043-3050.

[4] 中国医师协会神经内科医师分会神经超声专业委员会，中华医学会神经病学分会神经影像协作组. 中国神经超声的操作规范（二）[J]. 中华医学杂志，2017，97（41）：3208-3212.

第三章　颈部血管超声检查

第一节　超声检查技术

一、颈部血管超声应用解剖与生理学概要

颈部血管超声检查主要包括双侧锁骨下动脉、颈总动脉、颈内动脉、椎动脉。右侧颈总动脉起自无名动脉，少数发生变异，直接起自主动脉弓，左侧颈总动脉起自主动脉弓。双侧颈总动脉发出后垂直上升，多于第3、4颈椎水平分叉，左侧分叉位置高于右侧，分为颈内动脉和颈外动脉，颈内动脉全程至颅底无分支，经颈动脉管外口入颅，分为颅外段和颅内段。颈内动脉颅外段是超声能够观察到的部分，先在颈外动脉的后外侧上行，后转至颈外动脉的后内侧沿咽侧壁达颅底。其特点是：颅外段无分支；起始部有颈动脉窦，为压力感受器；位置深而难以触及。颈总动脉末端和颈内动脉起始处的膨大部分，位于平甲状软骨上缘处。其管壁的外膜下有丰富的感觉神经末梢，末梢膨大，在电镜下呈若干层的椭圆形结构，一般称为压力感受器，与血压调节功能有关。另外需要了解的是颈总动脉分叉处后方有一个细小的卵圆形或不规则形粉红色组织，为颈动脉体，是化学感受器，借结缔组织连于动脉壁上，大小不一，平均直径3.5mm，其血液主要来自颈外动脉，通过咽后和舌静脉回流。

右侧锁骨下动脉起自无名动脉，左侧锁骨下动脉直接起自主动脉弓。出胸廓上口弯向外，在锁骨与第1肋之间通过，到第1肋外缘处移行为腋动脉。前斜角肌将其分为3段：第1段自起始处至前斜角肌内侧缘；第2段在前斜角肌后方；第3段自前斜角肌外侧缘至第1肋外侧缘。

二、超声检查方法与技巧

1. 颈动脉检查方法　检查颈动脉（carotid artery）时首先使用高频线阵探头，探头横置于胸锁乳突肌前缘或后缘，显示出颈总动脉横断面，向下移动探头至颈总动脉起始处，自颈动脉起始处逐渐向上移动探头，连续观察颈总动脉，当探头移至甲状软骨上缘时，显示颈动脉膨大区，为颈动脉分叉处，探头继续向上扫查，膨大区分为两根血管，分别为颈内动脉和颈外动脉，一般颈内动脉位于颈外动脉的后外侧，近颅内水平转向颈外动脉内侧。

2. 椎动脉检查方法　检查椎动脉（vertebral artery，VA）时，体位同颈动脉，椎动脉位于椎体旁，椎体横突之间，一般走行于C_2～C_6横突孔中，呈节段性显示，因此如果椎动脉狭窄发生于横突孔后方，则无法显示，需要观察并测量其近心段及远心段血流情况进行间接评估。椎动脉开口是斑块好发部位，因此椎动脉开口处的显示尤为重要，尤其当椎动脉起始位置较深时应该更换凸阵探头增加扫查深度，必要时应用扇扫探头或腔内探头经锁骨上窝进行探查。当常规扫查位置不能显示椎动脉，不能轻易诊断为椎动脉闭塞或缺如，可能由于椎动脉位置深，灰阶超声不易显示，应采用彩色多普勒超声或能量多普勒协助寻找椎动脉。当左侧椎动脉入横突孔位置高时，多数椎动脉起始处位置深，起自主动脉弓，位置较深，应注意仔细寻找椎动脉开口，避免漏诊左侧椎动脉起始处病变。当颈动脉及椎动脉血流充盈不良时可轻压探头近心端，使血管与声束尽量平行，彩色多普勒取样角度亦可采用此方法，减少仪器调整步骤，缩短检查时间的同时并能够增加测值的准确性。

颈内静脉平行走行于颈总动脉及颈内动脉外侧，颈内静脉无搏动性，壁薄，无内膜回声，内有静脉瓣回声，探头轻压管腔可变瘪，血流频谱受呼吸影响大，持续性血流频谱，流速低。

3. 锁骨下动脉检查方法　检查锁骨下动脉（subclavian artery，SCA）体位同颈动脉，患者充分暴露肩部，应用高频探头，探头置于胸锁关节上方的锁骨上窝，使声束朝向患者的后下方显示锁骨下动脉近心段，探头缓慢向外侧移动，置于患者颈根部，在锁骨上下方显示锁骨下动脉的中远段。患者肥胖或锁骨下动脉起始处位置较深者（尤其左侧锁

骨下动脉直接起自主动脉弓）常需要更换凸阵探头显示起始处。必要时可选择腔内探头和扇形探头。

三、超声检查适应证

1. 正常人群筛查。
2. 心、脑血管病高危人群。
3. 脑卒中、短暂性脑缺血发作（TIA）、可逆性神经功能缺陷（RIND）、黑矇等神经系统症状的患者进行评价。
4. 颈部搏动性包块或怀疑颈部血管相关病变。
5. 颈动脉斑块易损性的评估。
6. 颈动脉狭窄闭塞情况的评估。
7. 不能接受脑血管造影（DSA、CTA）的患者。
8. 颈动脉内膜剥脱和颈动脉支架置入术前、术后评估及随访。

四、颈部血管超声正常声像图

（一）颈总动脉及颈内动脉

1. 颈动脉灰阶超声表现 纵切面颈动脉长轴显示管状无回声，管壁显示为两条强回声带和中间低回声带，内层强回声为颈动脉内膜与管腔内血液间的界面回声，外侧强回声为外膜与中膜间的界面回声，中间低回声带为管壁中层（中膜）（图 3-1-1）。横切面颈动脉短轴显示圆形无回声，显示内膜、中膜及外膜，此切面观察及测量内 - 中膜厚度（intima-media thickness，IMT）较长轴准确，正常颈动脉内 - 中膜厚度＜0.8mm（标准测量方法为内层强回声至外层强回声内缘的距离）。

2. 颈动脉彩色多普勒血流显像表现 正常颈动脉彩色多普勒超声表现为管腔内血流充盈良好

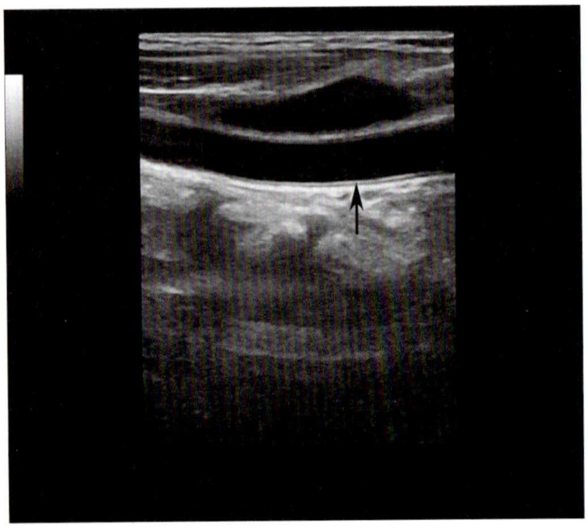

图 3-1-1 正常颈动脉灰阶超声图像

内膜光滑无增厚，黑箭示内 - 中膜

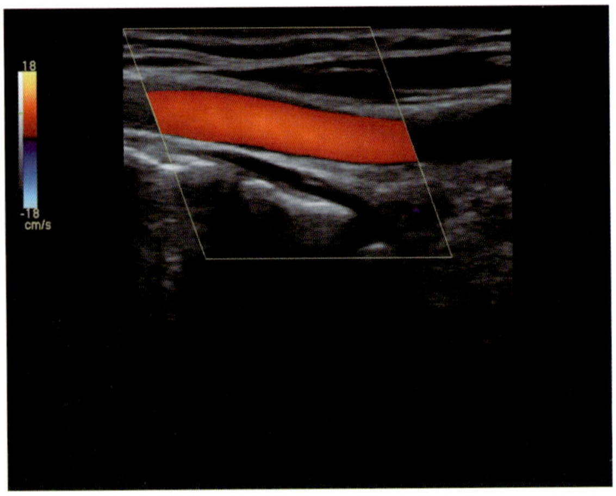

图 3-1-2 正常颈动脉彩色多普勒超声，显示血流充盈良好

（图 3-1-2），呈层流特点，管腔中心部血流色彩较周边明亮，收缩期血流稍增快，舒张期血流变缓慢，因此整个心动周期血流充盈略有变化，即随心脏舒缩呈明暗交替血流。

3. 颈动脉频谱多普勒超声 正常颈动脉血流动力学根据其供血组织部位的不同而呈相应变化。正常颈总动脉血流频谱表现收缩期双峰（S1 峰、S2 峰）、舒张期（D 峰）持续血流频谱。频谱特点低阻力指数，第一峰 S1 峰为心脏收缩动脉扩张血流快速充盈至管腔所致，发生在收缩早期，随后动脉弹性回缩，产生 S1 峰的降支部分，S2 峰为收缩晚期动脉弹性良好再次扩张形成，随后进入舒张期（D 峰），管腔内的血流依靠动脉的舒张作用继续向前流动而产生（图 3-1-3）。

（二）椎动脉

1. 椎动脉灰阶超声表现 正常椎动脉是锁骨下动脉的第一个分支（图 3-1-4），颅外段分为三段，第一段（V1）是指从锁骨下动脉起始部至第 6 颈椎的椎动脉近段或入颈椎横突孔之前的部分，第二段（V2）称椎间段，即走行在横突孔之间的部分（C_2～C_6），第三段（V3）寰椎段和枕段，出第二横突孔沿寰椎侧面上行经枕骨大孔入颅的一段，超声表现为节段性显示的管状无回声区（图 3-1-5），一般不能清晰显示内 - 中膜回声，正常椎动脉内膜光滑，呈等或弱回声，管腔内呈无回声。90% 以上的椎动脉从第 6 颈椎水平入横突孔，但有少数走行变异，入横突孔位置高，从第 5、4、3 颈椎水平入横突孔。椎动脉内径常不对称，一般左侧大于右侧多见，占 50% 左右，双侧对称者占 30%，右侧大于左侧者占 20%。

2. 椎动脉彩色多普勒超声表现 正常椎动脉彩色多普勒超声表现为管腔内血流充盈良好（图

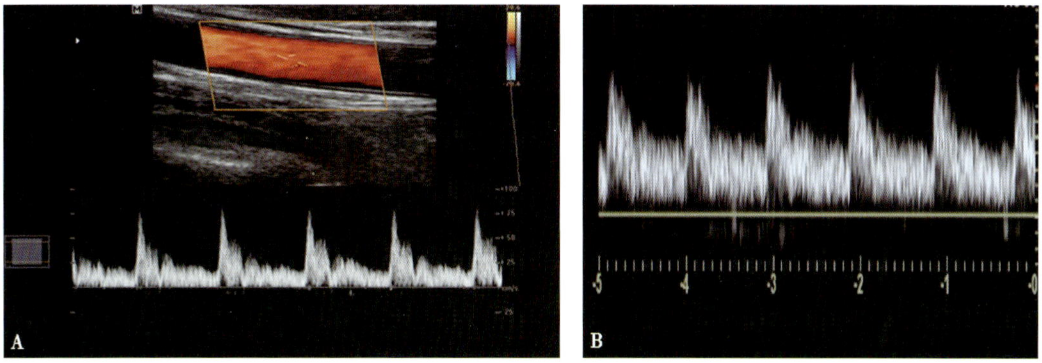

图 3-1-3　正常颈总动脉彩色多普勒超声

血流阻力指数介于颈内动脉与颈外动脉之间

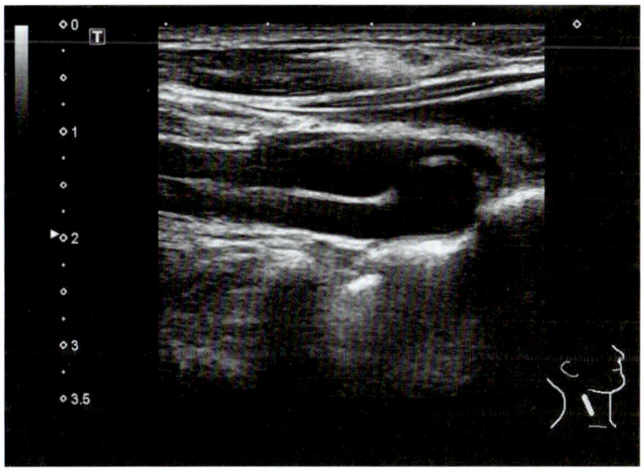

图 3-1-4　正常椎动脉灰阶图像，显示椎动脉起始处

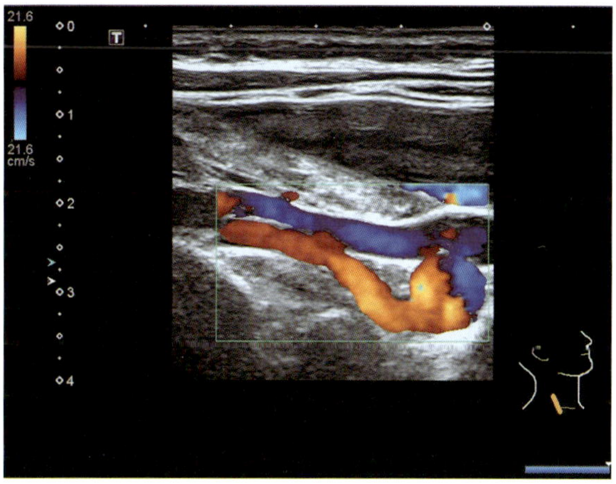

图 3-1-6　CDFI 显示椎动脉起始段血流充盈良好

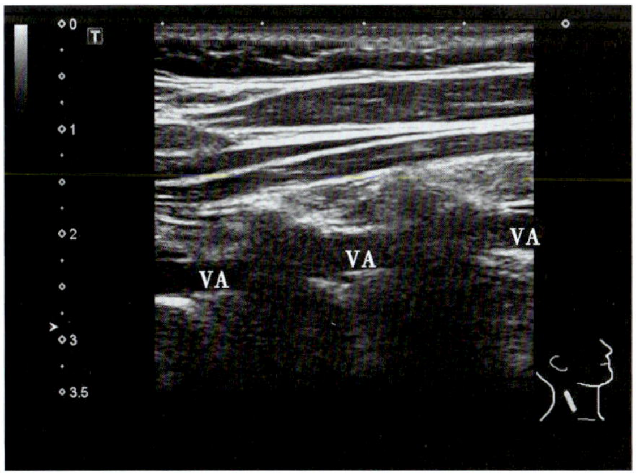

图 3-1-5　正常椎动脉椎间段图像，节段性显示

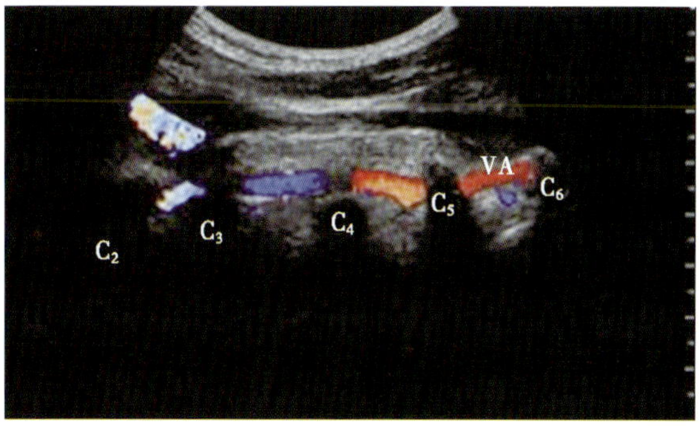

图 3-1-7　凸阵探头显示椎动脉，可显示较多节段的椎动脉

3-1-6)，呈节段性显示(图 3-1-7、图 3-1-8)，血流方向与颈动脉一致，为入颅方向，频谱多普勒同颈内动脉为低阻力频谱(图 3-1-9)。

(三) 锁骨下动脉正常超声声像图表现

1. 锁骨下动脉灰阶超声表现　右侧锁骨下动脉起自无名动脉(图 3-1-10)，左侧锁骨下动脉起自主动脉弓，一般以椎动脉开口处将其分为近段和远段，两侧近段及同侧的近心段和远心段内径相差较大，一般选择椎动脉发出后的中远段进行测量。锁骨下动脉和颈动脉属于同级血管，内 - 中膜厚度正常值范围同颈动脉。

2. 锁骨下动脉彩色多普勒超声表现　正常锁

骨下动脉彩色多普勒超声表现为管腔内血流充盈良好（图 3-1-11），因其供应上肢血管血流，血流阻力高，血流随心动周期颜色变化更为明显，收缩期血流充盈良好，舒张期血流颜色暗淡，收缩末期可有反向血流（图 3-1-12）。

3. 锁骨下动脉频谱多普勒超声　正常锁骨下动脉血流频谱与肢体血流频谱相似，为高阻型动脉血流频谱。收缩早期正向，收缩晚期反向，舒张期正向血流频谱，呈三相波型血流频谱（图 3-1-13）。收缩期正向流速较高的波为心脏收缩同时血管扩

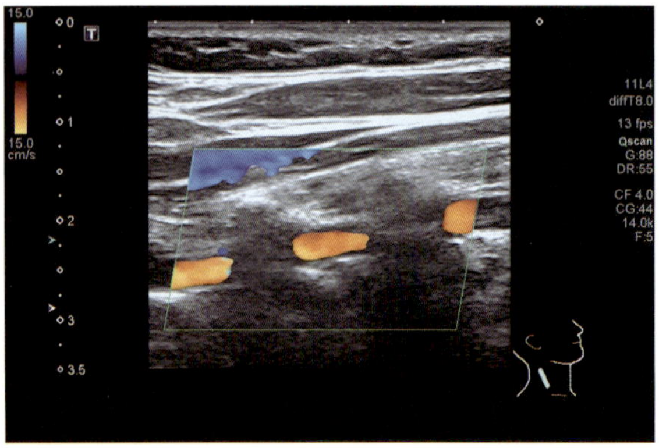

图 3-1-8　正常椎动脉彩色多普勒节段性显示，血流充盈良好

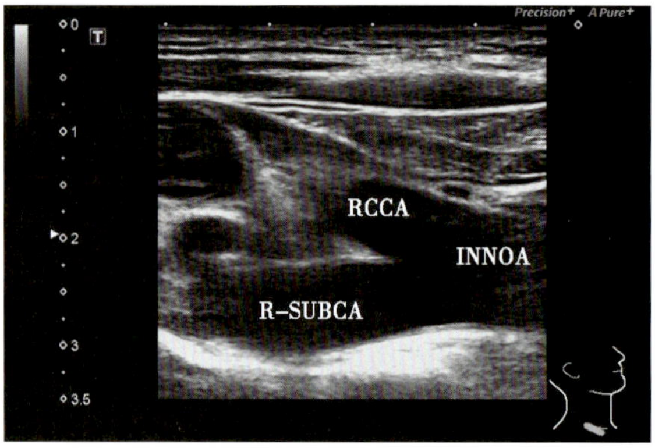

图 3-1-10　正常头臂干、右侧锁骨下动脉即右侧颈总动脉灰阶图像，显示右侧锁骨下动脉起始处

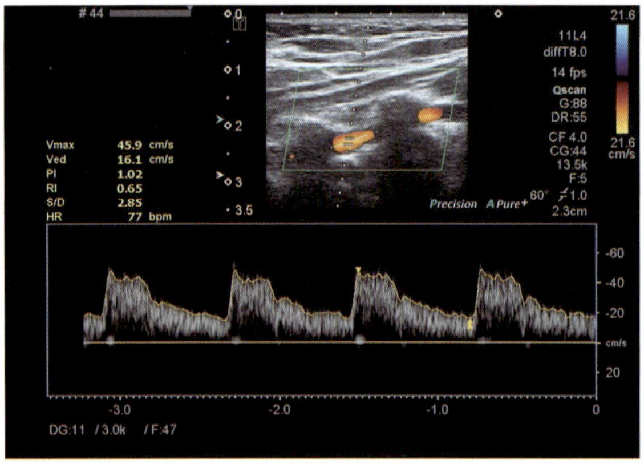

图 3-1-9　频谱多普勒显示椎动脉血流频谱，频谱特征与颈内动脉相同

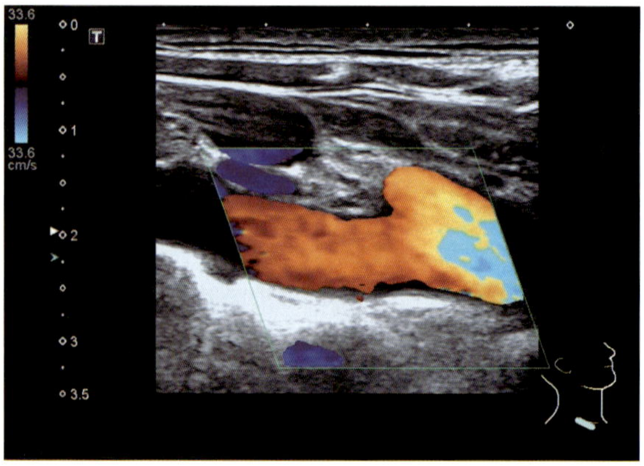

图 3-1-11　正常锁骨下动脉彩色多普勒，表现为收缩期血流充盈良好

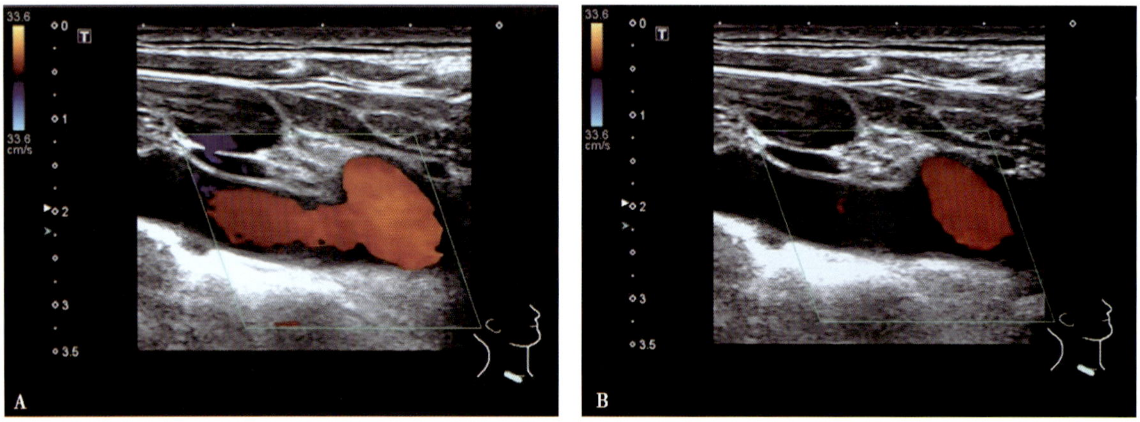

图 3-1-12　正常锁骨下动脉彩色多普勒超声，表现为舒张期血流暗淡或无血流显示

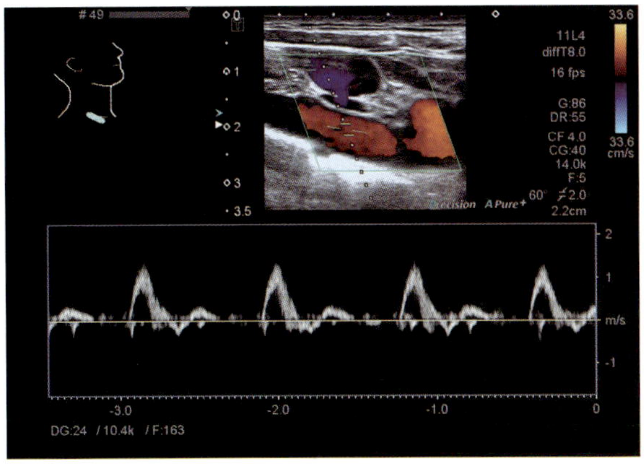

图 3-1-13　正常锁骨下动脉频谱多普勒显示为典型三相波

张血流快速充盈管腔所得，收缩晚期反向波为动脉弹性回缩导致少部分血流回流所致，舒张期正向波为心脏舒张期动脉管腔再次扩张，血流再次向前流动所致。

第二节　颈部动脉常见疾病诊断

一、颈动脉粥样硬化性狭窄及闭塞

颈动脉狭窄或闭塞根据患者自身代偿情况可分为症状性狭窄或闭塞及非症状性狭窄及闭塞。症状性颈动脉狭窄和闭塞表现为短暂性脑缺血发作（TIA）和缺血性脑卒中（CI）。

颈动脉狭窄的声像图表现为管腔内斑块形成致管腔变窄，斑块回声各异，注意低回声或基底回声斑块需仔细观察，调节增益，使用彩色多普勒进行判断分析，以免漏诊。以下为颈动脉斑块导致管腔狭窄声像图（图 3-2-1～图 3-2-8）。颈内动脉狭窄判断标准具体见表 3-2-1。

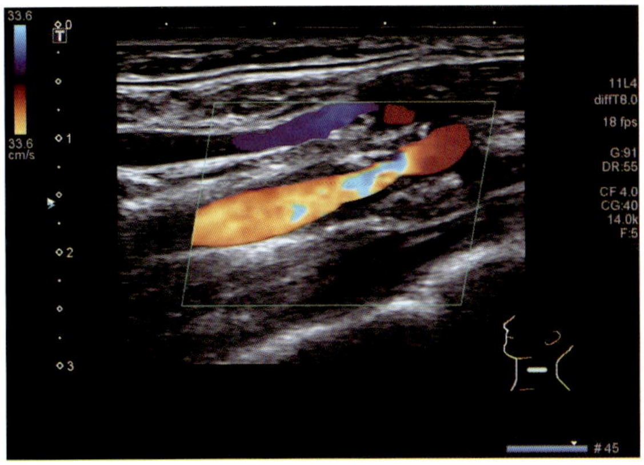

图 3-2-1　颈动脉斑块导致管腔轻中度狭窄

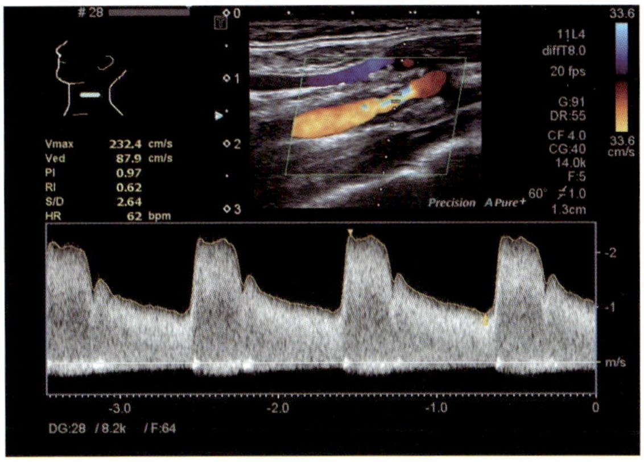

图 3-2-2　颈动脉斑块致管腔轻中度狭窄，频谱多普勒示局部血流速度增快

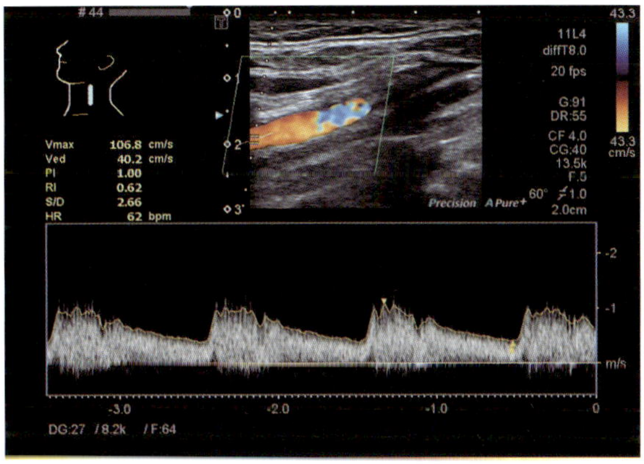

图 3-2-3　与图 3-2-2 为同一患者，颈内动脉轻中度狭窄（狭窄远端血流无变化）

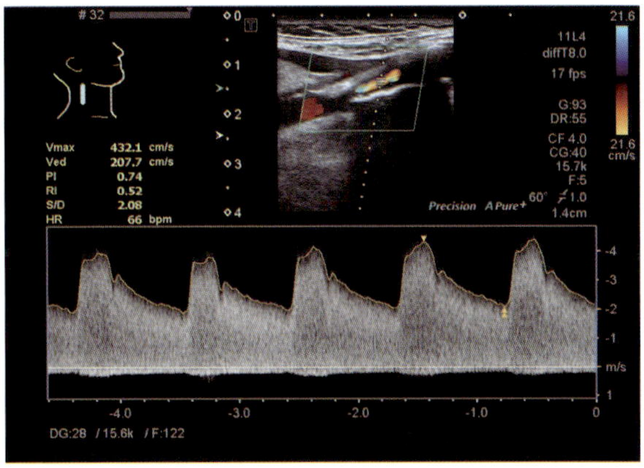

图 3-2-4　颈内动脉起始处重度狭窄，血流速度明显增快

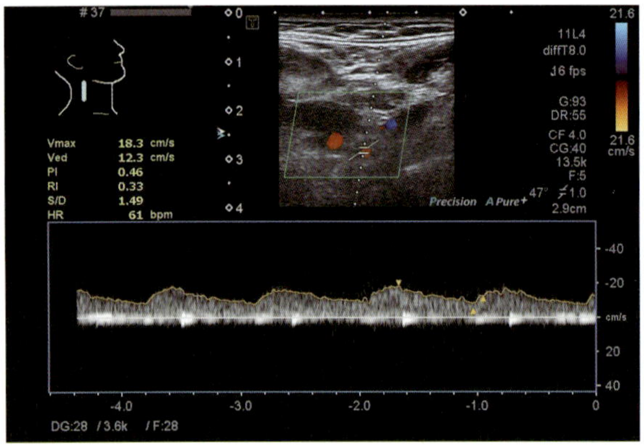

图 3-2-5 与图 3-2-4 为同一患者，颈内动脉重度狭窄，远端血流速度明显减低，频谱呈低速低阻改变，呈静脉样

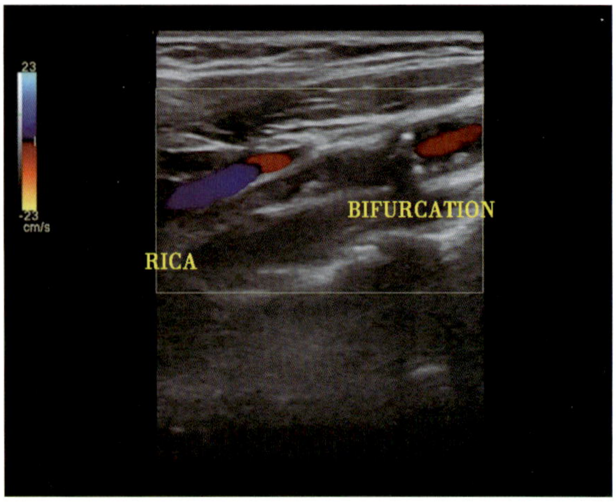

图 3-2-7 颈内动脉闭塞，CDFI 未见血流信号

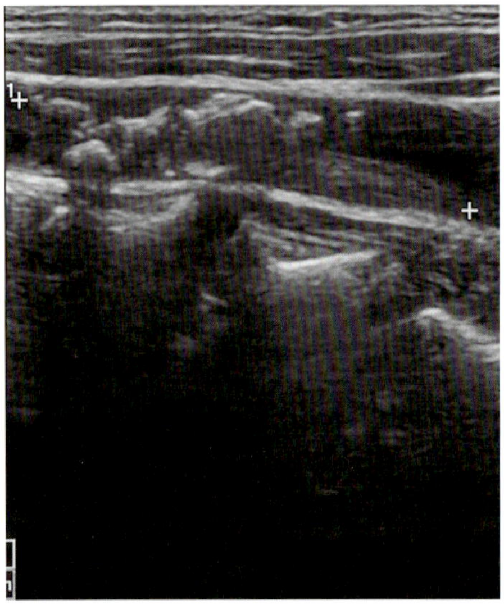

图 3-2-6 颈动脉闭塞

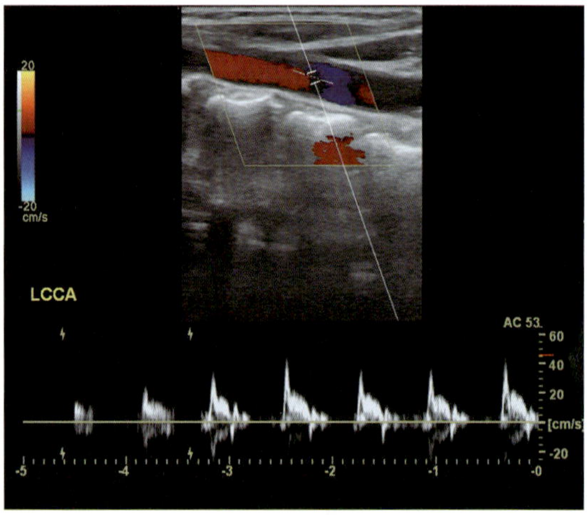

图 3-2-8 与图 3-2-7 为同一患者，颈内动脉闭塞，同侧颈总动脉血流阻力指数高

表 3-2-1 颈内动脉狭窄判断标准（北美放射学会，2003 年）

直径狭窄率	PSV（cm/s）	EDV（cm/s）	PSV/EDV	2D 及 CDFI 评估
正常	＜125	＜40	＜2	正常，未见斑块
＜50%	＜125	＜40	＜2	可见斑块
50%～69%	125～230	40～100	2～4	＞50% 可见斑块
≥70% 或接近闭塞	≥230	＞100	＞4	＞50% 可见斑块，管腔变细
接近闭塞	高 / 低或无	高 / 低或无	不定	可见管腔显著狭窄
完全闭塞	检测不到	检测不到	/	未见血流信号

二、颈动脉斑块稳定性评估

目前评估颈动脉斑块稳定性的金标准是颈动脉内膜剥脱术后斑块的组织病理学检查，无创性影像学检查的金标准为高分辨核磁，可以辨别纤维帽完整性及厚度，斑块内脂质坏死核心及斑块内出血及血栓形成，然而目前不能广泛应用于临床。常规超声评价斑块稳定性主要通过斑块大小、回声、表面形态、是否有溃疡形成、斑块表面血栓形成以及斑块所致管腔狭窄率等因素评估，但是准确性有待

提高，且尚无完善统一的评价标准，目前的超声新技术如超声造影及剪切波弹性成像能够对斑块稳定性进行进一步的评价，超声造影可显示斑块内的新生血管情况，而后者是目前公认的斑块易损性的重要因素。剪切波弹性成像在判断斑块稳定性方面受到质疑，在斑块软硬度的判断及数据准确性及可重复性方面尚待研究，本文不再赘述。

（一）常规灰阶超声对斑块的稳定性（易损性）评估

易损性斑块常规超声特征见图3-2-9、图3-2-10，ER3-2-1。

（二）超声造影判断斑块稳定性

灰阶超声评价斑块稳定性，除了有上述明显易损性特征外，很大一部分斑块通过灰阶超声不能够对斑块的稳定性做出准确的评价，而超声造影剂为纯血池造影剂，直径小于红细胞大小，可以评价极

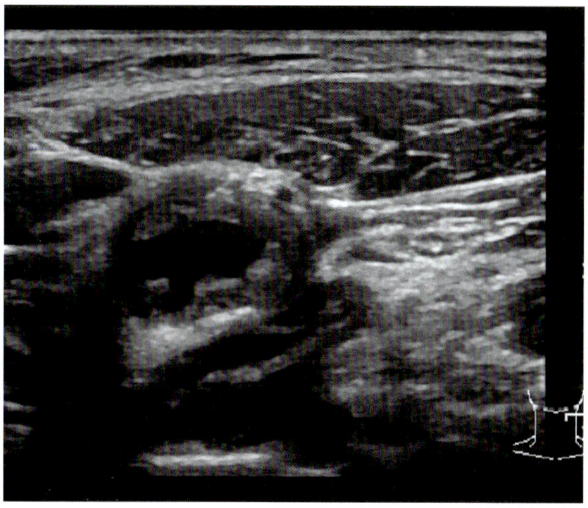

图3-2-9　颈动脉斑块表面溃疡

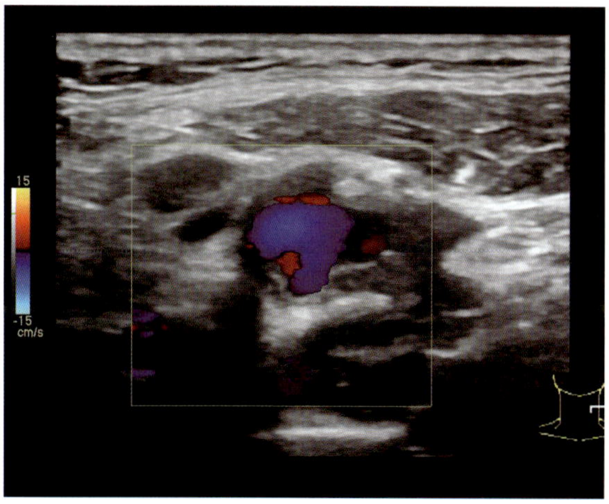

图3-2-10　斑块表面溃疡，溃疡内可见血流进入，呈涡流

ER3-2-1　易损性斑块常规超声特征

低流速的微血流，斑块内新生血管是斑块形成后，斑块内部缺血缺氧导致血管壁外膜滋养血管增生，向斑块内生长，另外斑块内炎症也可以刺激新生血管的增生，新生血管增生后内皮不完整容易破损，导致斑块出血、坏死等改变，是斑块不稳定性的重要原因之一。因此评估斑块内新生血管情况可间接判断斑块稳定性。

目前超声造影判断斑块稳定性的标准尚未完全统一，多数学者将斑块增强强度分为三级：Ⅰ级为斑块内无增强；Ⅱ级为斑块内少量点状增强和（或）一至两条线状增强，Ⅲ级为斑块内多发点状及线状增强和（或）团片状增强。但此种方法超声检查者间手法差异容易导致检查结果的不同。笔者认为超声造影检查判断新生血管的分布情况主要根据短轴切面并且做斜切等多角度扫查，根据超声造影剂微泡分布位置分级可以减少观察者间及操作者间的误差（图3-2-11～图3-2-13）。由于新生血管的生长方向是从外膜到内膜，因此新生血管接近内膜一定是从外膜向内增生所致，即使我们检查过程中未见线状的新生血管，只要近内膜处有多发点状新生血管，必定是由于血管的蜿蜒生长所致，即一定存在线状的新生血管，只不过走行迂曲，二维超声无法显示全貌。因此笔者认为只要斑块近

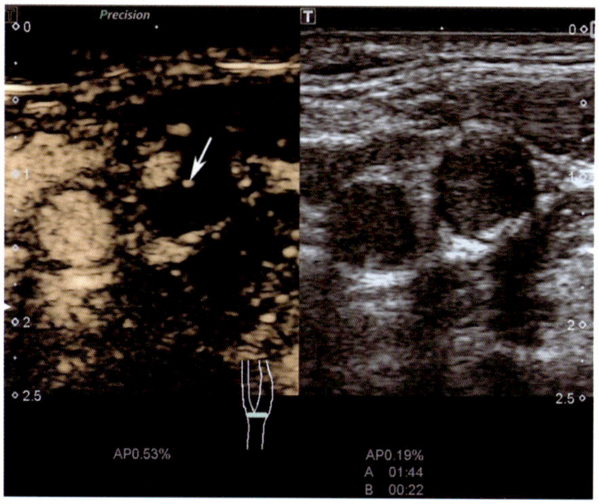

图3-2-11　近内膜处点状增强（箭头）

提示新生血管为外膜向内膜生长所致，由于显示切面问题或新生血管迂曲未能显示线状增强的新生血管的全程

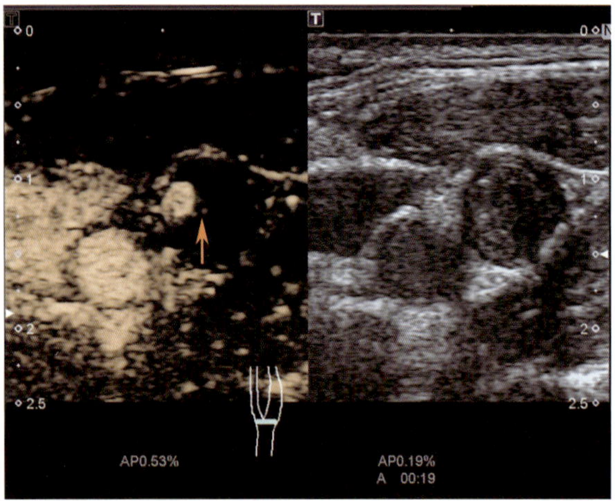

图 3-2-12 近内膜处数个点状增强（箭头）
提示新生血管为外膜向内膜生长所致，新生血管生长较活跃

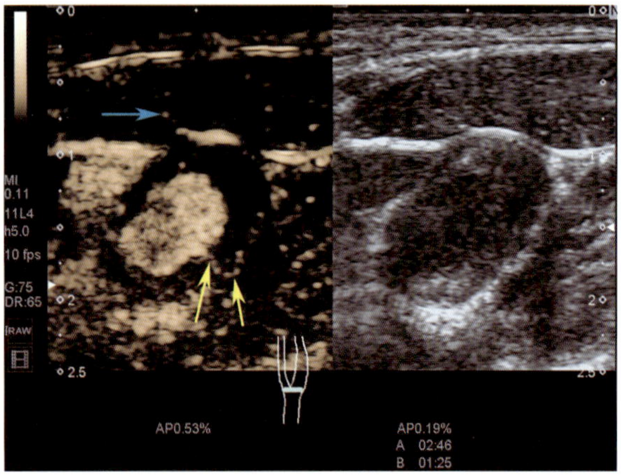

图 3-2-13 短轴切面，侧后壁显示线状迂曲走行的新生血管，达近内膜位置（黄箭），前壁可见点状增强（蓝箭）

内膜处可见点状增强，就可提示斑块内有线状增强的新生血管，根据近内膜处点状增强较多即可提示斑块内新生血管丰富。如果新生血管未达到近内膜而是在斑块中部或基底部增强，多提示斑块内新生血管的生长不甚活跃，可视为较稳定斑块。斑块内新生血管的分布情况与病理对照有良好的一致性，因此新生血管的分布和分级应该联合进行评估。

三、椎动脉狭窄及闭塞性疾病

椎动脉狭窄及闭塞性疾病的相关超声表现与颈动脉类似，以下为椎动脉狭窄及闭塞性疾病声像图（图 3-2-14、图 3-2-15，ER3-2-2）。椎动脉狭窄程度的超声诊断参考标准详见表 3-2-2。

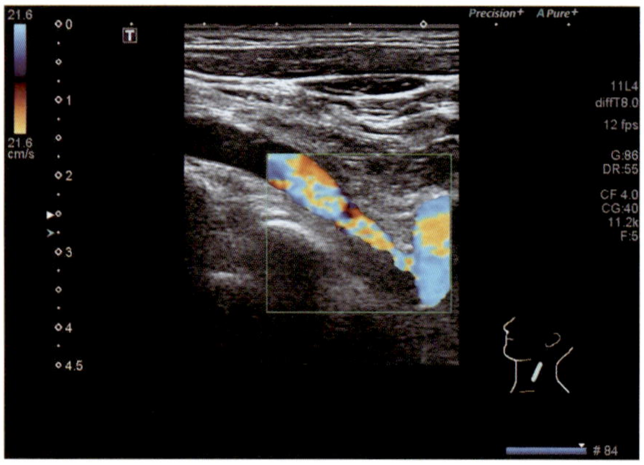

图 3-2-14 椎动脉起始处狭窄

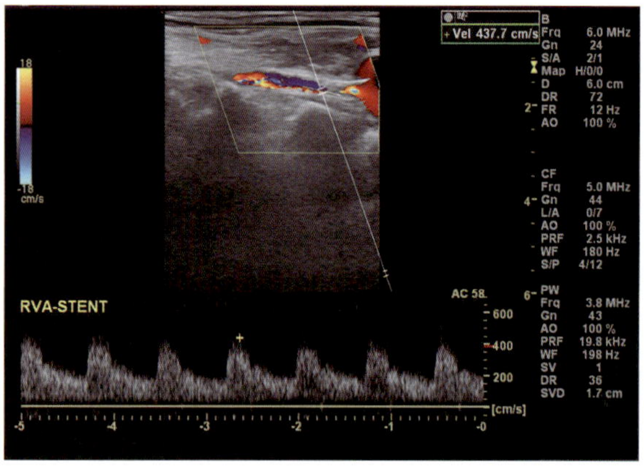

图 3-2-15 频谱多普勒显示椎动脉狭窄处高速血流信号

ER3-2-2 右侧椎动脉起始处位置深，起始处的显示可选用凸阵探头

表 3-2-2 椎动脉狭窄程度的超声诊断参考标准

狭窄程度	PSV（cm/s）	EDV（cm/s）	PSV/EDV
正常或＜50%	＜170	＜34	＜2.5
50%～69%	170～200	34～60	2.5～4
70%～99%	＞200	＞60	＞4
闭塞	无血流信号	/	/

注：参照《血管超声检查指南》，中国医师协会超声医师分会，2009 年

四、锁骨下动脉狭窄及闭塞

以下为椎动脉狭窄及闭塞性疾病声像图（图3-2-16～图3-2-20）。

锁骨下动脉狭窄的诊断标准（表3-2-3）：锁骨下动脉狭窄多位于起始处，且起始处位置较深，一般锁骨下动脉狭窄以血流速度为判断标准：PSV小于250cm/s，狭窄率＜50%；PSV为250～350cm/s，狭窄率约50%～70%；PSV＞350cm/s，狭窄率＞70%。另外，可根据是否影响上肢远端血流及椎动脉血流频谱异常情况间接协助判断锁骨下动脉狭窄程度。

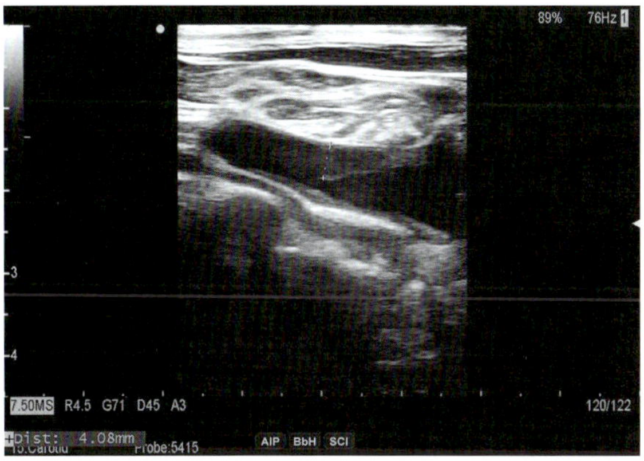

图3-2-16　锁骨下动脉重度狭窄

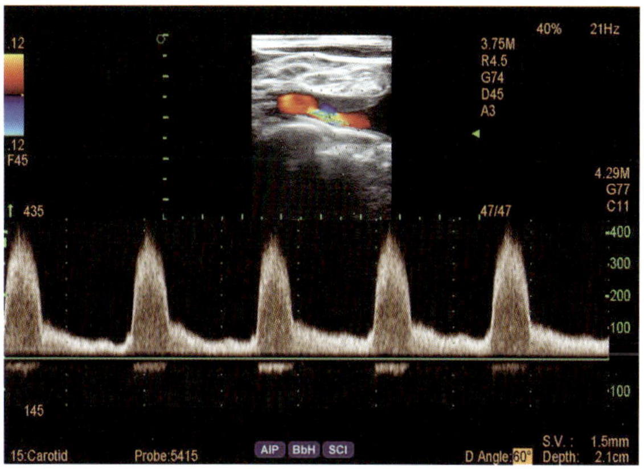

图3-2-17　与图3-2-16为同一患者，锁骨下动脉狭窄高速血流频谱

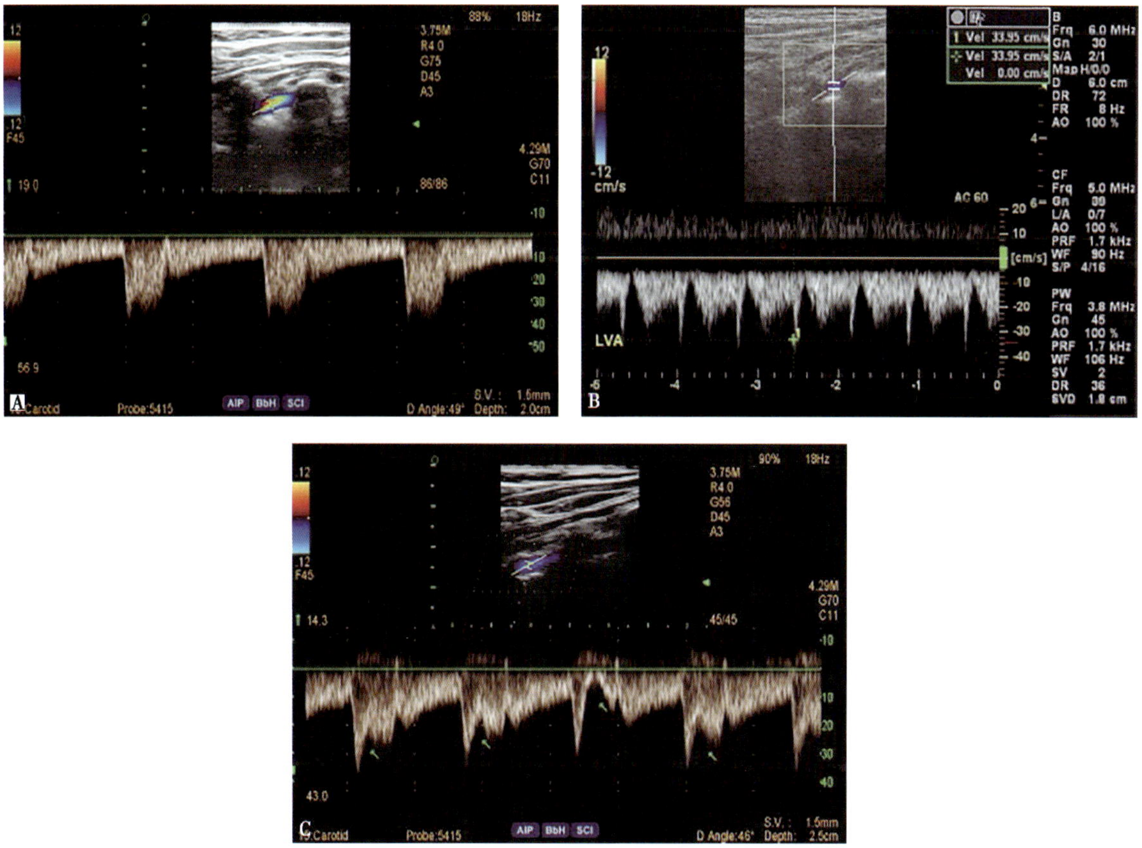

图3-2-18　锁骨下动脉盗血Ⅰ期

显示不同程度的收缩早期切迹，最后一幅图演示束臂试验切迹加深（束臂试验用于锁骨下动脉或头臂干即椎动脉发出前局部管腔狭窄，但椎动脉血流频谱异常表现不明显时，进一步明确是否存在锁骨下动脉盗血的方法，原理是短暂阻断上肢动脉血流后，加重上肢缺血程度，使颅内外压力差加大，诱发椎动脉血流逆流入锁骨下动脉向上肢供血）

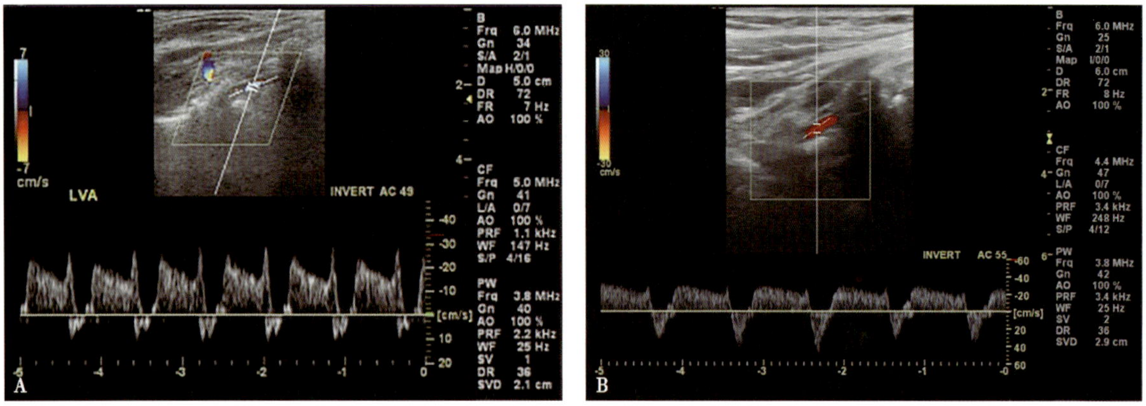

图 3-2-19 锁骨下动脉盗血Ⅱ期

显示收缩期血流反向，舒张期正向

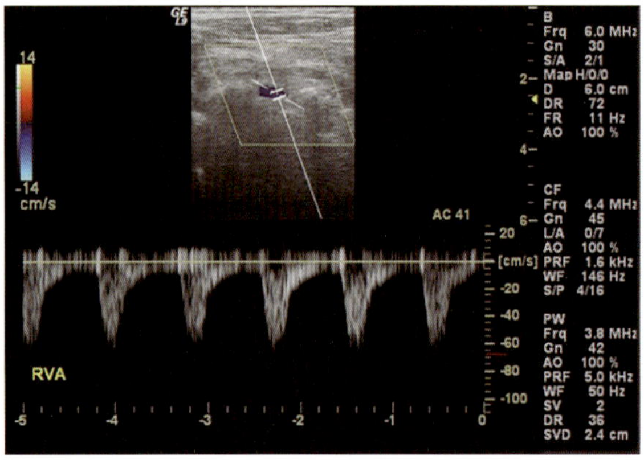

图 3-2-20 锁骨下动脉盗血Ⅲ期

椎动脉血流完全反向逆流入锁骨下动脉向上肢供血

表 3-2-3 锁骨下动脉盗血分期诊断标准

锁骨下动脉盗血分级	锁骨下动脉狭窄程度	VA 频谱形态
Ⅰ级盗血	轻 - 中度狭窄	收缩早期切迹
Ⅱ级盗血	中度及以上狭窄	收缩期反向，舒张期正向
Ⅲ级盗血	重度狭窄或闭塞	全心动周期反向

注：参照《血管超声检查指南》，中国医师协会超声医师分会，2009 年

五、主动脉弓病变

（一）先天性主动脉弓疾病

1. 动脉导管未闭 动脉导管是胎儿期血液循环的主要生理性血流通道，在出生后即功能上关闭，1 年后动脉导管仍持续开放，为动脉导管未闭(patent ductus arteriosus，PDA)。PDA 占先天性心脏病的 8%～15%。导管小、分流量少者无自觉症状，导管较大者运动时可有呼吸困难，易疲乏，反复发作呼吸道感染或伴有心力衰竭、肺动脉高压表现。

超声表现：

（1）灰阶超声：心底短轴切面和胸骨上窝主动脉弓长轴切面可见降主动脉与左肺动脉起始部见异常通道(图 3-2-21)，可有肺动脉增宽、左心增大等，根据形态分为管型、漏斗型、窗型、动脉瘤样、哑铃型。

（2）多普勒超声心动图：可见降主动脉经异常通道进入肺动脉的血流信号。频谱多普勒异常通道处可探及连续性左向右分流频谱(图 3-2-21)。

2. 主动脉缩窄 主动脉缩窄(coarctation of aorta)是指主动脉局限性狭窄，约占先天性心脏病的 1.1%～3.4%，多见于男性(男女比例为 3∶1～5∶1)，可发生在主动脉任何部位，常见于主动脉峡部邻近动脉导管或动脉韧带区(95% 以上)。主动脉缩窄的临床表现随病变部位、缩窄程度、是否合并其他心血管畸形而异。目前常用邦尼特(Bonnet)分型：导管前型，缩窄位于动脉导管开口前，缩窄范围较广泛，可累及主动脉弓部，侧支血管不丰富，多合并其他心内畸形，见于新生儿和婴幼儿；导管后型，缩窄位于动脉导管或动脉韧带附着处远端，动脉导管大多已闭合，缩窄范围也较局限，侧支血管丰富，很少合并心内畸形，多见于年龄较大儿童或成人。

超声表现：

（1）灰阶超声：胸骨上窝主动脉弓长轴切面可显示降主动脉起始处有无缩窄，并可观察缩窄发生的部位、程度、形态、长度，以及缩窄后有无扩张等。

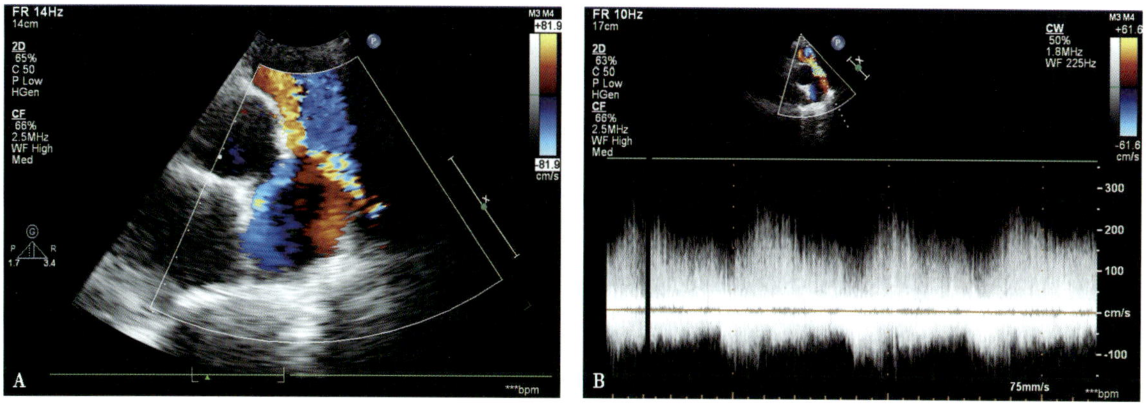

图 3-2-21 动脉导管未闭

A. 心底短轴切面显示降主动脉与肺动脉间异常通道；B. 频谱多普勒探及连续性分流频谱

（2）CDFI：缩窄部位可见五彩高速血流信号及近端血流汇聚，连续多普勒频谱可探及高速血流频谱（ER3-2-3）。

ER3-2-3 胸骨上窝切面显示主动脉缩窄，主动脉峡部变细

AAO：升主动脉；DAO：降主动脉（箭头所示）

（3）一般认为缩窄内径 / 腹主动脉内径＜0.5，连续多普勒测量缩窄部位最大瞬时压差≥40mmHg，或舒张期缩窄部位血流峰值速度减半时间＞100ms，腹主动脉最大流速 / 缩窄处最大流速≤0.25，提示为重度狭窄。

3. 主动脉弓中断 主动脉弓中断（interrupted aortic arch，IAA）又称主动脉弓离断，系指主动脉弓某个部位的近、远侧管腔不连续造成血流中断，约占先天性心脏病的 1.0%，40% 合并复杂先天性心脏病。主动脉弓中断分 3 型（图 3-2-22）：A 型，主动脉弓中断位于左锁骨下动脉起始部以远，约占

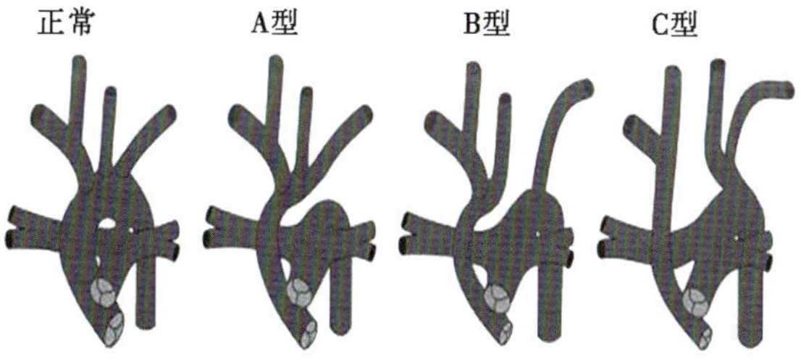

图 3-2-22 主动脉弓中断分型示意图

40%；B 型，主动脉弓中断位于左锁骨下动脉与左颈总动脉之间，约占 55%；C 型，主动脉弓中断位于左颈总动脉与无名动脉之间，不足 5%。主动脉弓中断几乎都合并粗大的动脉导管未闭和室间隔缺损，也可合并其他心内畸形，这是患儿出生后赖以生存的条件。

超声表现：

（1）灰阶超声：主要特征是主动脉弓缺乏连续性，胸骨上窝切面可清楚显示主动脉弓及其离断部位、离断距离、动脉导管形态等（图 3-2-23A），此外需要多切面观察有无合并室间隔缺损等其他畸形。

（2）彩色多普勒超声：可见中断处无血流通过，升主动脉血流直接进入头臂动脉，未闭动脉导管较粗大，与降主动脉相连（图 3-2-23B）；可有其他心内畸形的超声表现。

4. 肺动脉吊带（pulmonary artery sling） 1897 年 Glaevecke 和 Doehle 首次报道异位迷走左肺动脉起源于右肺动脉的后方，然后跨越右主支气管转向左侧，在气管与食管之间进入左侧肺门，形成包绕右主支气管与气管下段的悬带，产生压迫症状，可伴有气管下段和右主支气管发育不良。最常见症状为呼吸道梗阻，气急、呼气时喘鸣等，常易反复发作呼吸道感染。

超声表现：

（1）灰阶超声：胸骨旁大动脉短轴、剑突下肺动脉长轴切面显示主肺动脉延续为右肺动脉，左肺动脉开口于右肺动脉起始处，并向后下绕行（图 3-2-24A），有时可显示气管高回声。

（2）彩色多普勒超声：可清晰显示主肺动脉、延续于主肺动脉的右肺动脉、起源于右肺动脉的左肺动脉及其绕行情况（图 3-2-24B）。

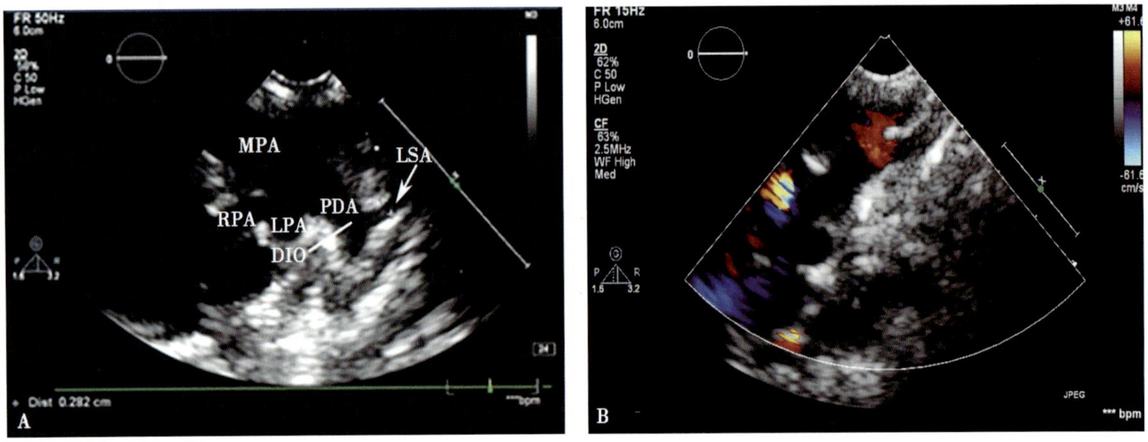

图 3-2-23 胸骨上窝主动脉弓长轴切面显示 B 型主动脉弓中断

显示主动脉弓在分出 2 个分支后出现连续中断

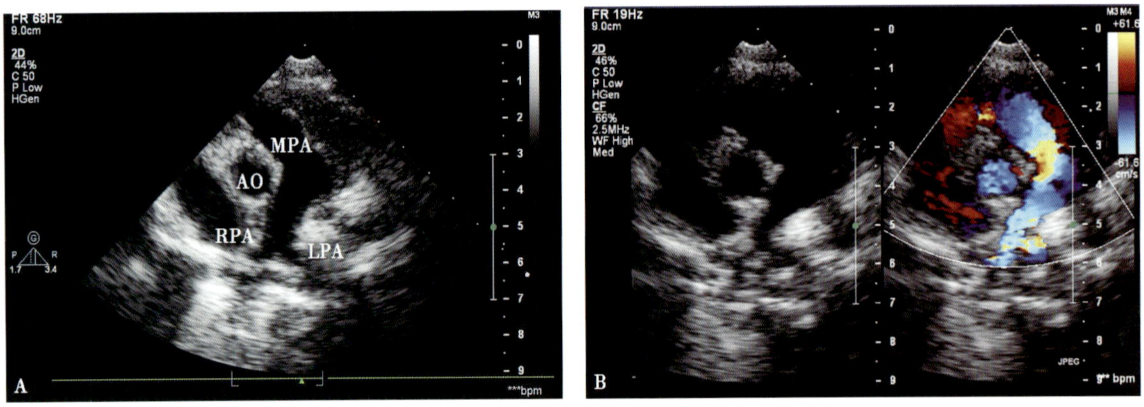

图 3-2-24 胸骨旁大动脉短轴切面显示肺动脉吊带

A. 二维图显示左肺动脉起始于右肺动脉，向后、向左绕行；B. 彩色多普勒图像清晰显示绕行处呈花色血流

（二）获得性主动脉疾病

主动脉瘤、多发性大动脉炎及主动脉夹层，见相关章节。

（三）检查中注意事项

成人，尤其是老年人胸骨上窝切面有时主动脉弓显示不完全，尤其对主动脉峡部疾病诊断有一定困难时，经食管超声心动图于降主动脉长轴切面可显示主动脉峡部起始部，利于主动脉弓缩窄诊断。

（四）研究热点、难点与展望

主动脉弓疾病的超声诊断难点在于确定大动脉的空间位置关系，以及解剖结构间的连接关系，三维超声心动图可提供更准确的空间诊断信息，尤其三维经食管超声心动图，有助于直观显示病变处立体形态，观察病变的细微结构。

六、多发性大动脉炎

颈动脉炎为多发性大动脉炎（Takayasu arteritis，TA）累及的一部分，是一种较严重的血管疾病，好发于年轻女性（约 90%），亚洲及中东地区及拉丁美洲地区多发，欧美少见。本病为慢性进行性非特异性肉芽肿性血管炎，为多发性大动脉炎的颈部血管表现。其他常见发病部位为中大型动脉如头臂血管动脉、胸腹主动脉、肺动脉、肠系膜上动脉等。因病变部位及程度不同，临床表现各异。早期少数患者在局部症状出现前可有全身症状，如疲劳、发热、食欲缺乏、恶心、全身不适等非特异性全身症状。按受累血管的不同出现相应器官缺血的症状及体征。颈动脉、锁骨下动脉及椎动脉狭窄和闭塞可有不同程度的脑缺血、头晕、头痛、记忆力减退、视力减退等，缺血严重者可反复晕厥、偏瘫、失语、昏迷。上肢缺血可导致上肢血压下降、上肢无力、发凉、酸痛及麻木甚至肌肉萎缩。累及肾动脉可导致肾动脉狭窄，血压升高，肾脏缺血性改变。进展缓慢或侧支循环建立良好者症状多不明显。主要死因为脑血管意外、心力衰竭和心肌梗死。

随着仪器分辨力的逐渐提高，超声已成为颈部血管的常规检查方法，不仅能分辨颈动脉管壁结构的微小变化，结合彩色多普勒，还可分析其血流动力学特征，了解其狭窄程度，因此，在CTA的早期诊断和随访过程中起到了重要作用。

1. 灰阶超声　病变早期颈动脉管壁正常三层结构模糊不清，动脉壁僵硬，搏动减弱，后期表现为动脉内 - 中膜结构融合，管壁全层弥漫性增厚，回声强弱不等，可有血栓形成，短轴切面呈向心性增厚(图3-2-25)，管腔狭窄纵切面整个管壁呈均一的低或等回声，主要以内膜增厚为主(图3-2-26、图3-2-27)，内膜面较平整，病程延长内膜表面可有血栓形成，回声强弱不等，多以低回声为主。

2. 彩色多普勒超声　彩色多普勒超声可显示残余管腔，辨别低回声血栓，较准确地反映出病变动脉的狭窄程度，狭窄处呈五彩镶嵌样血流信号，管腔内血栓充填时内无血流信号显示(图3-2-28)。病程长者可见病变血管周围有侧支循环建立，管腔

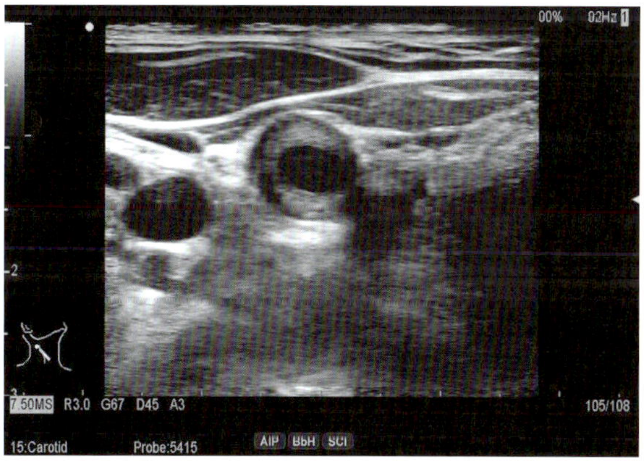

图3-2-25　短轴切面显示大动脉炎，显示动脉壁全层均匀性增厚

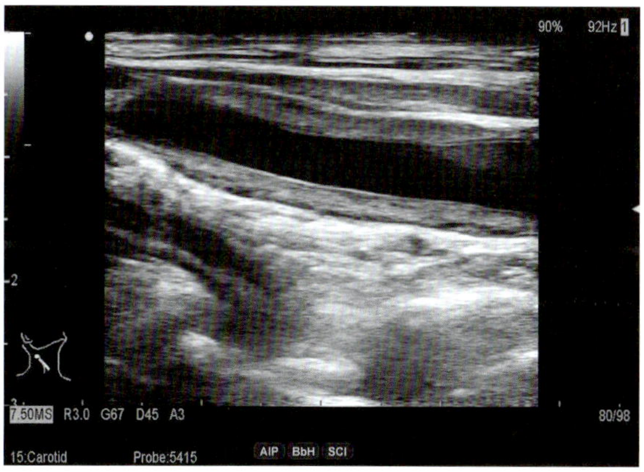

图3-2-26　长轴切面显示颈动脉动脉炎

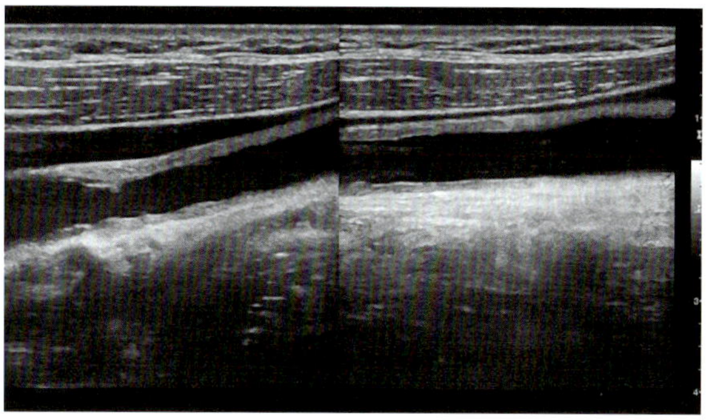

图3-2-27　颈总动脉动脉炎，显示内膜均匀性增厚，累及颈动脉分叉处

粗细不均，走行不规则。当颈总动脉严重狭窄或闭塞后，同侧颈外动脉可从侧支获得供血，向颈总动脉逆流供血以保证颈内动脉的血流通畅，向颅内供血。病变段动脉远端彩色多普勒图像可有两种表现：

(1) 病变段动脉狭窄较轻或侧支循环建立，远段动脉内血流充盈良好。

(2) 如病变严重并且未见建立有效的侧支循环，远端动脉内血流速度减低或无，彩色血流暗淡或无血流信号。

3. 脉冲多普勒　典型的动脉血流频谱呈单向，流速增快，频带增宽，上升支及下降支变缓，时间延长。远端流速减低呈小慢波(低速低阻)改变(图3-2-28C)。

多发性大动脉炎动脉壁均匀性增厚，以内膜增厚为主，患者多为中青年女性，无明显斑块形成，呈节段性累及动脉壁全层，实验室检查一般无特异性血清学指标，多为炎症活动的反应，可检查红细胞沉降率(简称血沉)，大动脉炎活动期可有血沉加快，稳定期血沉恢复正常，C反应蛋白呈阳性，其临床意义与血沉相同，是本病活动的指标之一。声像图特征联合实验室检查不难诊断。

4. 鉴别诊断　多发性大动脉炎的主要病变在血管壁，需与动脉硬化所致的管壁内膜病变的超声表现鉴别。

(1) 病变部位有不同：颈动脉粥样硬化多首先累及分叉处或颈内外动脉起始部，CTA颈动脉受累节段多位于颈动脉起始段和近段。

(2) 管壁病变部位和回声特征不同：颈动脉粥样硬化病变发生于内中膜，通常表现为内中膜增厚，回声增强，斑块形成，后方可伴声影。而CTA病变累及管壁全层，管壁增厚，呈低回声，早期以外膜增厚为主，内膜表面仍光滑平整，严重时出现“靶环征”，且颈动脉很少出现斑块和钙化。

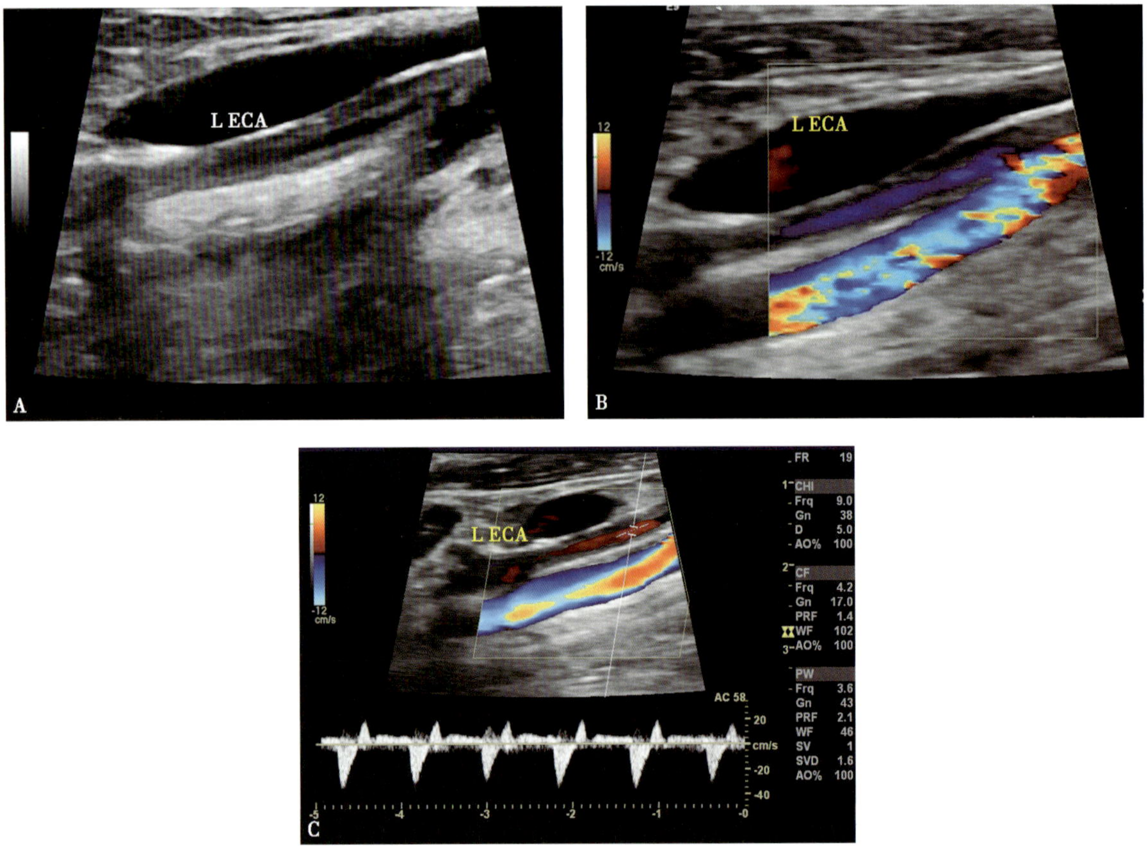

图 3-2-28 与图 3-2-27 为同一患者，颈总动脉动脉炎累及颈外动脉，颈内动脉未受累

七、颈动脉瘤

颈动脉瘤（carotid artery aneurysms，CAA）是指颈总动脉、颈内动脉颅外段和颈外动脉及其分支的动脉瘤，较少见，约占周围血管动脉瘤的 2%，大多数是在筛查其他疾病过程中偶然发现的，卒中率为 50%～70%。

抗生素问世以前，CCA 最常见病因是梅毒、结核等局部感染，但目前已被动脉粥样硬化、创伤及颈动脉手术史所取代，其中动脉粥样硬化者约 70%，此类动脉瘤最多发于颈总动脉分叉处及颈内动脉近段，颈外动脉瘤很少见。虽然本病发病率较低，但其自然破裂率和死亡率却很高，是灾难性血管疾病之一。

真性 CCA 很罕见，El-Sabrout 和 Cooley 总结较多大型研究的结果，为期 35 年共计 67 例，75% 以上为动脉粥样硬化所致，其次是感染、肌纤维发育不良、囊性坏死，白塞病、蛋白 C 和 S 及抗凝血酶Ⅲ缺乏等引起；假性 CCA 多源于暴力创伤、经皮颈静脉导管置入术或诊断 / 治疗性动脉造影及引起动脉壁薄弱的病变，如血管炎、纤维发育不良（FMN）、Marfan 综合征和 Ehlers-Danlos 综合征，约 30% 的颈动脉夹层与动脉瘤的形成有关。

CCA 可引起血流动力学紊乱，导致脑血流灌注减少、巨大动脉瘤压迫载瘤动脉、动脉瘤内涡流、血栓形成等为脑缺血症状发生的主要原因。临床表现为颈部搏动性包块，局部胀痛，伴有气促、局部压迫、神经功能受损及血栓导致的脑缺血症状。由于患者原发病变复杂，临床上又缺乏异常的实验室检查，因此，术前影像学检查具有重要的临床意义。

颈动脉瘤超声表现主要有：

1. 真性动脉瘤

（1）灰阶超声表现：颈动脉局部扩张，内径大于正常颈动脉内径的 1.5～2 倍，呈梭形、纺锤形或囊状，多为单发，偶可见多发；管壁变薄，病变局部管壁与周围正常管壁连续完整，具有明显搏动性。如原发病为动脉粥样硬化，可见内膜增厚，回声增强，瘤体内膜增厚毛糙，可见大小及强弱不等斑块回声，亦可见血栓形成。

LICA 瘤样扩张瘤壁与两端血管壁延续，彩色多普勒显示瘤内血流与两端正常走行血管相通。

（2）CDFI 表现：颈动脉血流与瘤体血流相连续，血流在瘤体内为红蓝相间的涡流或湍流状态。较大瘤体内血流速度缓慢时，彩色血流色泽暗淡（图 3-2-29）。瘤体内有斑块或附壁血栓形成时，可见血流充盈缺损，局部彩色血流变细、走行不规则。

（3）PW 表现：动脉瘤的频谱形态与瘤体大小有关，小瘤体频谱形态接近正常，大瘤体频谱形态异常，有毛刺样改变，频带增宽，频谱呈双向，波峰切迹不清，呈涡流改变。动脉瘤压迫瘤远端动脉，导致远端动脉狭窄，频谱呈“小慢波”改变。

2. 假性动脉瘤

（1）灰阶超声表现：颈动脉附近的囊状、搏动性无回声或低回声肿块，呈圆形或椭圆形，边界较清晰，与颈动脉紧密相连。瘤壁为低回声，增厚毛糙，无颈动脉三层管壁结构，与相关动脉血管壁不连续，瘤腔内为无回声区，可见形态不规则、回声不等的附壁血栓。

（2）CDFI 表现：瘤体内为红蓝相间的彩色血流信号，在瘤体内形成涡流，收缩期瘤体与病变动脉间压差增大，血流由血管经窦道进入瘤体，为色彩明亮的高速血流信号，舒张期部分血流可由瘤体经窦道反流入颈动脉，为色彩暗淡的低速血流。若瘤体内有血栓形成，彩色血流显示血流充盈缺损。

（3）PW 表现：瘤体内可探及双相涡流动脉频谱，频谱边缘呈毛刺样改变，频带增宽，血流速度高低不等。在窦道或破口处可探及收缩期由颈动脉入瘤体的高速湍流动脉血流频谱，舒张期由瘤体入颈动脉的反向低速血流频谱，为“双期双向”血流频谱，对假性动脉瘤的诊断具有较高特异性，收缩期最大流速与瘤体内压力及破口大小有关。

3. 鉴别诊断　临床上，患者多以颈部包块就诊，超声检查发现有搏动性，考虑血管源性，无搏动性则考虑组织的病变。

（1）真性、假性 CCA 的鉴别：由于动脉管壁薄弱的病变如纤维发育不良、Marfan 综合征等所致的真性 CCA，瘤体往往呈囊状，不易与假性 CCA 鉴别，瘤壁的结构是否与动脉壁相连续是两者鉴别的关键。

（2）颈动脉弯曲：颈动脉弯曲可形成的颈部搏动性肿块，肿块的搏动方向与动脉长轴平行，旋转探头肿块消失，显示弯曲走行的动脉，呈“S”或“C”形，无局限性扩张，直径一般 < 1.5cm。CCA 为膨胀性搏动的肿块，搏动方向与动脉长轴垂直，表现为局限性扩张，一般大小 > 2cm。

（3）颈动脉体瘤：当瘤腔内有血栓，周围组织炎

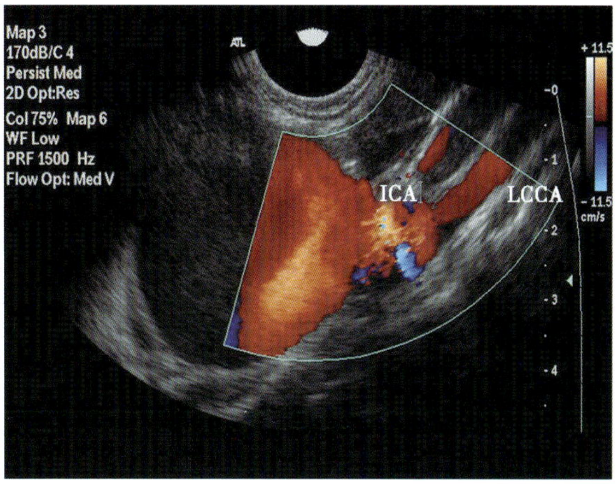

图 3-2-29　颈动脉瘤 CDFI 图像

症纤维化，肿块固定，搏动感不明显时，易与颈动脉体瘤混淆。但后者超声表现为实性肿块，无膨胀性搏动，探头加压无明显缩小，有典型的灰阶超声和 CDFI 表现。

（4）颈神经鞘瘤：多为实性肿块，位于颈总动脉分叉处后方，无搏动性，瘤体呈弱或等回声，表面光滑，有完整包膜，内部无血流信号，可使颈内及颈外动脉受压移位。

（5）鳃裂囊肿：超声显示为无回声囊性肿物，有波动感，但无搏动，位于颈总动脉分叉处上方，表面光滑，可呈分叶状，内部无血流信号，与颈动脉无密切关系。

（6）颈部穿通伤：可导致局部血肿形成，患者可出现颈部其他组织和器官受压的临床表现，如血肿压迫气管，出现呼吸困难。超声检查时，应密切观察、结合患者的临床表现，有以下情况，需谨慎考虑颈动脉假性动脉瘤的可能：①伤口处有活动性出血；②低血压伴有伤口出血史；③口腔有活动性出血，但未见口腔损伤；④扩大的颈部血肿；⑤上纵隔增宽、气管受压引起气管移位；⑥上肢、颞浅、面或视网膜动脉搏动消失；⑦进行性神经功能障碍。

八、颈动脉体瘤

颈动脉体瘤（carotid body tumours，CBT）最早于 1891 年由 Marchond 报道，为发生于特定部位的化学感受器瘤，起源于肾上腺外自主神经系统副神经节的神经嵴细胞，是发生于颈动脉分叉处外膜下方动脉鞘内的一种少见的内分泌肿瘤。

CBT 好发于 30～40 岁，儿童很少见，男女均可发病，女性多于男性，发病率约为 5%，双侧发病率约为 3%，一般生长缓慢，病史可长达数年或数十

年，如长期压迫颈动脉可引起脑组织供血不足等症状。查体肿物位于颈上部、胸锁乳突肌前缘附近，质地较韧，水平方向可移动，垂直方向移动受限，可触及搏动感。

CBT 大多为良性，恶性发病率约 5%～10%，呈散发性和家族性发病，有无转移仍是目前区分颈动脉体瘤良恶性的唯一标准。发病机制不清。

由于 CBT 随着病情进展会出现周围组织压迫症状，甚至引起颈动脉管腔狭窄与闭塞，且有恶变的可能；一旦发生恶性变，短期内迅速生长，如果不切除，75% 的无症状者会发展为有症状者，并且约有 30% 患者会死于肿瘤对重要生命器官的侵袭或肿瘤的播散，因此，早期正确诊断及治疗非常重要。超声表现主要有：

1. 灰阶超声表现

（1）多数为单侧发病，于下颌角下方、胸锁乳突肌内侧深部的颈总动脉分叉处探及相对均质的低回声实质性肿块，形态较规则、边界清晰（图 3-2-30），少数可呈分叶状，极少囊性变，探头按压推挤肿块无明显变形，不能压瘪，肿块可向两侧水平方向活动，不能上下活动。

（2）较小的 CBT 大多局限于颈总动脉分叉处的外鞘后方，且颈内动脉与颈外动脉之间距离增大、移位，甚至分离，颈总动脉分叉角度增大。因肿块较小，声像不够典型或经验不足，可做描述性诊断。CBT 内部可见 RECA 和 RICA 穿行，两者间距增宽。

（3）较大的 CBT，内部可见管状结构走行（ER3-2-4），穿行于其内或镶嵌于其外缘，但血管内膜及中层完整，部分病例可出现近心端颈动脉扩张。

ER3-2-4 颈动脉体瘤长轴图像

2. CDFI 表现　肿块内可见丰富的动静脉血流信号（图 3-2-31），以动脉血为主，呈棒状、条状或网状分布，多数见颈外动脉的分支直接进入肿块内，少数为颈内动脉发出的血管分支进入肿块内。

3. PW 表现　肿块内为动静脉血流频谱（图 3-2-32），颈外动脉为高速低阻型血流频谱。

4. 恶性 CBT 则伴颈部淋巴结、肝、肺等转移征象。

5. 超声检查的局限性　超声能明确 CBT 的回声特点、形状、大小，了解肿块与颈总、颈内、颈外

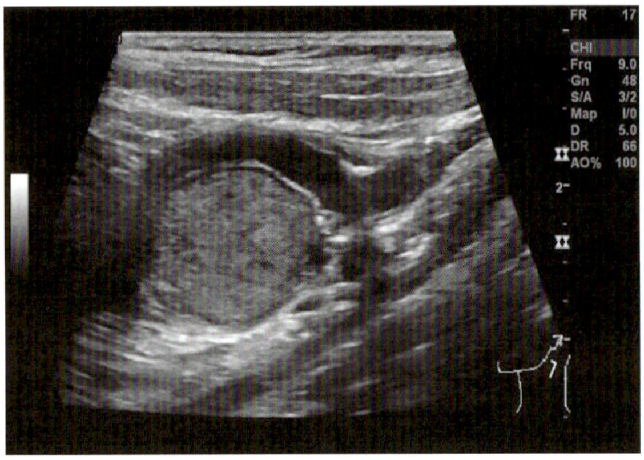

图 3-2-30　颈动脉体瘤灰阶

CBT 呈中低回声，内部可见 RECA 和 RICA 的分支穿行，两者间距增宽

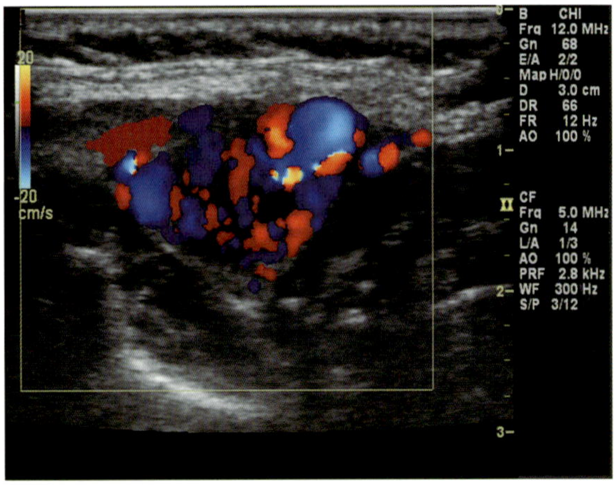

图 3-2-31　颈动脉体瘤 CDFI

肿块内可见丰富的动静脉血流信号

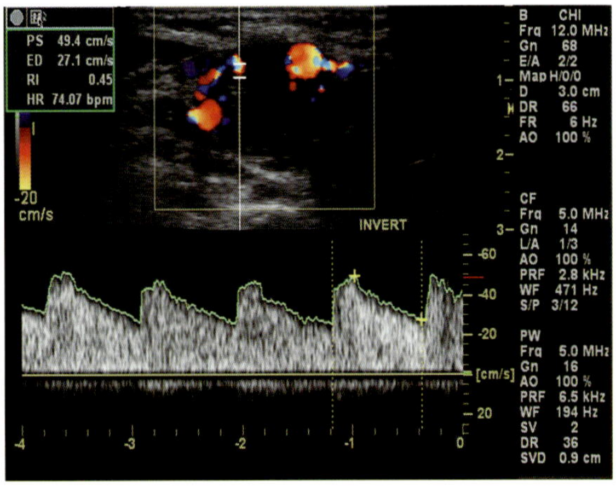

图 3-2-32　颈动脉体瘤 PW

动脉的关系，显示肿块内的血流丰富程度。其局限性在于超声有时无法显示肿瘤上缘，尤其是当肿瘤向上生长侵及颅底，或瘤体较小且症状及体征不明显时可能漏诊；另外，CBT 主要由颈外动脉供血，超声有时较难追踪肿瘤的供血来源。

6. 鉴别诊断 CBT 的鉴别诊断应结合临床症状、病变部位、二维及彩色多普勒超声表现，超声应以颈部肿块为鉴别点，与颈动脉瘤、神经鞘瘤、颈静脉球瘤、腮腺肿块、颈部淋巴结等疾病相鉴别。

（1）颈动脉瘤：颈动脉瘤分为真性、假性动脉瘤。真性动脉瘤表现为动脉局部囊状或梭形扩张，壁连续性完整，彩色多普勒显示瘤内血流与动脉相通；假性动脉瘤超声表现为动脉旁肿块搏动性低的无回声肿块，动脉壁回声连续性中断，瘤颈处可见“双期双向”频谱。而 CBT 为实性肿块内部可见走行迂曲管状结构，穿行于其肿块或镶嵌于其外缘，血管内膜及中层完整，管腔内血流完整规则。

（2）颈神经鞘瘤：为神经源性良性肿瘤，系神经外胚层的施万细胞增生所致。多为单发，被膜完整，呈圆形或卵圆形，肿块较大时常见液化坏死。可发生于身体各个部位，来自迷走神经、舌下神经、交感神经的神经鞘瘤与 CBT 的位置较为相似，临床上均表现为颈部无痛性肿块，生长缓慢，缺乏特异性，临床诊断较为困难。

（3）鳃裂囊肿：鳃裂囊肿系胚胎鳃裂残余组织所形成的颈部先天性囊肿性病变，青少年多见，生长缓慢，位于颈总动脉分叉处上方，超声显示为无回声肿物，表面光滑，可呈分叶状，有波动感，与颈动脉无密切关系。

（4）颈部淋巴源性肿块：颈部融合成团、位于颈动脉分叉处的淋巴瘤易与颈动脉体瘤混淆，淋巴源性肿块一般不包绕颈动脉，颈内动脉与颈外动脉夹角亦无明显增大。

7. 检查中注意事项

（1）灰阶超声检查颈部肿块时，需上下左右滑动、多方位扫查，观察肿块的位置、大小、内部回声、边界及其与颈总动脉、颈内动脉、颈外动脉、颈内静脉、无名静脉的位置及毗邻关系，并与对侧相应的组织部位进行对比。

（2）测量颈内动脉与颈外动脉夹角，正常＜15°；于颈动脉分叉上方 2cm 处测量其最大间距，正常间距＜5mm；观察有无血管受压变形，血管腔内有无占位性病变，大血管管壁是否受侵犯等。

（3）彩色多普勒观察肿块内部血流分布情况、滋养血管的来源及其与颈部大血管的关系等。

九、颈动脉夹层

颈动脉夹层（cervical artery dissection，CAD）为颈部动脉内膜撕裂，血液继而进入血管壁内形成内膜下血肿，称为假腔，血肿靠近外膜则形成动脉瘤，最终均可导致血管狭窄、闭塞。常见的为颈内动脉夹层（internal carotid artery dissection，ICAD）和椎动脉夹层（vertebral artery dissection，VAD），发病率低，占所有缺血性卒中的 2%，但占 45 岁以下年轻人脑卒中的比例高达 8%～25%，是年轻人卒中的主要病因之一，且临床症状及病因均不典型，因此，年轻患者颈动脉超声检查发现管腔狭窄或闭塞，若对比观察对侧颈动脉无明显动脉硬化征象，同时排除颈内动脉肌纤维发育不良，需考虑 CAD。

颈总动脉夹层（common carotid artery dissection，CCAD）常继发于主动脉夹层 Stanford A 型，与动脉粥样硬化、管壁弹力组织退行性变等有关，如 Marfan 综合征、Ehlers-Danlos 综合征、纤维肌发育不良（FMD）、囊性中膜坏死，常无神经症状，颈动脉超声检查时偶然发现。

ICAD 通常起始于颅底，咽部段是其发生的主要部位，VAD 主要的发生部位是椎动脉 V2 段（相当于 C1、C2 处）和进入硬脑膜前 V3 段。与 CCAD 不同，ICAD 多数是自发的，少部分继发于外伤、医源性，外伤如各种体育活动、剧烈咳嗽、按摩、分娩等是青壮年 ICAD 形成的主要原因。

CAD 由于临床症状轻微及其自限性而未被发现或诊断，因此约 6% 的 CAD 患者无临床症状。缺血性脑卒中症状是常见的就诊原因，为夹层、栓塞或血流减少所致。临床表现为经典的“三联征”，包括单侧头、面或颈部疼痛、Horner 综合征、约 2 周后出现的局灶性脑缺血或视网膜缺血的症状（称为迟发性脑卒中）。询问病史患者常未注意到有过创伤史，头颈部疼痛也未被重视。本病预后良好，诊断后 6 个月随访，影像学检查可见血管愈合。

超声对伴缺血症状的颅外段 ICAD 患者诊断灵敏度高，但当夹层程度较轻，未导致管腔明显狭窄，患者仅表现为局部症状如头痛和孤立性霍纳征时，超声可能漏诊；临床上，超声还可进行血管再通的无创性监测和确定抗血栓治疗的持续时间。

颈动脉夹层超声表现主要有：

1. 灰阶超声表现

（1）内膜漂浮，真腔和假腔形成：部分患者就诊较早，表现为患侧颈动脉内径较健侧增宽，腔内可见菲薄的膜状高回声，撕裂的内膜将颈动脉分为真腔和假腔两部分（图 3-2-33、图 3-2-34），并随心动周期飘动，收缩期飘向假腔，舒张期飘向真腔。VAD 表现为椎动脉管壁增厚，呈低回声或等回声，管腔不规则狭窄，远端逐渐狭窄，可见撕裂的内膜、真假腔、假腔内血栓形成等。

（2）颈动脉管壁增厚，管腔狭窄或闭塞：为患者就诊时最常见的超声表现，往往从颈动脉分叉远端开始，向远延伸，由于壁内形成血栓，为管腔内边缘规则的均匀低回声；血栓导致管壁增厚、狭窄或闭塞，管腔内出现平滑、逐渐变细的狭窄或闭塞；一般无动脉粥样硬化征象，颈动脉分叉处无壁内血肿或邻近部位无血栓形成。若病程较长，有时超声不能鉴别管壁增厚的原因是否是动脉粥样硬化斑块。

与常见的主动脉夹层比较，主动脉一旦发生夹层，患者即刻出现持续性胸痛，患者警惕性高，即刻就诊，超声可见典型的主动脉管腔内漂浮的内膜、真假腔形成，主动脉夹层诊断明确。而 CAD 不同，患者颈部疼痛或头痛相对较轻，而且年轻患者居多，不以为然，很少有患者甚至医师会考虑是 CAD。当患者出现缺血性脑卒中症状才就诊，已是夹层形成后 2 周左右，此时颈动脉假腔内血肿已经形成，典型的内膜漂浮和假腔内血流充盈的征象已消失，超声仅表现为管腔狭窄或闭塞。若未见上述典型表现，或病变动脉段位置较深时，超声诊断的主要依据是管腔狭窄或闭塞、血流动力学异常。

（3）颈动脉瘤样扩张、动脉瘤形成：局部血管外径增宽，管壁增厚呈低回声，由血肿和腔内血栓构成，严重者管腔呈瘤样扩张、动脉瘤形成。因 ICAD 动脉瘤通常位于颈部较高的部位，所以超声很少能观察到 ICAD 动脉瘤。

2. CDFI 表现

（1）管腔狭窄或闭塞处彩色多普勒呈“火焰样”改变，频谱多普勒为高速湍流，远心段血流信号杂乱，为低速低阻血流。

（2）真假两腔典型者，腔内血流及频谱不同，血液由真腔流入假腔，真腔血流呈五色镶嵌状，流速较快，伴行假腔内为色彩黯淡的血流，流速较低，短轴切面呈“双腔管征”（图 3-2-35）。

（3）诊断 VAD 椎动脉狭窄和闭塞的血流动力学指标同颈动脉，VAD 所致的椎动脉狭窄局部血流速度加快，仅在 V2 或 V3 部分观察到；频谱多普勒狭窄前段阻力指数增加，狭窄后段阻力指数减低。

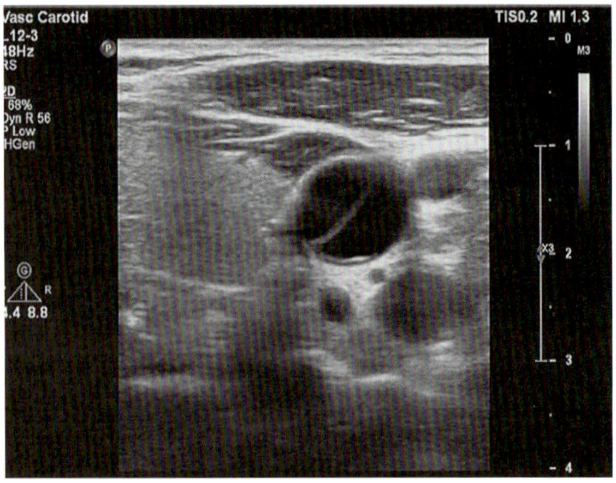

图 3-2-33 颈动脉夹层灰阶图像（横切）

CAD 横断面管腔内可见撕裂的内膜回声，将管腔分为真、假两腔

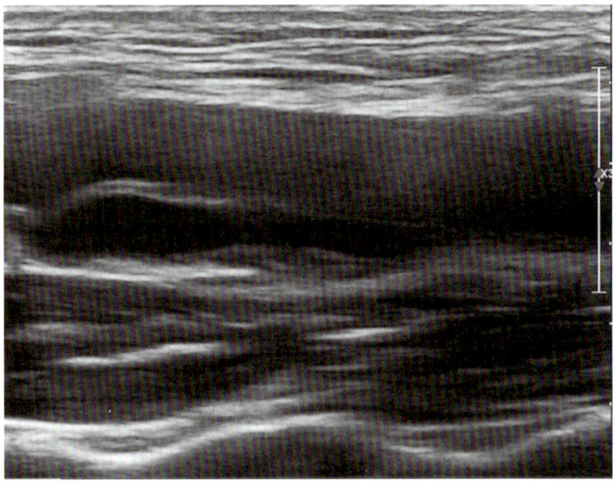

图 3-2-34 颈动脉夹层灰阶图像（纵切）

CAD 纵断面管腔内见撕裂的内膜回声，将管腔分为真、假两腔

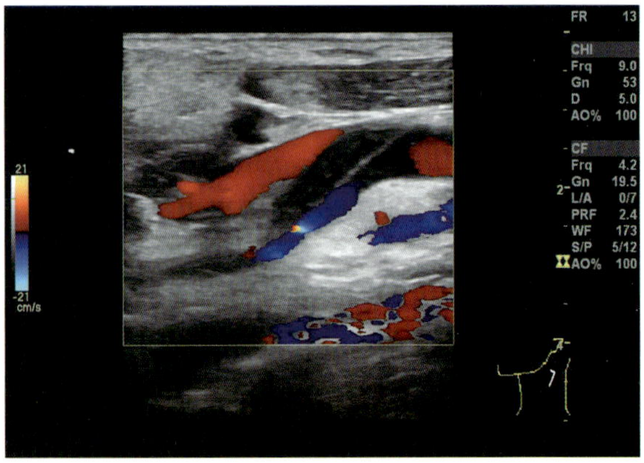

图 3-2-35 颈动脉内膜撕脱后双腔征图，真腔狭窄，血流变细，假腔内血栓形成

3. 鉴别诊断

（1）颈动脉硬化伴斑块形成、狭窄：颈动脉硬化患者多为老年男性，动脉内 - 中膜增厚、斑块形成，病变主要位于颈动脉分叉处，导致狭窄形成的斑块常为强回声，并伴声影，狭窄可累及颈动脉全程，椎动脉很少发生狭窄；而 CAD 多发于年轻人，病变部位一般在颈动脉分叉以上，导致狭窄形成的为低回声的血肿，导致椎动脉狭窄时，颈动脉往往无明显动脉硬化的征象。

（2）超声检查时，漂浮的内膜须与相邻的颈静脉壁区分开；颈段颈内动脉如扭结、环绕和成环，正常颈动脉结构消失，并导致狭窄形成，需鉴别。

（3）颈内动脉冗长，发病率较高，可造成 ICAD 的超声诊断假阳性。

4. 检查中注意事项

（1）ICA 近端的探查应使用高频线阵探头，彩色多普勒及二维超声可观察血管壁的结构和血流；然而，ICA 远端血管和探头之间的距离较远，此时可使用低频扇形探头探查，与线阵探头相比，其彩色多普勒和二维成像的分辨较低；因此，二维超声一般不能清晰显示 ICA 颅外远心段管壁。

（2）ICAD 往往起始于颅底，壁内血肿常发生于血管远端，若逐渐向下延伸，超声可探查到；若未向下延伸，仅表现为 ICA 近端血流呈高阻，提示远端狭窄，而高频线阵探头只能探测到 ICA 的近段，需改用低频探头进一步检查 ICA 远段，以防漏诊。

（3）颅外段 ICAD 因受位置较深、内膜纤细、仪器的分辨力低及操作者经验不足等因素的影响，导致声像图显示欠佳，易漏诊，应谨记以下几点：

1）应用线阵探头无法清晰显示颈内动脉时，改用低频凸阵探头，表现为血流充盈缺损，血管腔轻度狭窄，可考虑 ICAD 形成。

2）颈内动脉出现平滑、逐渐变细的狭窄或管腔闭塞，未见粥样硬化斑块，尤其较年轻患者（≤50岁），应考虑 ICAD。

3）夹层起始于颅底而未延伸至超声所能观察的部位时，颈内动脉远端狭窄或闭塞所致的颈内动脉起始段呈现的低速高阻血流频谱可能为 ICAD 唯一的异常征象。

4）由于彩色多普勒“溢出”伪像，不能发现较菲薄内膜瓣而仅可见血流紊乱时，此时应关掉彩色多普勒，改用灰阶超声观察，以更好地显示内膜瓣。

5）当出现 ICAD 典型临床“三联征”即一侧头颈部的疼痛、Horner 综合征及迟发性脑卒中或视网膜缺血，而颅外段颈动脉超声检查未发现斑块且排除颈动脉炎时，此时应高度怀疑 CAD 的存在。

（4）颈动脉窦部因管腔膨大而产生涡流，出现“红蓝”双向血流信号，导致假阳性 CAD，因此应仔细分辨颈动脉窦部 CAD。

（5）发现 CAD 后，超声检查者应该尽可能完善以下检查：

1）夹层起始处及累及长度。

2）真、假腔内有无血流，血流方向及其特征，假腔内有无血栓。

3）颈内、外动脉多普勒波形，以评价颈内外动脉血液循环状态及侧支循环建立情况。

4）如果夹层引起狭窄，评价狭窄程度。

5）行动脉造影、MRA 或 CTA 检查，进一步评价夹层累及范围。

十、颈动静脉瘘

颈动静脉瘘（carotid arteriovenous fistula，CAVF）是颈动脉和（或）其分支与颈内静脉之间的异常通道，较少见，分为先天性与后天性两种。先天性 CAVF 多发生于细小动脉间，呈多发性，大部分在儿童时期被确诊；后天性 CAVF 多由创伤、医源性穿刺、插管或肿瘤引起，5% 以上的穿透性动脉损伤患者首次检查时有 CAVF。另外，胶原性血管病变、动脉硬化性疾病、高血压或者分娩等使颈部意外创伤的危险性增加，导致 CAVF 的形成。

在创伤性 CAVF 中，相邻的颈动静脉同时受伤时，创缘彼此直接对合，在数天之内就可直接交通，形成直接 CAVF；若仅颈动脉壁被刺破，血液持续渗入周围组织间隙，形成假性动脉瘤；如果动脉与邻近的静脉同时破裂，假性动脉瘤囊就会与两个腔相沟通，形成间接 CAVF。CVAF 早期不易被怀疑或发现，因此大多数患者在受伤后几周或几个月后才进行治疗，导致慢性 CAVF 形成。

与肢体动静脉瘘不同，CVAF 因距心脏较近，回心血量增加，可出现心排血量增加、心率加快、心脏扩大、心肌肥厚、舒张压降低、脉压差增大、心肌收缩力降低等，最终可导致高排量心力衰竭、瘘管破裂、栓塞、感染或现盗血现象等；其次，由于胸腔内负压，颈内静脉易于回流，不易形成头面部静脉扩张、迂曲。

临床上，最常见的症状是搏动性肿块，其他症状包括搏动性耳鸣、头痛、眩晕等；体征为肉眼可见的颈部创伤、瘀斑、可触及的颈部血肿和震颤，听诊为收缩期持续性增强的双期连续性杂音，Branham 征阳性（Branham-Nicoladon 征，即压迫瘘口试验，压迫瘘口后，经瘘支分流的血液返回原动脉系统，周围循环阻力和额外血容量的突然增加，使血压上升，刺激主动脉减压神经和颈动脉窦内的神经末梢，抑制血管舒缩中枢，心率变慢的征象)。

CAVF 属于良性病变，但具有恶性肿瘤的生物学行为，病变不断发展，可累及邻近的组织和器官，瘘口去除后可明显缓解，因此，本病一经确诊需立即手术治疗，避免相关并发症的发生。因 CAVF 解剖和病理生理原因，本病应避免血管内治疗，避免发生肺栓塞和脑栓塞，血管内治疗多用于非常复杂的情况或是外科手术高危时。

颈动静脉瘘超声表现主要有：灰阶超声可显示的瘘口位置、数量，彩色多普勒和频谱多普勒可进一步了解 CAVF 的血流动力学特点，脉冲多普勒超声测量瘘口的流速、血流性质、瘘口两侧压力差以及瘘口远心段动脉流速、流量、血流动力学改变、CAVF 对局部和全身的血流动力学的影响；另外，需完善超声心动图检查，明确是否存在心室肥厚以及心内异物，因此，超声检查在 CAVF 定位和定性诊断、治疗方案的选择及预后的评估方面具有重要的临床意义。

1. 灰阶超声表现 颈部动脉管壁连续性中断，局部可见无回声区(图 3-2-36)，瘘口近心端颈动脉内径增宽，瘘口远心端动脉血管内径相对变细，内径变化交界处为瘘口所在处；颈内静脉增宽。

2. CDFI 表现 瘘口处为五彩镶嵌血流(图 3-2-37)，瘘管较细或湍流明显掩盖瘘管时，瘘管不易显示；瘘口近心端颈动脉血流明显加快，远心端血流速度减慢，颈内静脉血流加快；在静脉附近可见“可视彩色杂音(visible color bruit)”，为周围软组织被瘘内高速血流振动所致。

3. PW 表现 瘘口处呈高速、低阻、单向、双期连续血流频谱(图 3-2-38)；瘘口近心端颈动脉频谱静脉化，呈高速、低阻血流频谱，瘘口远心端颈动脉呈低速、高阻血流频谱，低阻和高阻血流频谱交界也提示为瘘口所在位置；颈内静脉频谱静脉动脉化。

4. 超声心动图 左房、左室对称性增大，左室对称性增厚，CDFI 显示各瓣膜血流速度加快。

5. 鉴别诊断 CVAF 所致的颈部包块及异常血流与颈动脉假性动脉瘤、颈动脉狭窄、颈动脉纤维肌发育不良等相似，需进行鉴别。

(1) 颈动脉假性动脉瘤：二维超声及彩色多普勒表现相似，易混淆，频谱多普勒为鉴别关键。本病彩色多普勒显示瘤内为旋流或涡流，瘤颈处频谱

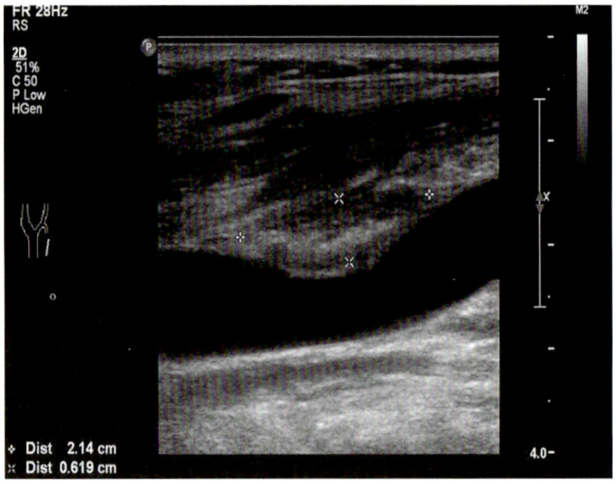

图 3-2-36 颈动静脉瘘灰阶图像

颈内静脉纵断面，其前方软组织不均匀性低回声

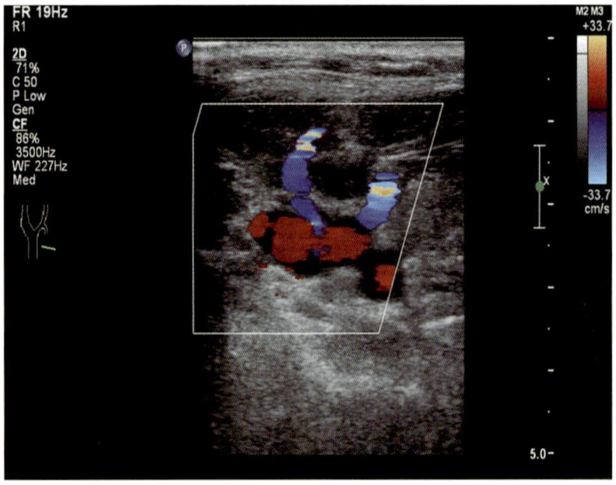

图 3-2-37 颈动静脉瘘 CDFI 图像

颈内静脉横断面 CCA 与 IJV 处彩色血流

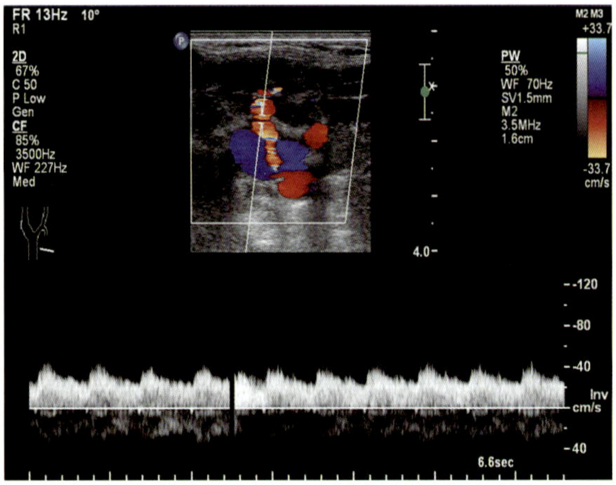

图 3-2-38 颈动静脉瘘 PW 图像

CCA 与 IJV 瘘口 PW 表现为双期连续性频谱

多普勒为收缩期高速入瘤、舒张期低速出瘤的血流，方向相反，而 CAVF 彩色血流异常处为瘘口，频谱多普勒为收缩期逐渐增强的单向双期连续性血流。假性动脉瘤和动静脉瘘同时存在时，动脉瘤内的血流取决于动脉瘤内压力的变化，更为复杂，更多具有动静脉瘘的特性。

（2）颈动脉狭窄：颈动脉二维超声可见斑块形成，数量较多，导致管腔狭窄，频谱多普勒显示狭窄的近心端动脉为高阻血流，远心端动脉为小慢波改变，频谱变化的关键点在狭窄处，频谱多普勒仅为收缩期高速湍流频谱，舒张期无血流，而非 CAVF 特征性的双期连续性频谱。

（3）颈动脉纤维肌发育不良（carotid fibromuscular dysplasia，CFMN）：本病 ICA 较易受累，65% 为双侧病变，多数病变位置较高，多位于第一、二颈椎水平，女性发病率是男性的 3 倍，多发生于 25～50 岁。为一种病因不明的中等动脉发育异常的非炎症性疾病，病理改变为动脉管壁的平滑肌细胞和纤维组织过度增生，中膜受累，导致管壁多发局限性狭窄，伴狭窄后扩张，动脉造影时呈典型的“串珠状”改变。约 10%～20% 的 CFMN 患者可同时伴发颈动脉夹层，临床上常表现为短暂性脑缺血发作、脑血栓等。

6. 检查中注意事项

（1）在显示瘘口深度的前提下，应尽可能选择高频探头，有助于清晰显示瘘口、周围相关动静脉的内径、走行特点及相互关系。

（2）频谱多普勒测量时，应尽可能降低探头频率、适当调节速度标尺及滤波等，以便准确检测血流动力学参数。

（3）临床怀疑先天性动静脉瘘时，应仔细寻找，明确瘘的数量及是否存在其他血管畸形。

（4）同时需对心脏功能、心内异物、远端肢体的血流灌注进行评价。

十一、放疗后血管损伤

肿瘤放射治疗是利用放射线治疗肿瘤的一种局部治疗方法。放射线包括放射性同位素产生的 α、β、γ 射线和各类 X 射线治疗机或加速器产生的 X 射线、电子线、质子束及其他粒子束等。放射治疗的疗效取决于放射敏感性，不同组织器官以及各种肿瘤组织在受到照射后出现变化的反应程度各不相同。口腔及鼻咽部癌因位置距颈动脉较近，放疗所致损伤可能会引起颈动脉管壁及内膜等病变，表现为血管壁模糊，管壁三层结构分界不清，管腔内见回声各异的实性回声充填，可出现类似颈动脉斑块狭窄导致的颅内缺血性疾病的改变。

第三节　颈部静脉血栓性疾病

一、形成原因及临床表现

颈部静脉血栓形成的病理基础主要与静脉内膜机械性损伤、血流滞缓以及血液高凝状态有关，也有部分原因尚不明确。其常见的病因主要有：①静脉穿刺置管：颈部静脉穿刺置管时间过长，导致静脉管壁的机械性损伤，留置导管作为异物引起静脉内膜反应性炎症进而形成血栓；②感染：头面部感染导致细菌通过受损的黏膜及咽旁间隙蔓延或经淋巴和静脉系统入侵颈静脉而导致感染性静脉炎，继而形成局部细菌性栓子；③静脉血流瘀滞：各种原因引起的颈部静脉长期受压或受阻，以及长期卧床造成血流缓慢，使颈静脉发生血栓的危险性增加，如心力衰竭、肝硬化等；④恶性肿瘤：恶性肿瘤所导致的颈静脉血栓形成的机制目前尚不十分明确，大多数研究认为，致癌因素可激活凝血瀑布而形成促血栓环境，加上化疗导致大量白细胞死亡，使血液黏稠度增高，进而促进了静脉血栓的形成。

颈部主要静脉包括颈内静脉、颈外静脉、颈前静脉、颈静脉弓等，其中以颈内静脉血栓形成（internal jugular vein thrombosis，IJVT）较常见。颈静脉血栓的临床表现差异较大，且缺乏特异性。部分患者可表现为颈部条索状包块，质硬，有压痛，颈部浅静脉扩张、颜面部轻度水肿等。严重者可因血栓脱落进入肺循环，引起咳嗽、咯血、胸痛、呼吸困难等表现。虽然肺栓塞是颈内静脉血栓最严重的并发症，但很少有患者死于肺栓塞。此外，颈内静脉置管后形成血栓可出现经导管抽回血不畅、冲管有阻力、滴速减慢等现象。临床上也有部分患者可无自觉症状，仅在行影像学检查时发现血栓。

二、超声表现

根据血栓形成时间，通常可分为急性、亚急性及慢性期血栓，各期血栓有相应的超声影像表现。行颈静脉超声检查时，患者取平卧位，呈后仰伸体位，进而充分暴露颈部。检查时应采用双侧对比法，以颈内静脉为例，应对颈内静脉分别做横切面和纵切面扫查，观察颈内静脉的形态学变化和血流动力学情况。正常颈内静脉管内呈无回声，探头加压可压瘪，彩色多普勒显示血流充盈良好，频谱多普勒具有持续性、随呼吸及心动周期变化特点（图 3-3-1）。当颈内静脉血栓形成致管腔无法压闭或血流信号无法完全充盈时，应详细记录其范围和部位；当颈内静脉血流显示暗淡时要注意调整彩色多普勒取样框的角度并将速度标尺调低，以免出现假阳性。

（一）二维超声

1. 急性血栓 是指形成 2 周以内的血栓。超声影像特点包括：

（1）颈内静脉管径可正常或增宽。

（2）急性血栓的近心端往往未附着于静脉壁，自由漂浮在管腔中（图 3-3-2）。血栓形成后数小时到数天之内可表现为无回声，1 周后回声逐渐呈低回声，少部分呈中等回声与血管腔壁分界不清。

（3）颈内静脉置管术后形成的血栓可附着于导管壁（ER3-3-1）。

ER3-3-1 颈内静脉置管术后血栓形成

（4）颈内静脉血栓处探头加压管腔不能被压瘪。

2. 亚急性血栓 发生在 2 周至 6 个月之间的血栓。超声影像特点包括：

（1）血栓回声较急性阶段逐渐增强。

（2）血栓逐渐溶解和收缩，血栓变小、固定，静脉内径回缩。

（3）颈内静脉管腔加压不能被完全压瘪。

（4）血栓黏附于静脉壁，不再自由浮动。

3. 慢性期血栓 发生在 6 个月以上的血栓。超声特点主要包括：

（1）颈内静脉管壁不规则增厚，管腔逐渐变细，

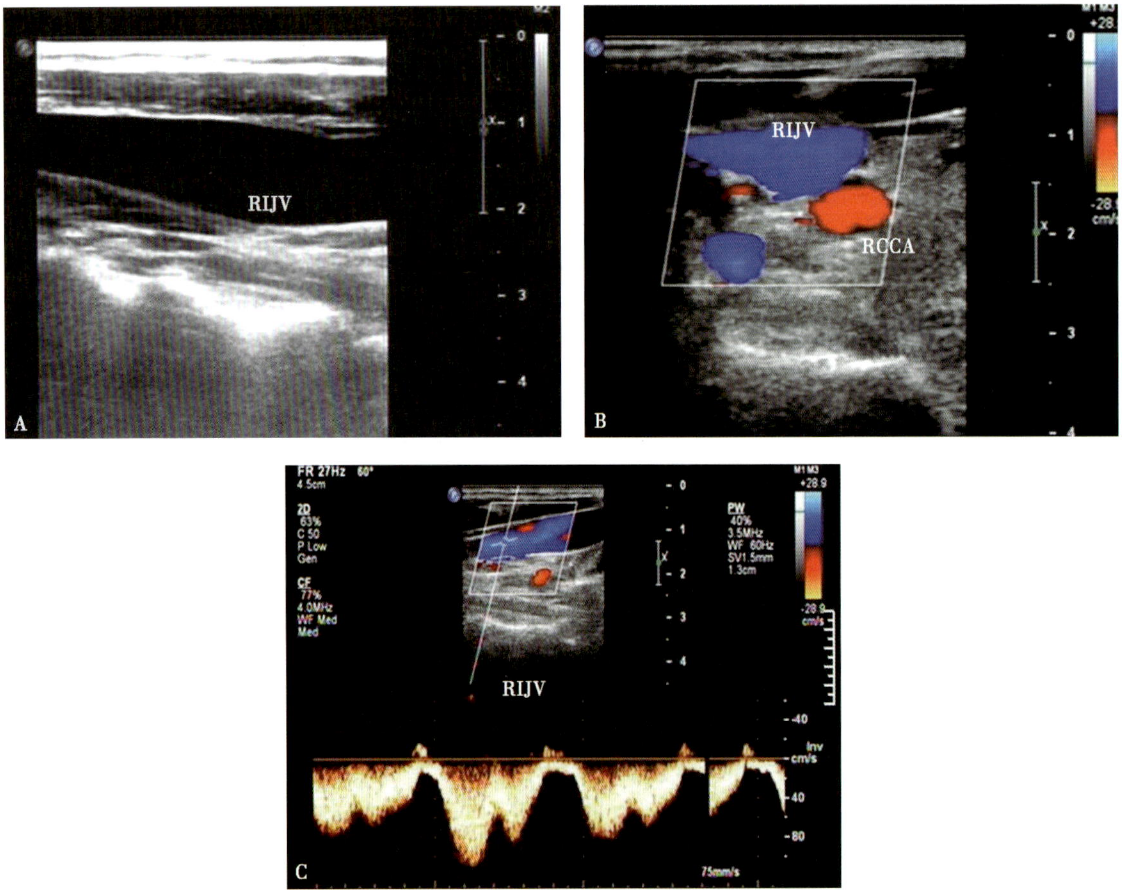

图 3-3-1 正常颈内静脉超声图像

A. 正常颈内静脉二维超声纵切面图像显示静脉管腔内暗区清晰；B. CDFI 显示颈内静脉横切面彩色充盈良好，与颈总动脉伴行；C. 频谱多普勒显示颈内静脉血流呈持续性且随呼吸及心动周期变化

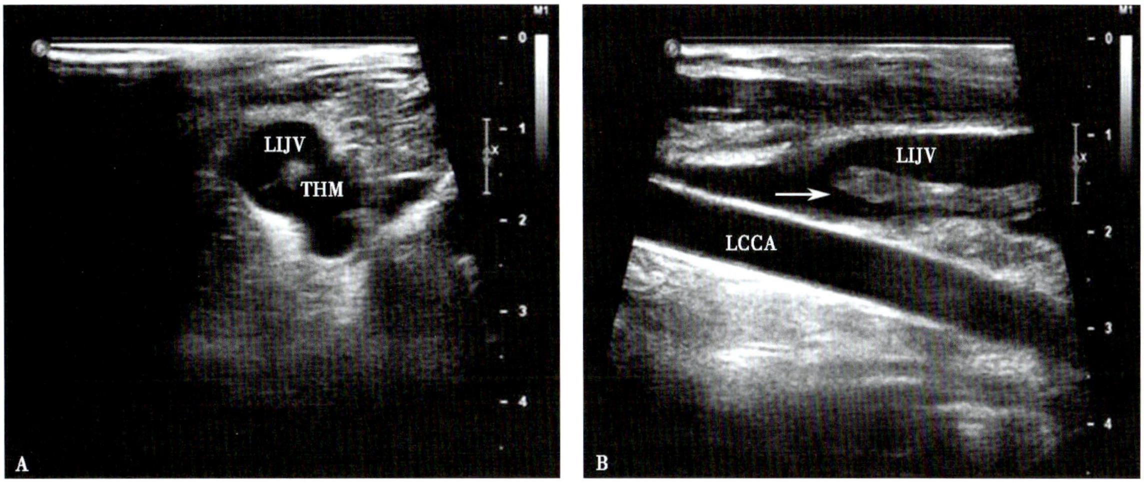

图 3-3-2 颈内静脉血栓形成

颈内静脉横切面(A)及纵切面(B)均显示血栓头漂浮于管腔中

加压仍不能完全压闭，残留血栓回声增强。

(2) 颈内静脉瓣膜增厚、回声增强。

(二) 彩色多普勒超声

1. 急性血栓 血栓段颈内静脉内可完全无血流信号或仅探及少量点、线状血流信号，部分型血栓加彩后呈现彩色血流信号充盈缺损。当血栓使静脉完全闭塞时，血栓近端静脉血流信号消失或减弱，无法引出频谱多普勒，而血栓远端静脉频谱变为连续性，失去随呼吸和心动周期变化的规律，瓦氏(Valsalva)动作反应减弱甚至消失。

2. 亚急性血栓

(1) 血栓再通后颈内静脉管腔内血流信号较前增多。

(2) 侧支循环形成。

3. 慢性期血栓

(1) 静脉瓣反流。

(2) 侧支静脉形成。

三、鉴别诊断

(一) 颈静脉癌栓

超声显示颈静脉内可探及中等回声团块，与血管壁分界不清，探头加压管腔亦不能被压瘪；CDFI 显示管腔内血流信号消失或呈彩色充盈缺损，但栓团内可见血流信号进入。

(二) 颈部血肿

该病的症状和体征与颈静脉血栓相似，可表现为颈前肿胀及颈部压痛，但多在外伤或剧烈活动后发病。病变位于皮下肌肉和筋膜内，初期可呈等回声或低回声，随病程延长，血肿周边呈无回声，CDFI 显示血肿内无血流信号，上下追踪显示病变不在血管腔内可助鉴别。

(三) 颈静脉狭窄

颈静脉狭窄超声显示管壁明显增厚，管腔狭窄，CDFI 显示狭窄处血流速度明显加快，与慢性期血栓超声表现相似，但反复探查管腔内无血栓影像。

(四) 颈内静脉扩张症

颈内静脉局限性扩张，以近心端多见。管腔内可见细小点状中等回声缓慢移动，CDFI 显示血流速度缓慢，颜色黯淡，但探头加压后管腔可被压瘪。

四、临床价值

彩色多普勒超声对颈静脉血栓形成，特别是颈内静脉的诊断特异性高达 97%，而且安全无创、操作简便、可重复性强，可作为疑似颈内静脉血栓的首选检查方法。彩色多普勒超声能够清晰显示颈静脉形态学和血流动力学改变，评价静脉回流情况，协助临床诊治颈静脉血栓并持续观察血栓治疗效果。鉴于超声对颈内静脉血栓诊断特异性极高，是诊断和监测颈内静脉血栓的首选方法，建议临床医生对于颈内静脉置管、肿瘤、头面部感染以及心力衰竭这些高危患者应引起警惕，特别是颈内静脉置管术后及拔管前，颈内静脉超声应作为常规检查项目。

第四节 超声技术在颈部血管疾病诊断及鉴别诊断中的应用

一、超声造影及超微血管成像在颈部血管疾病诊断及鉴别诊断中的应用

超微血管成像或超声造影能鉴别颈动脉极重度狭窄及闭塞（图 3-4-1～图 3-4-3）。

另外，超声造影或超微血管成像更准确地显示、勾勒斑块表面形态，有助于斑块表面溃疡及血管狭窄程度的准确判断（ER3-4-1）。

ER3-4-1

ER3-4-1 超微血管成像及超声造影可清晰显示斑块所致管腔狭窄及斑块表面形态

鉴别颈动脉瘤、颈动脉夹层、大动脉炎、颈动脉周围炎以及静脉系统血栓性疾病，参见各分节部分。

二、三维超声在颈部血管疾病诊断及鉴别诊断中的应用

目前实时三维成像的扫描方式主要有 4 种：窄角瓜瓣实时三维扫描、宽角金字塔样显示、彩色多普勒样显示、三平面取图法。

（一）三维超声图像的采集

1. 机械驱动扫查

（1）平行扫查法：探头由电动马达驱动，以预定的速度和预定的间隔采集图像。

（2）旋转扫查法：将探头固定于某一透声窗，探头围绕某一轴心旋转获取图像。

（3）扇形扫查法：探头固定于某一位置，由机械驱动呈扇形运动获取图像，其扫查间隔角度可调。

2. 自由臂扫查法 此种扫查法利用声或磁遥控装置来确定探头的位置与角度，其中利用磁遥控装置的方法称为磁场空间定位自由扫查。后者由电磁场发生器、磁传感器和微处理器 3 部分组成，该方法操作方便、扫查范围和角度可调，适于做一次性大范围复合形式的扫查取样。三维探头法：Kretz 530D 三维探头将晶片包容于 1 个探头内，其内另有 1 个机械装置，可驱动晶片做等距离扇形或环形扫查。

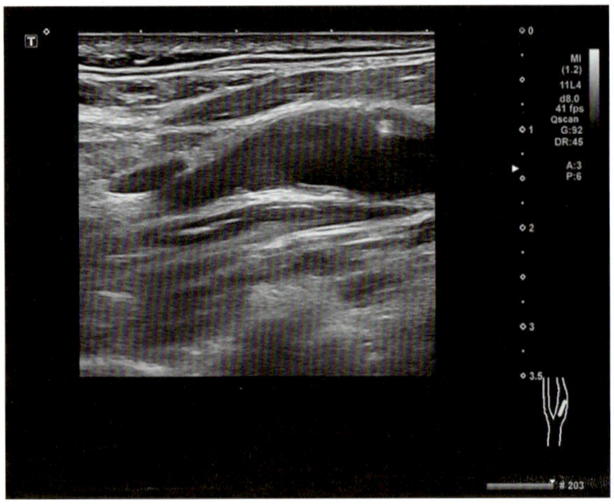

图 3-4-1 二维超声显示斑块内极低回声充填

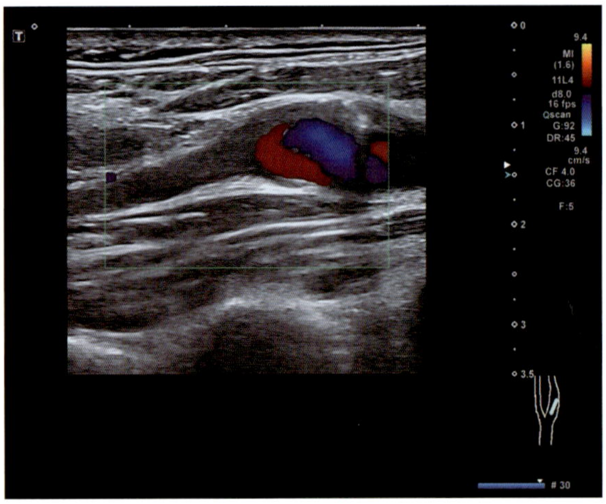

图 3-4-2 彩色多普勒超声显示未见血流信号充盈

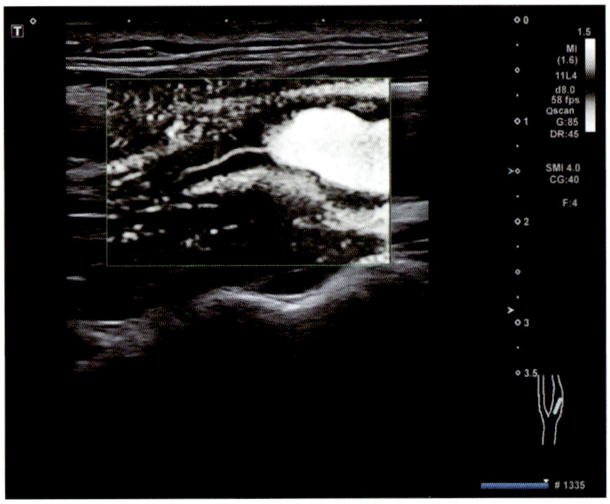

图 3-4-3 超微血管成像（SMI）显示颈内动脉管腔内线状血流通过，证实未闭塞

3. 三维电子相控阵方法　目前已有制造商利用该系统成功获取了实时的三维超声图像。

（二）3-DUS 在颈动脉显像中的应用

颈动脉三维超声重建的主要优点是：

1. 准确确定动脉粥样硬化斑块的大小及其他特征。
2. 动态观察动脉粥样硬化斑块的进程和转归。
3. 观察斑块处异常血流情况。
4. 评价正常及异常动脉的紧张度。
5. 评价动脉粥样硬化和高血压的疗效。
6. 评价手术效果。

（三）3-DUS 与其他影像学方法的比较

1. 与血管造影的比较　动脉造影是有创检查，有动脉栓塞、出血、局部动脉瘤形成和造影剂不良反应等并发症。对于早期动脉粥样硬化，血管造影因仅显示血管腔而降低了其有效性；因只能产生二维图像，可能错误评估斑块体积和管腔狭窄程度，而影响治疗方案的选择。3-DUS 避免了血管造影的各种并发症，不引起血管内膜损伤，并可显示周围组织结构，其精确性和可重复性在某种程度上优于血管造影。

2. 与 CT 和 MR 的比较　CT 和 MR 的二维图像采集速度通常很慢，且在固定的方向平行扫描。而超声能在任意方向高速（10～60/ 秒）扫描，为二维超声图像转化为三维和四维图像提供了可能。MRA 能显示动脉管腔，但可能丢失与血液湍流有关的信号，使评估动脉狭窄的能力受限。同时 MRA 和 CTA 因其空间分辨率受限而影响其对小血管疾病的检出。3-DUS 的独特优点表现在：①采样时间短，患者 1 次屏气期间即可完成，避免脏器移动导致的误差；②无需静脉注射造影剂即可显示血管结构，无电离辐射及创口。

3. 与血管内超声的比较　血管内超声需应用血管内换能器，但不能产生血管外结构影像，不能显示容量信息，而 3-DUS 避免了这些不足。

4. 与血管镜的比较　光纤血管镜可改善分辨率，但需要完全阻断血流，而 3-DUS 在体外操作。

（四）存在的问题与展望

3-DUS 的质量与二维图像采集质量息息相关，由于三维重建不能重建二维图像所不能显示的结构，因此应尽可能使二维图像达到最佳水平；三维超声测容积取决于所用探头的物理性能（如探头大小、形状，声波的频率）；目前所用的探头需要 1 个特殊的装置来进行图像采集；任何超声都避免不了同一种缺点，即不能通过气体或骨骼，因为这些组织有较强的声阻抗。然而，这些问题并未严重影响三维超声的发展潜力，三维超声能提高正常及异常结构的识别能力。三维超声倾向于作为常规超声检查的附加检查，用来获取特殊的解剖和（或）生理信息，并能进行精确的体积测量。

第五节　颈部血管病变手术及介入治疗后超声监测

颈部血管病变手术超声监测包括颈动脉内膜剥脱术（CEA），颈动脉支架置入术（CAS），颈内静脉置管术血流通畅情况的评估。

1. 颈动脉内膜剥脱术前评价血管狭窄程度，血流动力学情况，管腔是否闭塞，斑块表面有无血栓，术后评价管壁及管腔内部结构，血流动力学改变情况等。
2. 颈动脉支架置入术前评价管腔狭窄程度，有无闭塞及血流动力学情况，有无钙化及钙化大小范围及分布情况，目前术前评价斑块内新生血管情况有助于临床选择手术方式。我们的经验是斑块内新生血管丰富，则颈动脉支架术后，斑块更容易伸入支架内继续生长，导致管腔再狭窄，因此术前应该重视颈动脉斑块内新生血管情况的评估。CAS 术后评价支架扩张程度及位置，血流动力学改变情况，以及是否存在狭窄。
3. 远期随访 CEA 或 CAS 术后血管结构及血流动力学情况。
4. 监测颈内静脉和（或）锁骨下静脉置管术后血流是否通常及是否有血栓形成。

第六节　回顾与展望

近年来，随着超声技术的不断进步和发展，超声图像的分辨率及新技术的开发使超声在临床中得到广泛应用。彩色多普勒超声应用于颈部血管及脑血管疾病，因其准确性及方便，易于操作实施，可重复性强，得到广泛的临床应用，其检查结果准确性高，已获得临床的一致认可，尤其颈部血管超声目前对血管病变的判断已经达到可以和 CTA 及 DSA 媲美的程度。相对于其他影像学检查，超声对斑块表面形态、有无溃疡、表面有无活动性血栓及血流动力学评估等方面有独特的优势及诊断准确性。超声新技术如超声造影及超微血管成像能够准确评价斑块内新生血管的生成及分布情况，结果得到病理证实，是超声评价斑块是否稳定的重要及必要的补充。三维超声技术的不断发展，在一定程度上弥补了二维超声受操作者技术水平及扫查切面限制，难以全面评估颈动脉斑块的缺点，通过保存血管及斑块的三维图像，使多方位观察评估颈动脉硬化更加简单、便捷。三维超声不仅可以对斑块位置、形态、血管是否通畅及狭窄进行定性评估，最重要的是其可以通过三维血管图像对颈动脉斑块进行定量评估。在颈动脉狭窄程度的评估中，三维超声具有良好的可重复性，其结果与DSA具有良好的一致性，在与MRA评价颈动脉狭窄的对比中发现，三维超声在发现轻度狭窄方面优于MRA。在对斑块成分及形态的评估方面，三维超声通过测量斑块的灰阶中位数（GSM）及平均灰度值（MGV）对斑块组成进行评估，而评估斑块表面形态方面，三维超声也优于二维超声，且对溃疡斑块的检出能力高于MRI。在斑块大小的测量方面，三维超声可以测量颈动脉斑块体积，观察斑块发展进程，可以更准确地发现斑块大小、体积上的变化，为临床诊治提供更完整的信息。

参考文献

[1] 袁光华，张武，简文豪，等. 超声诊断基础与临床检查规范 [M]. 北京：科学技术出版社，2006.

[2] 何文. 颈动脉彩色多普勒超声与临床 [M]. 北京：科学技术文献出版社，2007.

[3] Sandra L. Textbook of Diagnostic Ultrasonography[M]. 北京：人民卫生出版社，2002.

第四章　腹部与盆腔血管超声检查

第一节　超声检查技术

一、超声应用解剖与生理学概要

（一）腹主动脉及其主要分支

腹主动脉（abdominal aorta）为主动脉穿过膈肌的主动脉裂孔（相当于第12胸椎下缘水平）至脐平面（相当于第4腰椎下缘水平）分出左、右髂总动脉之前的一段，位于脊柱前方并稍偏中线左侧。腹主动脉的分支按供血分布区域分为壁支和脏支。壁支包括腰动脉、骶正中动脉、膈下动脉及由其发出的肾上腺上动脉等。脏支又分为不成对和成对两种，成对的有肾上腺中动脉、肾动脉、睾丸（或卵巢）动脉，不成对的有腹腔干和肠系膜上、下动脉等。

1. 腹腔干　腹腔干（celiac trunk）为一短而粗的血管干，平均长度为2.45cm。在膈主动脉裂孔的稍下方发自腹主动脉前壁。腹腔干分支有胃左动脉、肝总动脉和脾动脉。

（1）肝总动脉（common hepatic artery）：是腹腔干发出供应肝、胆、胃和十二指肠的较大动脉。行向右，旋即分成肝固有动脉和胃十二指肠动脉。

（2）脾动脉（splenic artery）：是成人腹腔干的最大终支血管。沿胰腺上缘左行，分多条脾支和胰支分别进入脾和胰体与胰尾部。其他分支有胃后动脉、胃短动脉、胃网膜左动脉等。

2. 肠系膜上动脉　肠系膜上动脉（superior mesenteric artery）在腹腔干的稍下方约0.1～0.6cm处发自腹主动脉前壁。主要分支包括胰十二指肠下动脉、空肠动脉、回肠动脉、回结肠动脉、右结肠动脉、中结肠动脉等，供应小肠、横结肠及其近侧大肠、胰腺等器官。当肠系膜上动脉与腹主动脉之间的夹角过小，或肠系膜上动脉起点过低时，可引起十二指肠受压梗阻，或者左肾静脉压迫综合征。

3. 肾动脉　肾动脉（renal artery）多在第2腰椎平面、肠系膜上动脉起点平面的稍下方约1～2cm处发自腹主动脉的两侧壁。由于腹主动脉的位置偏左，故右肾动脉较左肾动脉长，并经下腔静脉后面右行入肾。左侧肾动脉起始部常高于右肾动脉。双侧肾动脉（一级支）于肾静脉后方横向走行，发出肾上腺下动脉后至肾门，分前、后两干（二级支）入肾，由前、后干再分出段动脉（三级支）。每一支肾段动脉供给的肾实质区域，称为肾段。

在肾窦内，前干走行于肾盂前方，发出上段动脉、上前段动脉、下前段动脉和下段动脉。后干走行于肾盂后方，入肾后延续为后段动脉。因此，肾段共有5个，即上段、上前段、下前段、下段和后段。每条肾段动脉均有独立的供血区域，上段动脉供应肾上端；上前段动脉供应肾前面中、上部及肾后面外缘；下前段动脉供应肾前面中、下部及肾后面外缘；下段动脉供应肾下端；后段动脉供应肾后面的中间部分。肾各段动脉之间没有吻合，当某一段动脉阻塞引起血流受阻时，相应该供血区域的肾实质即可发生坏死。

肾段动脉分支成叶间动脉，穿行于肾柱内，上行至皮质与髓质交界处，形成与肾表面平行的弓状动脉。由弓状动脉向皮质表面发出小叶间动脉。小叶间动脉向被膜发出毛细血管，并向周围的肾小体发出入球小动脉，形成肾小球。

肾动脉既是肾的营养血管，又是肾的功能血管，与肾泌尿功能密切相关。肾血流量大，正常成人安静时平均1000～1200ml/min，占心输出量的20%～25%。

4. 肠系膜下动脉　肠系膜下动脉（inferior mesenteric artery）在第3腰椎水平、距腹主动脉分叉处上方3～4cm处发自腹主动脉的前壁，沿后腹壁向左下走行，分支主要包括左结肠动脉、乙状结肠动脉、直肠上动脉等，供应横结肠左1/3、降结肠、乙状结肠和直肠上段。

（二）下腔静脉及其属支

下腔静脉由左、右髂总静脉在第5腰椎前方稍偏右侧汇合而成，然后沿脊柱前方在主动脉的右侧上行，到达肝脏的下方，通过肝的右纵沟后部的腔静脉沟再穿过膈肌的腔静脉孔和心包，最后进入右心房。下腔静脉主要收集下肢、盆部和腹部的静脉血。其主要属支有髂总静脉、右睾丸（卵巢）静脉、肾静脉、右肾上腺静脉、肝静脉、膈下静脉和腰静脉，大部分属支与同名动脉伴行。根据下腔静脉主要属支的起始位置将其分为3段：肾静脉开口以下为下段；肾静脉开口以上至肝静脉开口以下为中段；肝静脉开口以上至右心房为上段。

二、超声检查方法与技巧

（一）患者准备

除患者病情危急需立即行超声检查外，应常规禁食8小时以上。

（二）体位

根据不同的扫查部位和所针对的血管检查相应地取仰卧位、侧卧位或俯卧位。站立位利用下移的肝脏做透声窗有助于一些血管段的检查，也可使一些静脉扩张而方便检查。

（三）仪器

常规使用3.5MHz的凸型探头为佳，体瘦者可选用5.0MHz的探头，肥胖者和位置深在的血管可采用2MHz探头。声束与血流方向之间的夹角小于60°，取样门大小为所查血管管径的1/3～1/2。

（四）检查方法

1. 腹主动脉及其主要分支

（1）腹主动脉：腹正中纵切和横切扫查是检查腹主动脉的常用切面，深吸气后屏气利用下移的肝脏作透声窗，有助于腹主动脉上段的检查，探头加压可消除部分肠道气体的干扰，也有助于检查，注意动脉瘤处不宜加压。但肥胖、腹胀及大量腹水患者可导致该切面检查不满意甚至失败，此时，可采用右侧卧位左侧腰部冠状面扫查，利用脾肾作透声窗来显示腹主动脉。观察腹主动脉的病变情况有助于对其分支血管病变的评估，例如腹主动脉有广泛的动脉粥样硬化斑块形成时，需提高对分支血管疾病的怀疑，尤其是血管起始处可能存在的斑块和管腔狭窄。

（2）腹腔干：腹腔干发自腹主动脉前壁，距起始处1～3cm分为肝总动脉和脾动脉，超声很容易观察到，而腹腔干另一分支胃左动脉一般无法显示。纵切显示腹腔干与腹主动脉垂直或与腹主动脉形成向头侧的夹角，横切显示腹腔干及其分支呈T形、Y形或“海鸥”状。脾动脉走行于胰体和胰尾后上方。腹正中横切扫查可显示脾动脉近心段，右侧卧位以脾脏为透声窗，可观察脾动脉远心端。肝总动脉发出胃十二指肠动脉后称为肝固有动脉，伴随门静脉入肝门，前腹部路径扫查易于显示。

（3）肠系膜上动脉和肠系膜下动脉：腹正中纵切稍偏右可显示肠系膜上动脉长轴，其起始于腹主动脉前壁，经脾静脉和胰颈的后方下行，通常由短的、向前走行的血管段和长的、向下走行的血管段组成，右侧有肠系膜上静脉伴行。肠系膜上动脉常作为上腹部血管的解剖定位标志。在髂总动脉分叉处的上方3～4cm处，纵切稍偏左显示肠系膜下动脉起始于腹主动脉左前壁，沿腹膜后方向左下走行，肥胖或肠气干扰明显者常不易显示。

（4）肾动脉：首先在肠系膜上动脉起始下方1cm处测量腹主动脉峰值流速；然后使用腹正中横切扫查、右前腹肋间或肋缘下横切扫查或侧腰部冠状面扫查，观察肾动脉主干血流充盈情况和有无紊乱血流，测量其收缩期峰值流速和舒张末期流速；最后，测量叶间动脉的峰值流速、收缩早期加速度、加速时间和阻力指数。过度肥胖、肠气干扰等影响因素可使肾动脉检查失败。

2. 下腔静脉及其属支

（1）下腔静脉：将探头置于剑突下腹正中线偏右约2cm处，自上往下纵切追踪观察下腔静脉的管壁和管腔内状况，横切下腔静脉位于腹主动脉右侧。或将探头置于右前腹肋间或右侧腰部，呈冠状面扫查，利用肝和右肾作透声窗，能够显示呈平行排列的下腔静脉和腹主动脉的长轴图像。站立位或瓦氏动作时，由于下腔静脉扩张，有助于帮助观察。

（2）肝静脉：剑突下纵断和横断扫查三支肝静脉，观察其内有无异常回声、血流充盈情况和频谱形态。探头置于右肋缘下，声束指向右上方，进行右肋缘下斜断扫查，主要用于观察肝右静脉、肝中静脉以及它们之间的交通支。也可将探头置于右前腹肋间，呈冠状面扫查肝右静脉。

（3）肾静脉：与同名动脉的超声探测方法基本类似，参见本节有关内容。

上述血管主要观测内容：先天变异，管腔有无狭窄和扩张，有无移位和受压，管腔内有无异常回声，血流方向，管腔血流充盈和有无紊乱血流。静脉还应观察压迫后管腔的改变，静脉血流频谱的期相性。动脉经常测量的参数有：收缩期峰值血流速度，舒张末期流速，血流速度比值，加速时间，加速度和阻力指数。

三、超声检查适应证

（一）先天性血管变异

（二）腹主动脉及分支疾病

1. 动脉狭窄性和闭塞性疾病。
2. 动脉瘤。
3. 动脉夹层。
4. 动静脉瘘。
5. 其他疾病如腹膜后纤维化、肿瘤或其他炎性疾病累及血管等。

（三）下腔静脉及其属支疾病

1. 静脉血栓、癌栓等栓塞性疾病。
2. 布 - 加综合征。
3. 左肾静脉压迫综合征。
4. 下腔静脉综合征。
5. 下腔静脉离断。
6. 其他，如静脉内肿瘤等。

（四）外科治疗后的评估

1. 人工血管搭桥或置入、球囊扩张术后的评估。
2. 静脉滤网置入术后的评估。
3. 腹主动脉瘤腔内隔绝术后的评估。
4. 其他术后评估。

四、正常声像图

（一）腹主动脉及其主要分支

1. **腹主动脉**　纵切腹主动脉呈管状无回声区，横切为一圆形无回声区，体瘦者可显示管壁的三层结构（图 4-1-1A、B）。动脉内径自上而下渐进性变小，随年龄增大而增宽，男性明显大于女性。正常腹主动脉全长 14～15cm，近段内径 2～3cm，中段 1.5～2.5cm，远段 1～2cm。CDFI：血流为层流，流向足侧；近心段舒张期血流有一定程度的正向血流，而远心段舒张早期存在反向波，呈三相或者四相波型（图 4-1-1C）。

2. **腹腔干和肠系膜上、下动脉**

（1）正常腹腔干内径（0.66±0.17）cm。纵切显示，腹腔干多与腹主动脉垂直或与腹主动脉形成向头侧的夹角，横切显示腹腔干及向右走行的分支肝总动脉、向左走行分支脾动脉形成 T 形、Y 形或“海鸥”状（图 4-1-2A、B）。CDFI 显示腹腔干血流

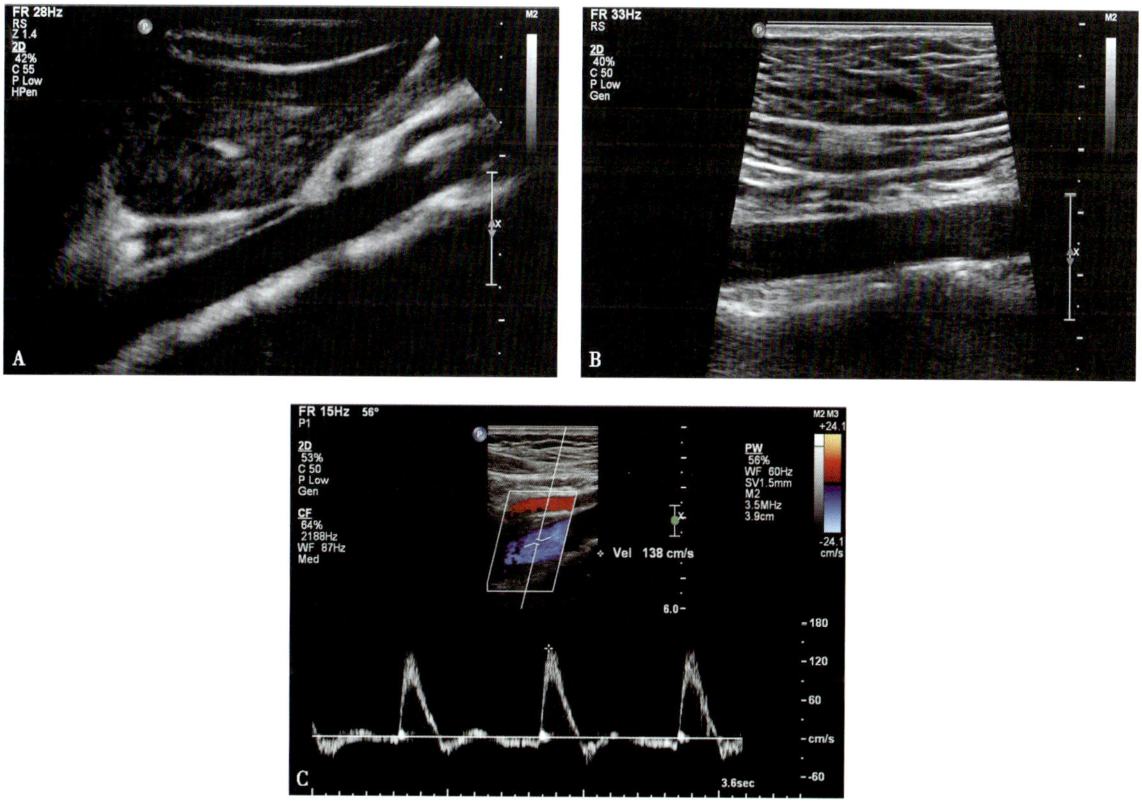

图 4-1-1　正常腹主动脉灰阶及频谱图

A. 腹主动脉近心段灰阶图；B. 腹主动脉远心段灰阶图：体瘦者用 9L 线阵探头可清晰显示腹主动脉内中膜；C. 腹主动脉远心段频谱，呈三相（舒张晚期为正向波）或者四相波型（舒张晚期为反向波）

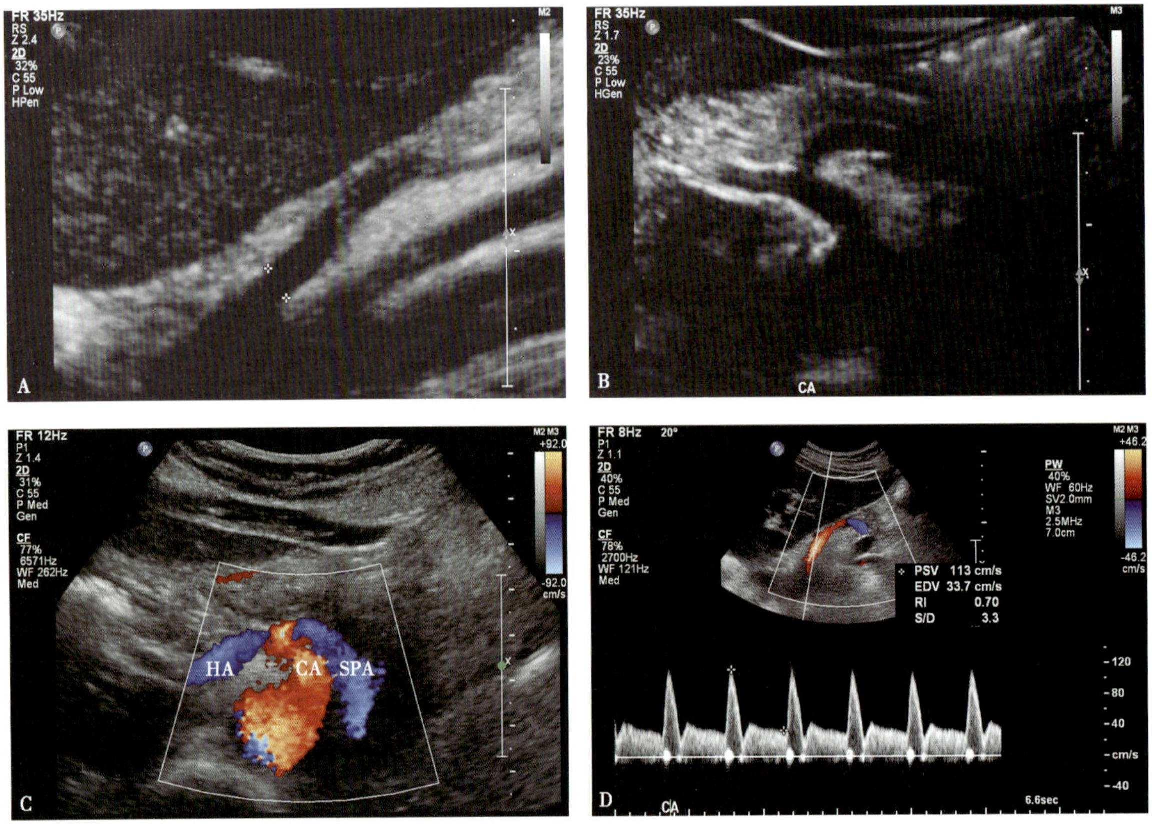

图 4-1-2 正常腹腔干的灰阶及 CDFI 表现

A. 腹腔干纵切面（游标所示）；B. 腹腔干横切面：腹腔干及分支呈海鸥状；C. 腹腔干及分支彩色血流图；D：腹腔干频谱图。CA：腹腔干，；HA：肝总动脉，；SPA：脾动脉

方向朝向腹侧，肝总动脉血流流向右侧的肝脏，脾动脉的血流方向流向左侧的脾脏（图 4-1-2C）。禁食时，腹腔干的频谱收缩期上升支及下降支均陡直，舒张期呈持续正向波型，可见舒张早期切迹（图 4-1-2D）。禁食时，与肠系膜上动脉相比，腹腔干有较高的舒张期正向血流速度，保证了肝脾的血供，其阻力指数一般低于肠系膜上动脉。进食后，腹腔干流速仅轻微升高。

（2）正常肠系膜上动脉内径（0.64±0.14）cm。肠系膜上动脉自腹主动脉发出后，向足侧走行，与腹主动脉夹角呈锐角（图 4-1-3A）。肠系膜下动脉自腹主动脉左前壁发出后，向左下走行（图 4-1-3C），其与腹主动脉的夹角一般比肠系膜上动脉夹角更小。禁食时，肠系膜上、下动脉血液循环阻力较高，可呈三相波形，由收缩期正向波、舒张早期反向波和舒张中晚期的低速血流组成（图 4-1-3D）；

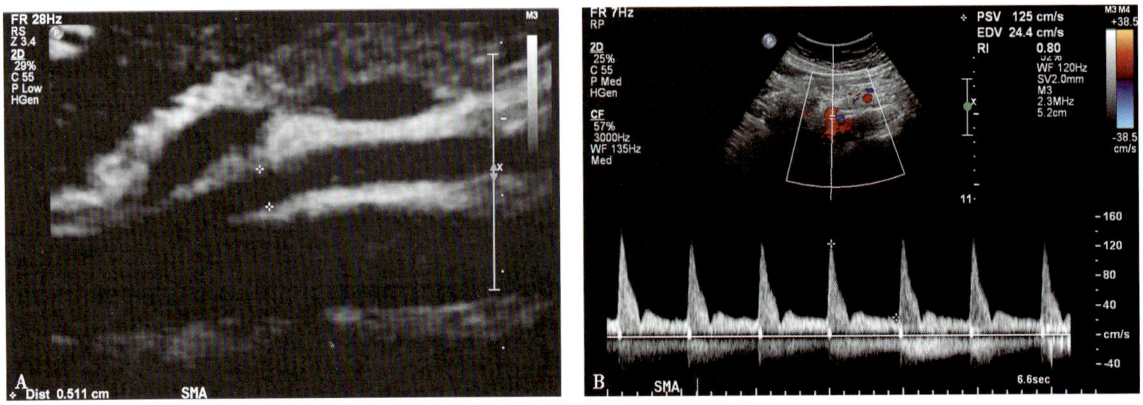

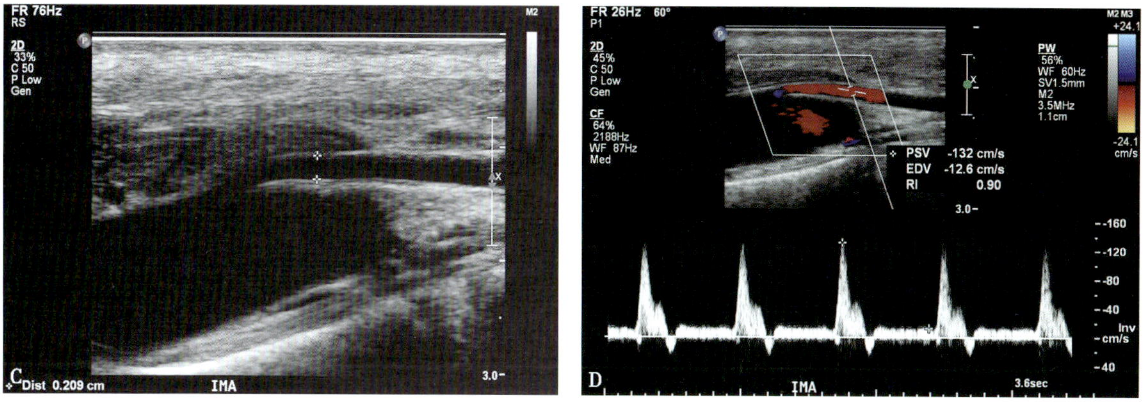

图 4-1-3　正常肠系膜上、下动脉的灰阶及频谱图

A. 肠系膜上动脉灰阶图（游标所示）；B. 肠系膜上动脉频谱图；C. 肠系膜下动脉灰阶图（游标所示）；D. 肠系膜下动脉频谱图。禁食时，肠系膜上、下动脉的频谱呈高阻力型，可有或无舒张早期反向波。SMA：肠系膜上动脉；IMA：肠系膜下动脉

亦可表现为收缩峰尖锐、舒张期持续正向低速血流（图 4-1-3B）；进食后，内径明显增宽，血液循环阻力降低，整个心动周期（尤其舒张期）流速明显升高，收缩峰宽大，舒张期反向血流消失。

3. **肾动脉**　成人肾动脉内径为 4～7mm，管腔内血流充盈，血流频谱为低阻型，收缩早期频谱上升陡直，而后缓慢下降，约 50% 肾动脉存在收缩早期切迹。正常肾动脉峰值流速 < 150cm/s，收缩早期加速时间 < 0.07s，收缩早期加速度 > 3m/s，阻力指数 0.5～0.7（图 4-1-4）。

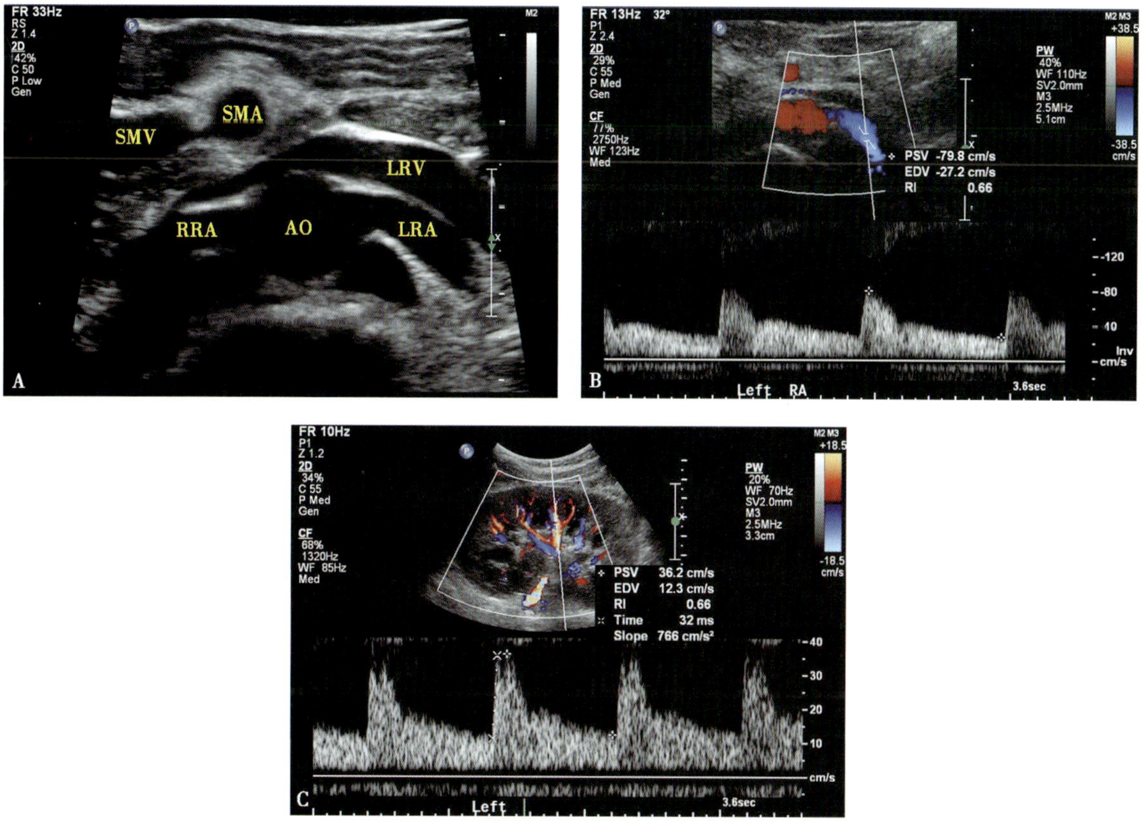

图 4-1-4　正常肾动脉的灰阶及频谱图

A. 腹正中横切面显示双侧肾动脉；B. 肾动脉主干频谱；C. 肾叶间动脉频谱。AO：腹主动脉；RRA：右肾动脉；LRA：左肾动脉；SMA：肠系膜上动脉；SMV：肠系膜上静脉；LRV：左肾静脉

（二）下腔静脉及其属支

1. 灰阶超声 下腔静脉及其属支如肝静脉、肾静脉壁呈薄而平整的细线状回声，有时不易辨认，管腔内为无回声。下腔静脉表现为宽窄不均的管状结构，近右心房处可见明显的生理性狭窄。下腔静脉内径明显受呼吸的影响，吸气时前后径变窄呈扁平状，呼气时前后径增宽呈椭圆形。正常下腔静脉管腔前后径：上段1.0～1.3cm，中段0.9～1.2cm，下段0.9～1.1cm。

2. CDFI 表现 清晰显示者，管腔内充满血流信号，但肠气干扰和肥胖等影响因素可使静脉管腔内血流信号充盈不满意。下腔静脉近心段和肝静脉随心脏舒缩血流颜色发生变化，但无湍流出现。

3. PW 表现 见图4-1-5。

房室舒缩致血流频谱呈多相型，每一心动周期依次由S波、V波、D波和A波组成，偶尔在A波之后还有一个C波。S波和D波为前向波，S波波峰常大于D波波峰；V波、A波及C波为反向波。这种多相型频谱常见于下腔静脉近心段和三支肝静脉，很少见于右肾静脉，而下腔静脉远心段、左肾静脉和髂静脉血流受心脏舒缩的影响很小，常表现为连续的前向血流。血流频谱也受呼吸的影响，通常吸气时S波流速减低，D波流速升高，而呼气时波形流速改变则正好相反。瓦氏试验（深吸气后憋气）时，反向血流消失。

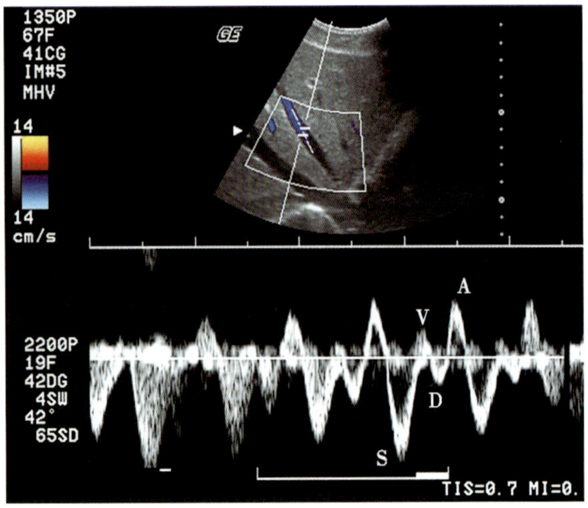

图4-1-5 正常肝静脉频谱图

第二节 常见腹部、盆腔动脉疾病诊断

一、先天性变异

腹腔干为腹主动脉的第一个分支，主干较短，自腹主动脉发出后不久即分支为胃左动脉、肝总动脉和脾动脉，此分支类型见于92%～96%的正常人。腹腔干的变异常为其分支中1支或多支单独起始于腹主动脉或肠系膜上动脉，如肝脾干型（肝动脉与脾动脉共干，胃左动脉由腹主动脉发出）、胃脾干型（胃左动脉与脾动脉共干组成胃脾干，肝总动脉由肠系膜上动脉发出）、胃左、肝总和脾动脉由腹主动脉直接发出或腹腔干和肠系膜上动脉共干（图4-2-1）由腹主动脉发出等。

肝动脉正常型是指肝总动脉起源于腹腔干，并发出肝固有动脉和胃十二指肠动脉，肝固有动脉发出肝左、右、中动脉。肝总动脉、肝固有动脉的起始处外径分别为（4.29±0.94）mm、（3.26±0.72）mm；长度分别为（28.60±8.40）mm、（20.09±8.90）mm。肝动脉先天性异常很常见，国外报道其发生率为19.7%～45.0%，国内文献报道其发生率为13.3%～28.9%，男性发生率高于女性。肝动脉变异种类繁多，较常见的变异包括替代左肝动脉或副肝左动脉起自胃左动脉、替代右肝动脉或副肝右动脉起自肠系膜上动脉以及多支副肝动脉等。

（一）超声表现

肠系膜上动脉的解剖变异主要与腹腔干及肝动脉变异相关，如替代左肝动脉或副肝动脉起自肠系膜上动脉，或肝动脉、胃左动脉起自肠系膜上动脉等。肠系膜下动脉偶见缺如。

通常情况下，每侧肾脏由单一肾动脉供血，肾动脉在肠系膜上动脉开口部下方起源于腹主动脉。肾动脉主干在肾门附近发出肾段动脉分支。肾段动脉穿过肾窦后分出叶间动脉。肾动脉变异较常见，文献报道其发生率为28%～49%。肾动脉变异种类

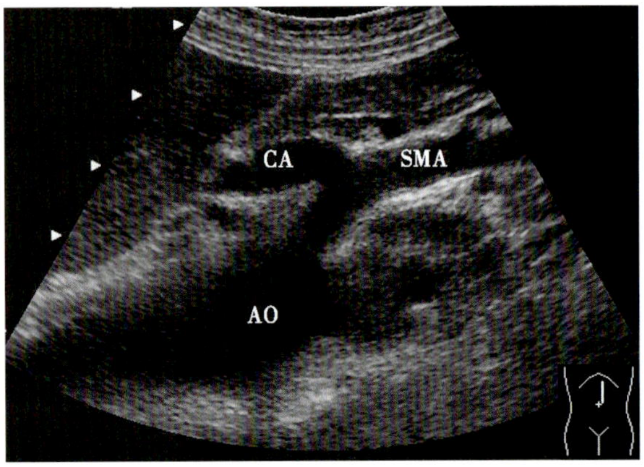

图4-2-1 腹腔干解剖示意图

繁多，最常见者为肾动脉主干过早分支（即肾门前肾动脉分支），占所有变异的57%；其次为腹主动脉或其分支（如髂总动脉、肠系膜下动脉等）发出一支或两支以上肾动脉副支（副肾动脉）（图4-2-2A），约占所有变异的36%；二者也可合并存在。多动脉型变异（两支以上副肾动脉、肾动脉主干两支以上过早分支）占总变异数的19.6%。左、右肾变异率及男、女之间无差异。变异支进入肾门和（或）肾上下极内，通常进入肾门的变异支直径与肾动脉主干相近，自肾脏上下极入肾的变异支一般纤细。副肾动脉直径1～4mm，开口的位置可与肾动脉主干毗邻，也可相距较远。当腹主动脉发出两支或两支以上肾动脉，粗细差异不大，且均进入肾门分支为段动脉时，也可不分主副，称为双支肾动脉或多支肾动脉（图4-2-2B）。

下腔静脉的变异类型主要有左下腔静脉、双下腔静脉、下腔静脉肝后段缺如等类型。

（二）检查中注意事项

由于腹主动脉各分支先天性变异情况的存在，检查腹主动脉及分支时应注意扫查全面，观察血管的全程走行情况。如果在常见走行区未扫查到相应血管，不要急于做出血管闭塞的诊断，应扩大扫查范围，仔细鉴别有无血管的先天性变异。

肾动脉的先天性变异比较常见。检查肾动脉时，要注意扫查肾动脉的起始段及其上下附近的腹主动脉区域，观察腹主动脉有无其他的肾动脉支发出，或者在肾长轴切面仔细观察肾动脉主干的数量及走行情况、肾脏的上下极有无副肾动脉供血。肾脏由两支或多支肾动脉供血时，其中一支出现狭窄或闭塞，容易导致肾脏节段性的缺血甚至梗死。因此，对肾动脉的扫查要全面。

二、动脉狭窄性和闭塞性疾病

（一）腹主动脉及髂动脉狭窄

1. 临床特征 腹主动脉及髂动脉狭窄的主要病因为动脉粥样硬化、大动脉炎、先天性及外压性因素等。动脉狭窄可导致动脉功能不良，使远端器官及组织缺血。严重狭窄或闭塞导致的缺血性病变的程度，与病变发生的速度、部位、范围以及侧支循环等多种因素相关。最早出现的症状多为间歇性跛行，足背动脉或踝部胫后动脉搏动减弱或消失；之后可出现股、腘动脉搏动消失，肢端温度低、皮肤苍白，静脉充盈时间和皮肤色泽恢复时间延迟等表现；后期出现组织营养障碍性病变，如足趾冰冷、发绀、趾甲增厚、溃疡、坏疽。腹主动脉严重狭窄但未闭塞时，可在腹部相应部位闻及收缩期血管杂音。

2. 超声表现

（1）灰阶超声表现：腹主动脉及髂动脉狭窄的灰阶图像表现主要取决于病因。动脉粥样硬化性狭窄，可见病变血管内膜毛糙、内中膜不均匀增厚并形成斑块向管腔内突起，斑块回声不一，可为低回声、中等回声，也可为强回声并伴声影，横切面上残余管腔可不规则，常偏于血管一侧，非狭窄段动脉管壁通常也有程度不同的相似改变（图4-2-3A）。大动脉炎所致动脉狭窄，可见管壁弥漫性或节段性增厚，内膜回声可正常，一般无强回声，管壁为对称性增厚，横切面可见残余管腔仍为近似圆形，位置居中，非病变管壁回声正常（图4-2-3B）。当大动脉炎病程较长时，可合并动脉粥样硬化而出现管壁的钙化及斑块形成。严重狭窄时，灰阶超声常难以显示残余管腔的边界，因此，灰阶超声也不能显示动脉是否闭塞。

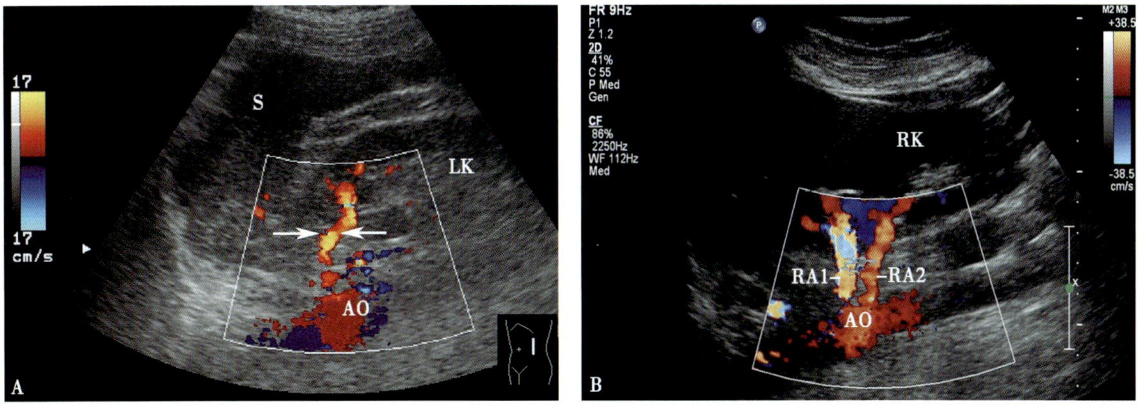

图4-2-2 肾动脉常见变异

A. 腹主动脉或其分支发出肾动脉副支；B. 双支肾动脉

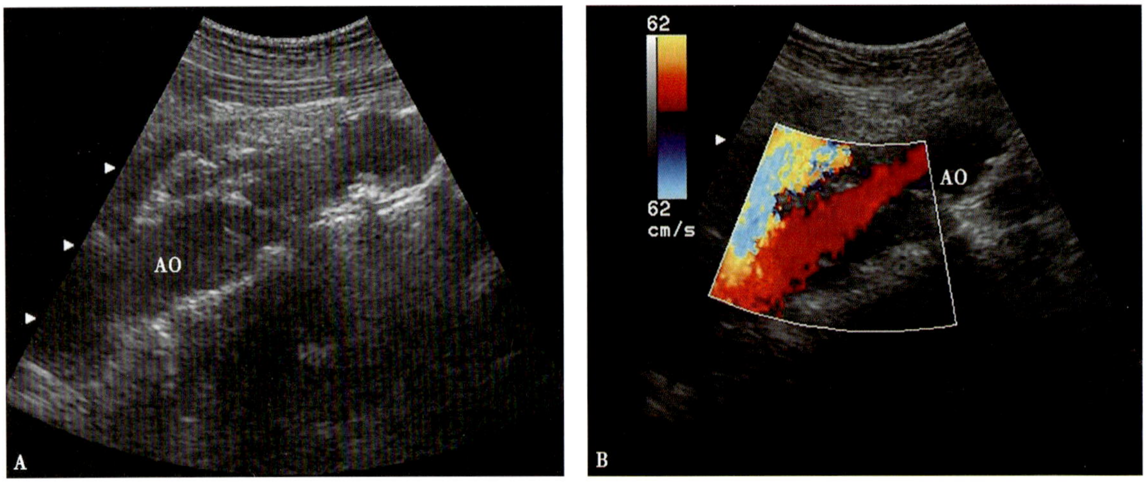

图 4-2-3 腹主动脉及髂动脉狭窄的灰阶图像表现

（2）CDFI 表现：狭窄处血流束变细，呈射流表现，颜色明亮甚至出现混叠，在整个心动周期中持续存在（图 4-2-4A）。靠近狭窄下游处呈明显的杂色血流信号。严重狭窄病例，可由于侧支循环形成，狭窄处无明显射流，血流束颜色暗淡（图 4-2-4B）。完全闭塞者，则闭塞段管腔内无血流信号。

（3）PW 表现

1）狭窄段上游血管：轻度狭窄时，上游动脉血流频谱无明显改变；较严重的狭窄可引起上游动脉流速减慢，阻力增高，甚至出现反流。另外，狭窄上游的腹主动脉分支流速可增快。

2）狭窄段：狭窄段或其远端动脉管腔内可探及高速射流频谱，频窗充填，峰值流速明显升高，狭窄段流速最高（图 4-2-4C）。较严重的动脉狭窄所致射流的影响范围较大，除引起靠近狭窄下端的动脉本身流速加快，还可引起位于狭窄下端的动脉分支的流速加快。例如，腹腔动脉水平的腹主动脉狭窄，可引起一侧或双侧肾动脉主干流速加快。重度狭窄病例，可由于侧支循环的建立，导致经狭窄处的血流量明显减少，血流速度反而降低。

3）狭窄段下游血管：远离狭窄段的下游动脉不再受到狭窄处射流的影响，血流频谱呈狭窄下游改变，即频谱形态圆钝，峰值流速减低，反向波消失，收缩期加速时间延长、加速度减小及阻力减低等。且远离狭窄的下游分支动脉（如双侧肾动脉、双侧髂动脉等）血流频谱呈双侧对称性改变。

4）侧支循环：严重狭窄或闭塞段上游的动脉分支可与狭窄或闭塞段下游的动脉通过侧支进行交通。如肠系膜上动脉水平以下的腹主动脉严重狭窄或闭塞，可通过肠系膜上动脉与盆腔动脉交通形成侧支循环；髂总动脉严重狭窄或闭塞，引起同侧髂内动脉血流反向，向同侧髂外动脉供血。

（4）评估方法和诊断标准：腹主 - 髂动脉内径狭窄 50% 以上可导致远端动脉供血不足，具有临床意义。其超声诊断指标主要为 PSV 比值（狭窄段 PSV/ 上游正常动脉 PSV）和狭窄段 PSV 增高值（狭窄段 PSV－上游正常动脉 PSV），另外狭窄段 EDV 也有一定的诊断价值。Coffi 等报道其超声诊断标准如下：

1）如 PSV 比值≥2.0～2.5，可诊断为腹主 - 髂动脉内径狭窄≥50%。

2）如 PSV 比值在 1.5～2.5，静息时狭窄处 PSV 增高值≥140～160cm/s，可诊断为腹主 - 髂动脉内径狭窄≥50%。

3）如 PSV 比值在＜1.5，或 PSV 比值在 1.5～2.5 之间而静息时狭窄处 PSV 增高值＜140cm/s，腹主 - 髂动脉内径狭窄＜50%。

通过灰阶超声直接测量狭窄程度会受到多种因素影响，如斑块为低回声，不易确定斑块边界；前壁斑块为强回声时，其声影会影响对斑块边缘的显示；严重狭窄时灰阶超声常因伪像的影响难以显示残余管腔的边界。彩色多普勒超声有助于对狭窄部位的定位，并区分严重狭窄和闭塞。

对于极严重狭窄，动脉流速可能不高甚至降低，但结合灰阶超声表现和彩色多普勒表现可区分正常动脉还是严重狭窄动脉。因此，虽然目前多用流速指标诊断狭窄程度，但在超声检查中，只有灰阶超声、彩色多普勒和频谱多普勒相结合才能最大限度地避免误诊以及漏诊。对于小于 50% 的管径狭窄，一般不建议进一步细分狭窄度。

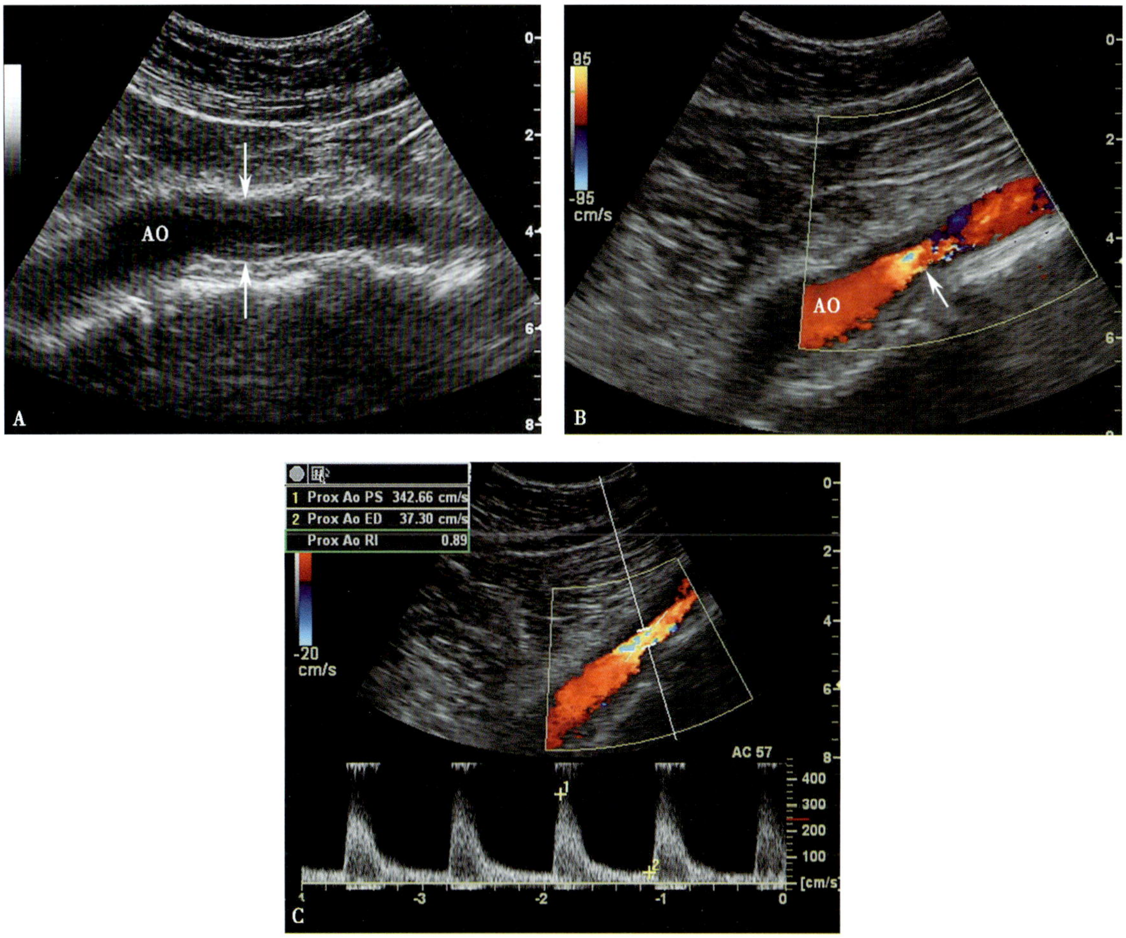

图 4-2-4　腹主动脉及髂动脉狭窄的 CDFI 及 PW 表现

（二）肾动脉狭窄

1. 临床特征　肾动脉狭窄（renal artery stenosis，RAS）的常见病因为动脉粥样硬化、多发性大动脉炎和纤维肌性发育不良，其中，动脉粥样硬化性肾动脉狭窄的发病率有上升趋势。肾动脉狭窄临床上可表现为无症状性肾动脉狭窄、肾血管性高血压和缺血性肾病。其中高血压往往是患者就诊的常见原因。

肾动脉狭窄所致的肾脏血流灌注减少激活机体体液和神经应答如肾素 - 血管紧张素 - 醛固酮系统，导致代偿性血压升高，以增加肾脏的血流灌注。当肾动脉狭窄严重到一定程度（内径减少≥60%）时，可引起肾动脉血流动力学异常，从而导致缺血性肾病，进而引起肾功能不全和肾萎缩。

2. 超声表现

（1）灰阶超声表现：对大多数成人来说，灰阶图像难以清晰显示肾动脉狭窄处管壁结构，因而不能准确测量残余管腔内径。少部分体型较瘦者，利用高频探头可以观察到管壁的病变情况并测量出残余管腔内径（图 4-2-5）。

肾动脉狭窄或闭塞时，患侧肾脏可萎缩，长径<9cm，或长径较健侧肾脏小 1.5～2cm 以上。

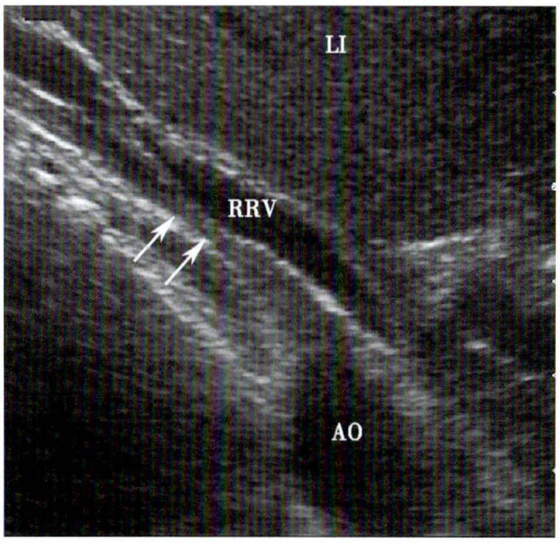

图 4-2-5　肾动脉狭窄灰阶超声表现

（2）CDFI 表现

1）肾动脉：狭窄段血流束变细。狭窄段及靠近狭窄远端呈现明显的杂色血流信号，为高速射流和管壁震颤所致，因此杂色血流信号常明显超出管腔范围且延续至狭窄段远端一段距离（图 4-2-6）。闭塞段管腔内无明显血流信号。

2）肾脏内：轻、中度狭窄者，患侧肾内血流信号的分布无明显异常；严重狭窄者，患侧肾内血流信号可明显减少。肾动脉狭窄伴侧支循环时，可显示患侧肾脏由侧支动脉供血的部分血流信号较为丰富，而其他部分血流信号减少。

（3）PW 表现

1）肾动脉：狭窄段及靠近其下游的节段频谱呈毛刺状，频谱充填，流速明显升高，阻力增大。靠近狭窄下游的节段以上频谱表现尤其明显（图 4-2-7）。

2）肾内动脉分支：当狭窄所致射流消失后，远端肾内动脉分支频谱呈现狭窄下游的小慢波（tardus-parvus waveform）表现，主要特征为收缩早期波峰消失、收缩早期频谱上升倾斜、流速减低、阻力减低，频谱形态低平、圆钝（ER4-2-1）。

ER4-2-1　肾动脉分支狭窄超声表现

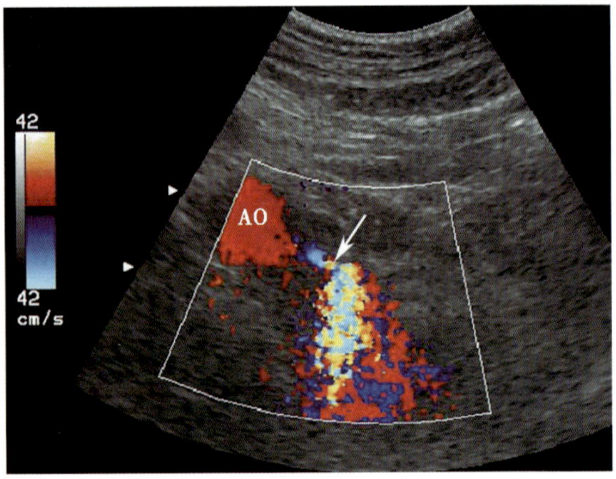

图 4-2-6　肾动脉狭窄 CDFI 超声表现

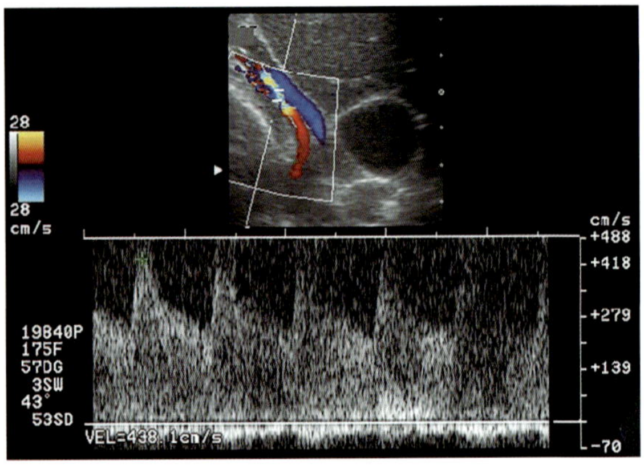

图 4-2-7　肾动脉狭窄 PW 表现

（4）评估方法和诊断标准：肾动脉狭窄的超声诊断指标可分为形态学与血流动力学两大类，后者又分为直接与间接指标。直接指标包括杂色血流信号、肾动脉峰值流速、峰值流速前比指标（肾动脉与腹主动脉峰值流速比值）、峰值流速后比指标（肾动脉与段动脉峰值流速比值、肾动脉与叶间动脉峰值流速比值）；间接指标为叶间动脉或段动脉血流参数，包括频谱形态、峰值流速、收缩早期加速时间、收缩早期加速度、阻力指数和双侧阻力指数差值等。

肾动脉超声形态学检测具有一定诊断价值。有时可观察到狭窄处管壁增厚，血流束变细，靠近狭窄远端动脉扩张。如果肾动脉显示清晰，依据狭窄处血流束明显变细可以定性诊断肾动脉狭窄。

由于灰阶超声难以清晰显示肾动脉的管壁结构，狭窄处的彩色血流信号常明显外溢，故采用形态学指标（内径减少或面积狭窄百分比）来定量判断肾动脉的狭窄程度不太可靠。多普勒频谱不仅可以诊断有血流动力学意义的肾动脉狭窄（内径减少≥50%～60%），而且可以对肾动脉狭窄的程度做出一定的判断，是诊断肾动脉狭窄的最基本方法。

肾动脉狭窄的多普勒超声诊断指标较多，各个诊断指标均有其不足之处，不同诊断指标和同一诊断指标的不同阈值均对肾动脉狭窄的诊断效率产生影响。从血流动力学原理和临床观察结果分析，采用狭窄处的诊断指标（杂色血流、峰值流速等）对肾动脉狭窄的诊断较为敏感，而远离狭窄下游的诊断指标（加速时间、加速度等）仅能诊断较为严重的肾动脉狭窄。

有关肾动脉狭窄的超声诊断标准，目前国内外尚未达成一致的意见，以下为临床上较为实用且有效的诊断标准：

1）内径减少≥60% 的 RAS 诊断标准：①肾动脉湍流处峰值流速≥180cm/s；② RAR≥3。

注：①腹主动脉峰值流速小于 50cm/s 或大于 100cm/s 时，不宜使用 RAR 指标，此时，肾动脉峰值流速≥200cm/s 可提示≥60% 的 RAS；②严重 RAS 肾动脉峰值流速可在正常范围内。

2）重度 RAS（内径减少≥70% 或 80%）的诊断标准：除 1）的表现外，还包括①肾内动脉小慢波改变，表现为收缩早期波峰消失，频谱低平，收缩早期频谱倾斜；②收缩早期加速时间≥0.07 秒。

3）肾动脉闭塞的诊断标准：①肾动脉主干管腔内既无血流信号也未能探测血流频谱；②肾内动脉小慢波改变；③肾脏长径小于 8cm 往往提示肾动脉慢性闭塞。

（5）诊断注意事项：在应用以上超声诊断标准时应注意使用规范化的检查方法测量各种参数，综合应用各种诊断参数，要注意多普勒超声诊断指标是根据血流动力学的改变来间接推断肾动脉的狭窄程度的，会受到多种因素的影响，因此，应结合临床具体分析。

1）肾动脉峰值流速：按照肾动脉狭窄的血流动力学原理，狭窄段峰值流速是诊断肾动脉狭窄的最为敏感的指标之一，但肾动脉峰值流速可受到近心端的胸腹主动脉、心脏状况、肾内动脉状况等因素的影响，肾动脉峰值流速的个体差异和检测方法的差异也可导致其诊断准确性下降。

高估狭窄程度的常见原因为：①声束与血流方向夹角过大；②肾动脉走行迂曲；③代谢旺盛的年轻人或甲状腺功能亢进症患者；④主动脉弓分支高度狭窄或闭塞患者，心输出量过多输入腹主动脉；⑤靠近肾动脉开口处上端的腹主动脉狭窄所致射流射入肾动脉。

低估狭窄程度的常见原因为：①取样点偏离狭窄处，未获取真正的狭窄处频谱；②极严重狭窄时，血流阻力增大使狭窄段流速减低；③中度狭窄中相对较轻者，流速升高不明显；④弥漫性或节段性狭窄；⑤存在副肾动脉或侧支循环丰富；⑥伴有肾内动脉狭窄；⑦伴有患侧肾脏萎缩；⑧肾动脉水平以下的腹主动脉狭窄或双侧髂动脉重度狭窄或闭塞。

2）肾动脉与腹主动脉峰值流速比值：肾动脉与腹主动脉峰值流速比值可在一定程度上校正全身血流动力学改变所导致的肾动脉峰值流速的变化，但是当某些因素对腹主动脉和肾动脉流速产生不同的影响时，可影响该值的诊断准确性。

高估狭窄度的原因主要与腹主动脉流速较低、肾动脉阻力升高或其他因素引起肾动脉峰值流速升高有关，易发生于动脉粥样硬化患者。当腹主动脉流速低于 50cm/s 和肾动脉峰值流速高于 100cm/s 时，应警惕肾动脉与腹主动脉峰值流速比值指标出现假阳性，此时应结合其他诊断指标（如峰值流速后比指标）综合分析。

可导致低估狭窄度的主要原因为腹主动脉狭窄、动脉硬化等引起腹主动脉流速升高，其他各种可导致肾动脉狭窄处峰值流速测值减低的因素均可同样导致肾动脉与腹主动脉峰值流速比值减低，导致假阴性结果。

3）峰值流速后比指标：腹主动脉狭窄和肾动脉走形迂曲均可导致肾动脉流速升高，而肾内动脉流速降低，与典型的肾动脉狭窄血流动力学改变相似，导致峰值流速后比增高，从而引起假阳性或高估狭窄程度。

导致低估狭窄程度的原因有：①狭窄下游动脉峰值流速的测量部位仍然存在不稳定的射流，导致该处峰值流速测值过高；②各种可导致肾动脉狭窄处峰值流速测值减低的因素均可使峰值流速后比指标过低，导致假阴性结果。另外，糖尿病肾病、肾动脉粥样硬化等可引起肾内动脉与肾动脉主干峰值流速呈非等比例改变，从而导致峰值流速后比指标的诊断准确性下降。

4）加速度和加速时间：肾内动脉频谱加速时间和加速度均可出现测量误差，仅在获得可靠频谱时，对诊断重度肾动脉狭窄（内径减少 70%～80% 以上）有较为重要的临床价值。假阳性见于血管顺应性好的患者和部分年轻人、肾动脉粥样硬化及肾内小动脉狭窄患者；假阴性见于肾动脉狭窄合并肾萎缩、肾损害或肾动脉顺应性降低者。

（三）肠系膜血管缺血性疾病

肠系膜血管缺血性疾病（mesenteric ischemia）是由各种原因引起急性或慢性肠道血流灌注不足或回流受阻所致的肠壁缺血坏死和肠管运动功能障碍的一类疾病的总称，分为急性和慢性两种。肠系膜动脉包括腹腔干、肠系膜上动脉和肠系膜下动脉。肠系膜静脉通过肠系膜上、下静脉回流至门静脉系统。

1. 临床特征 急性肠系膜血管缺血性疾病（acute mesenteric ischemia）是各种原因所致的肠系膜血管闭塞或血流量锐减引起的肠壁缺血坏死和肠管运动功能障碍的一种综合征。临床上表现为血运性肠梗阻，其临床发病率虽低，但病情发展迅速，病情严重，病死率高达 60%～90%。常见病因包括肠系膜动脉栓塞、肠系膜动脉血栓形成、肠系膜静脉血栓形成、非阻塞性的肠系膜血管缺血等。肠系膜上动脉栓塞或血栓形成一般发病急骤，早期表现为突然发生剧烈腹痛，恶心、频繁呕吐。早期特点是症状严重而腹部体征轻微，症状和体征不相称。随着缺血性肠坏死和腹膜炎的发展，腹胀渐趋明显，肠鸣音消失，出现腹膜刺激征。肠系膜静脉血栓形成的发病较肠系膜上动脉栓塞或血栓形成缓慢，早期诊断较为困难，临床表现无特异性，多以腹痛为主诉入院，在此之前往往有厌食、腹部不适、便秘、腹泻等前驱症状，而后腹痛逐渐加剧，急性完全性血管阻塞时可出现剧烈腹痛合并腹膜刺激征。非阻塞性的肠系膜血管虽其临床表现与急性肠系膜动脉栓塞相似，但过程相对较慢。尽管急性肠系膜血管供血不全的病因不同，最终结果均为节段性或广泛性肠梗死，肠壁黏膜下广泛肿胀、淤血，伴黏膜坏死乃至肠壁全层坏死。

慢性肠系膜缺血综合征常由肠系膜血管狭窄所致，动脉狭窄的主要病因包括动脉粥样硬化、动脉炎等。血管的无症状性狭窄很常见，尸检资料显示腹腔干狭窄的发生率为22%，肠系膜上动脉狭窄的发生率为16%，肠系膜下动脉狭窄的发生率为10%，年龄大者患病率高。肠系膜动脉狭窄大于70%时可出现慢性肠系膜缺血的临床表现，其典型症状为腹部绞痛、餐后痛，在餐后1小时内疼痛最严重，随后的1～2小时疼痛可逐渐缓解。疼痛的程度与进食量和食物中脂肪含量相关，如果空腹时仍有疼痛，提示病情严重。患者常消瘦、惧食。除体重下降外，腹部可能听到收缩期杂音。

2. 超声表现

（1）灰阶超声表现：若肠系膜上、下动脉清晰显示，可发现病变部位动脉管壁增厚或合并强回声斑块或血栓等，其远心端管腔可略增宽（图4-2-8A）。

继发性肠道缺血改变主要位于脐周小肠分布区，病变段肠壁增厚，呈多层状，严重时厚度可达1cm，同时肠腔狭窄。肠壁增厚范围与缺血部位、范围有关。近端肠道（空肠）病变可见环行黏膜皱襞因肿胀而明显隆起，远端肠道（回肠）肠壁增厚但黏膜面相对平坦。如黏膜面溃疡并发出血，肠道黏膜面可见表浅而断续的强回声。有时可见腹腔积液、肠系膜积液等非特异性间接征象。

（2）CDFI表现：彩色多普勒显示肠系膜上/下动脉狭窄处血流束变细，流速明显升高，狭窄即后段为杂色血流信号（图4-2-8B）。进食后，肠系膜上/下动脉血流的生理反应减弱或消失。肠系膜上/下动脉闭塞时，管腔内无血流信号显示。

当肠系膜上/下动脉狭窄或闭塞时，肠系膜血管间的吻合支扩张增粗，如Riolan动脉弓、Drummond边缘动脉弓等，形成丰富的侧支循环。彩色多普勒血流显像上易于探查到这些侧支动脉（图4-2-9A），血流方向由正常动脉流向病变动脉及分支。

（3）PW表现：正常肠系膜上动脉在禁食状态下的峰值流速为80～200cm/s，阻力较高，舒张早期血流反向或基本无舒张期血流；餐后，肠系膜上动脉扩张，峰值流速升高，阻力降低，舒张期流速增高。

肠系膜上动脉狭窄患者禁食时狭窄处频谱充填，峰值流速明显高于正常，舒张早期反向血流消失（图4-2-9B）；进食后正常生理反应减弱或消失。狭窄远段血流频谱可呈狭窄下游改变。

（4）评估方法和诊断标准：肠系膜上动脉狭窄或闭塞的部位经常出现在起始段，由于该段位置较深，且搏动明显，因此常难以清晰显示管壁结构，也很难在灰阶超声图像上测量狭窄处的内径。严重动脉狭窄均可导致狭窄段的高速射流，由于高速

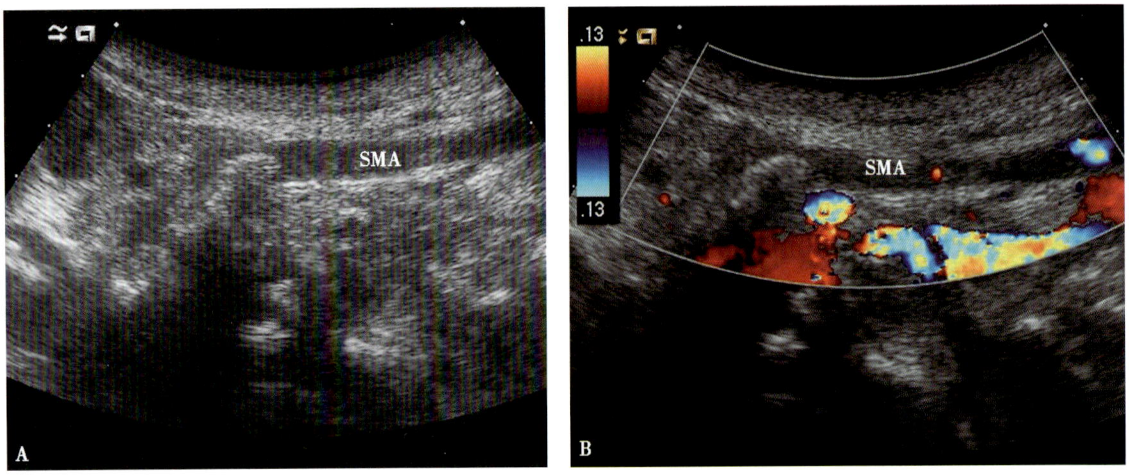

图4-2-8 肠系膜上动脉狭窄灰阶及CDFI表现

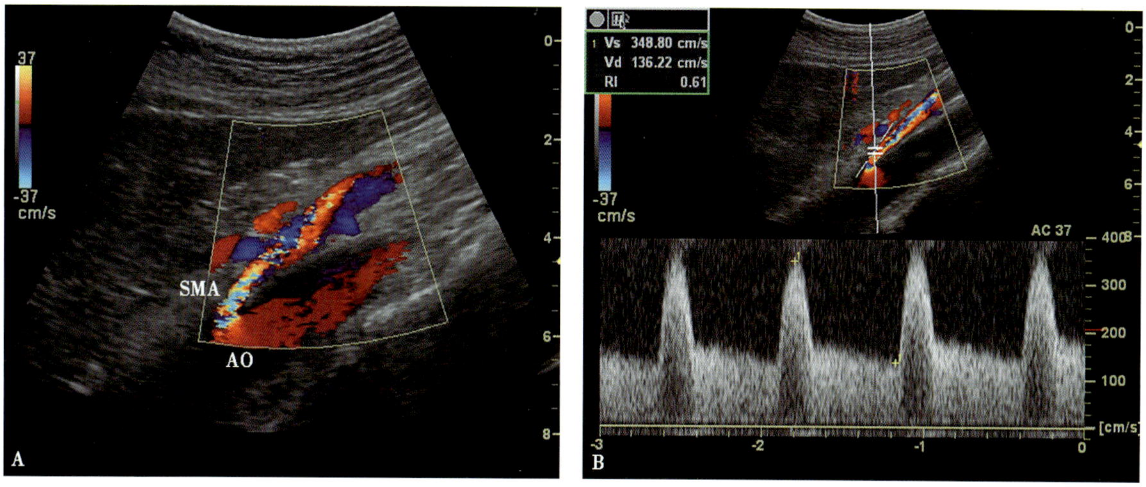

图 4-2-9　肠系膜上动脉狭窄超声表现

血流导致的血流外溢现象，在彩色血流图上测量动脉狭窄程度也是不可靠的，目前诊断动脉狭窄导致肠系膜缺血的最重要超声指标为动脉峰值流速增高。肠系膜动脉狭窄的其他频谱多普勒表现如舒张末期流速增高、餐后流速增高程度减少等也有一定的诊断价值。

肠系膜动脉管腔 70% 以上狭窄可有肠系膜缺血的临床表现，目前常用的肠系膜上动脉狭窄的超声诊断标准为：

1）禁食时肠系膜上动脉收缩期峰值流速≥275cm/s 或舒张末期流速＞45cm/s 提示管径狭窄＞70%。

2）禁食时肠系膜上动脉与腹主动脉收缩期峰值流速比值＞3.5 高度提示管径狭窄＞60%。

肠系膜下动脉内径（0.27±0.06）cm，管径较细，国人资料显示正常肠系膜下动脉禁食时峰值流速 70～130cm/s，RI 0.8～0.9；餐后峰值流速可升高约 1/4。目前尚无该动脉狭窄的超声诊断标准。

对于肠系膜下动脉狭窄的诊断需要结合灰阶和彩色多普勒血流显像。虽然肠系膜下动脉较细，但是其相对肠系膜上动脉位置比较表浅，用 3～9MHz 的线阵探头可明显提高肠系膜下动脉的显示率和图像质量，对于肠系膜上动脉的管壁和管径的观察效果也明显提升，有利于肠系膜下动脉狭窄的检出。

（四）脾动脉血栓形成与动脉栓塞

1. 临床特征　脾动脉及其分支血栓形成与栓塞的病因有多种，常见者包括左心系统血栓或瓣膜赘生物脱落、动脉硬化、白血病、淤血性脾大、真性红细胞增多症以及选择性脾动脉栓塞术等。脾动脉或其分支栓塞导致由该血管供血的脾实质发生缺血坏死，称为脾梗死。急性期病灶多呈楔形，基底位于包膜面，尖端指向脾门，病理表现为梗死局部组织水肿、坏死；随病程进展，病变区逐渐机化、纤维化，最终形成瘢痕，称为陈旧性脾梗死。脾梗死无特异性临床表现，急性期主要症状为脾区疼痛。

2. 超声表现

（1）灰阶超声表现：脾动脉栓塞时，脾脏可出现梗死的声像图表现。如为主干栓塞，急性期脾脏可增大、回声减低、不均匀。较大分支栓塞引起的脾梗死灶多呈楔形，基底部较宽，朝向膈面，尖部朝向脾门，此为脾梗死的特征性声像图表现（图 4-2-10A）。小分支梗死所致者常为多发，主要位于脾脏周边靠近包膜处，形状常呈三角形或不规则，多发病灶可相互连接。脾动脉分支梗死的病灶边界多较清晰，内部回声不均匀，有时可因液化坏死出现散在的无回声区。部分病例脾周可见少量积液。慢性期梗死区逐渐缩小，回声增强，形态不规则，有时可见钙化灶。脾脏较急性期缩小并可因纤维化等原因导致脾脏局部凹陷。

（2）CDFI 表现：腹腔干及分支狭窄表现为狭窄处血流束变细，颜色明亮或混叠。靠近狭窄下游处呈明显的杂色血流信号。完全闭塞者，则闭塞段管腔内无血流信号（图 4-2-11A）。

腹腔干闭塞时，常常伴有侧支循环形成。可以观察到肝动脉血流反向，供应脾动脉。或者观察到肠系膜上动脉形成细小侧支动脉，向肝动脉和脾动脉供血。

脾动脉主干栓塞时，脾动脉主干、脾静脉、脾脏内均无血流信号显示。如为脾动脉分支栓塞，脾脏栓塞区内无血流信号显示，其他区域血流无异常（图 4-2-10B），脾动脉及脾静脉主干内可见血流信

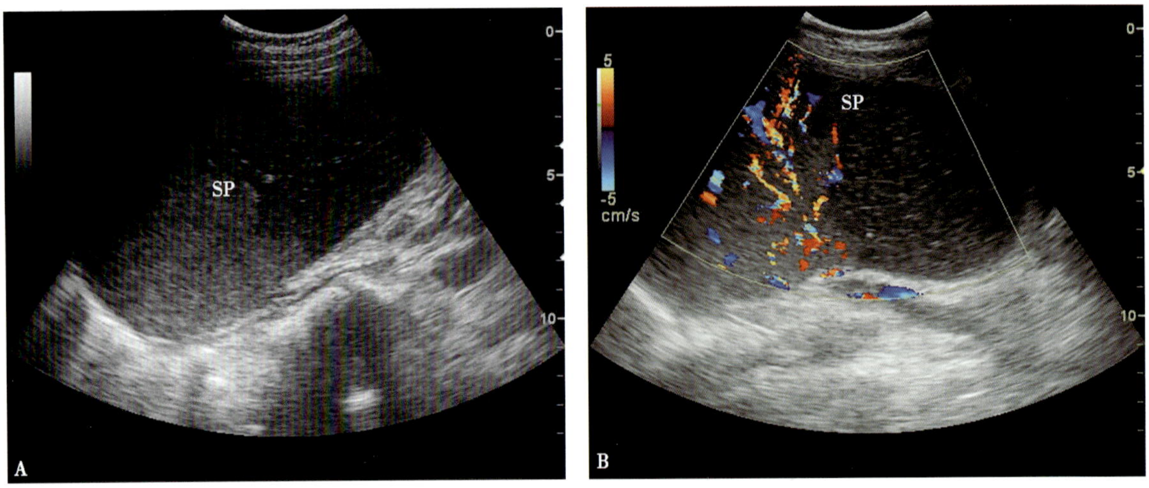

图 4-2-10　脾动脉栓塞的灰阶及彩色血流表现

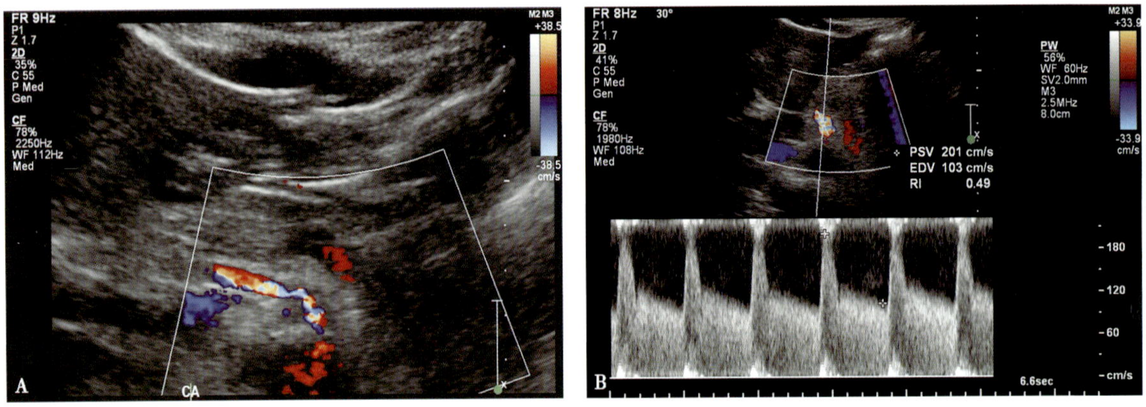

图 4-2-11　脾动脉栓塞的 CDFI 声像图表现

号，如为较大分支栓塞，脾静脉血流量可明显减少。

（3）PW 表现（图 4-2-11B）：狭窄处可探及高速射流频谱，频窗充填，收缩期峰值流速明显升高，舒张期血流速度增快。进食后正常生理反应减弱或消失。狭窄段远侧血流信号紊乱，频谱毛刺状，流速增高。狭窄程度较重时，远段动脉血流频谱形态圆钝，收缩期加速时间延长，加速度减小，峰值流速及阻力指数减低。

（4）评估方法和诊断标准：腹腔干及分支狭窄和闭塞的超声诊断明显受到患者的体型、肠气等影响。体型较瘦、肠气少的患者，灰阶超声上可以清楚地观察到腹腔干、脾动脉、肝动脉的管壁结构和管腔内情况，可以发现管壁的增厚或者斑块等病变，甚至可以准确地测量残余管腔内径，以评估管腔的狭窄程度。而体型较胖、腹腔脂肪层厚、肠气重的患者，会影响腹腔干及分支的显示效果，通过灰阶超声往往不能准确判断狭窄程度，需要借助彩色多普勒血流显像进行综合判断。当禁食时腹腔干收缩期峰值流速≥200cm/s 时提示管径狭窄＞70%。而腹腔干与腹主动脉收缩期峰值流速比值＞3.5 高度提示管径狭窄＞60%。

（五）急性腹主动脉栓塞

1. 临床特征　腹主动脉急性栓塞可由栓子脱落栓塞或动脉血栓形成所致。腹主动脉栓塞的栓子通常来源于心脏，与心房颤动、充血性心力衰竭、二尖瓣疾病及心肌梗死等疾病密切相关，较大的栓子多数嵌于腹主动脉末端，并可累及双侧髂总动脉。腹主动脉血栓形成多与主动脉粥样硬化、主动脉瘤及血液高凝状态如合并肿瘤等密切相关。腹主动脉急性栓塞约占急性动脉缺血性疾病的 19.2%～23.9%，近年发病率呈逐渐增高趋势。腹主动脉 - 髂动脉急性栓塞少见但病情危重，因栓塞部位不同而临床表现不同，但其共同表现为起病急骤，症状明显，疼痛剧烈，功能障碍突出，进展迅速，预后严重。一般临床上有下肢剧烈疼痛，皮肤苍白，感觉迟钝，运动障碍和动脉搏动消失等表现。

2. 超声表现

（1）灰阶超声表现：病变段动脉腔内发现低或中等回声，形状规则或不规则，通常与血管壁分界不清。如为陈旧性血栓脱落所致栓塞，后方可有衰减或声影；新鲜血栓常呈团块或长条状低回声，完全或部分充填动脉管腔。

（2）CDFI 表现：动脉急性完全性栓塞时，彩色血流信号于栓塞部位中断，且在中断处可见部分反向血流信号（图 4-2-12）；不完全栓塞时，可见血流于病变处出现明显充盈缺损，残余管腔内血流束呈不规则细条状，如远端血管尚通畅，则病变段血流色彩明亮，如远端血管亦有栓塞，病变段血流色彩暗淡。急性动脉栓塞常无侧支形成。

（3）PW 表现：完全性栓塞时，远端血管腔内无血流信号显示；不完全栓塞时，病变段血流速度较快，远段频谱呈低速低阻表现。

（4）评估方法及注意事项：急性动脉栓塞起病突然，受累血管内见栓子及动脉内血流中断是超声诊断的主要依据。但检查时应注意：

1）新鲜血栓呈低回声时，灰阶超声常难以分辨其边界，因此需结合彩色血流显像确定栓塞的位置。

2）动脉粥样硬化斑块的声影可影响彩色血流的显示，造成血流中断的假象，检查时应多切面多角度观察，以免误诊。

3）应注意观察是否合并其他动脉疾病，如夹层动脉瘤、动脉粥样硬化症、动脉扩张症等，为确定手术方案提供依据。

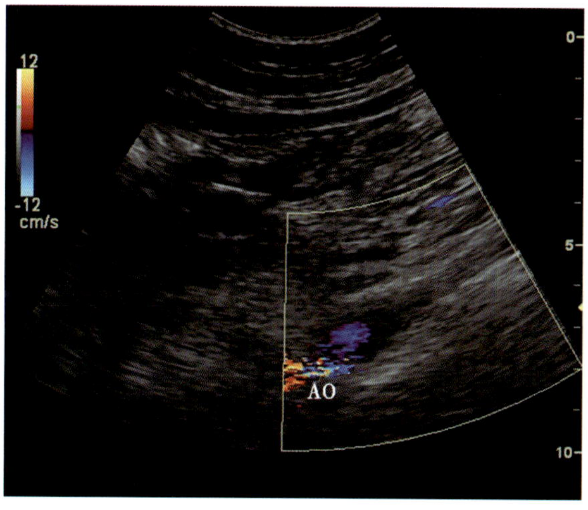

图 4-2-12　腹主动脉急性完全性栓塞 CDFI 表现

4）文献报道，81.2% 的病例合并有远端动脉的继发性血栓形成或多发性栓子，因此要全面检查双侧肢体有无其他栓塞的情况，以免漏诊，造成远端肢体坏疽。

急性腹主动脉 - 髂动脉栓塞应与动脉病变所致动脉狭窄或闭塞相鉴别，后者起病较缓慢，多有动脉粥样硬化等病史，超声可见病变血管壁增厚、不规整，可见不规则粥样硬化斑块。通常有侧支血管形成。病史与临床症状对上述两者的鉴别诊断有重要意义。

（六）多发性大动脉炎累及腹主动脉

1. 临床特征　多发性大动脉炎常常累及腹主动脉和（或）其分支的起始处或者近心段，少数表现为腹主动脉和（或）其分支的中段或者远心段的节段性受累。偶可见髂动脉及股动脉受累。

2. 超声表现

（1）灰阶超声：受累动脉管壁横切面呈均匀环形增厚，纵切面呈均匀节段性或全程增厚（图 4-2-13A）。病变段与非病变段分界清晰。增厚管壁的灰阶声像图表现与病程和病变程度有关：

1）急性期或者早期常表现为外膜和（或）中膜增厚，内膜仍清晰可见。

2）慢性进展期或者稳定期，累及动脉壁全层，导致管壁的三层结构分界不清，呈均匀中等回声或者中低回声。

3）病程较长或者炎症重、进展快时，可以观察到明显增厚的内膜，呈低回声，与外中膜的中等回声有清晰的分界，使动脉管壁的回声呈分层状改变，横切面上呈靶环状。

4）有些病程长者会合并动脉粥样硬化，表现为管壁的不均匀增厚，内膜处可以形成斑块或者钙化。

5）病变严重者可出现管腔的狭窄甚至闭塞。

6）少数病例由于动脉管壁结构的破坏及血流的冲击，可以出现动脉扩张、动脉瘤的形成。

由于腹主动脉位置深在，灰阶超声对于腹主动脉管壁结构的显示效果有限，往往不能清晰区分管壁三层结构的变化情况。但是，由于多发性大动脉炎患者多为年轻女性，体瘦者比较多，因此对于腹主动脉管壁的灰阶图像观察往往能够取得满意的效果，结合 3～9MHz 线阵探头扫查，可以获得清晰的灰阶图像，从而做出准确的诊断和评估。

（2）CDFI 表现：当腹主动脉和（或）其分支受累仅仅表现为管壁增厚，而未出现管腔狭窄时，血流动力学可以不出现明显的变化。

当受累节段出现管腔狭窄时，CDFI 显示管腔内血流束变细，血流信号明亮或出现杂色血流信号。管腔闭塞时无血流信号显示。

重度狭窄或管腔闭塞时可以观察到周边的侧支动脉血流信号，由未受累的动脉分支向病变节段的远端供血，有时也会向着病变节段一侧供血，造成病变节段一侧的血流反向。当腹主动脉主干重度狭窄或闭塞时，其分支间会形成侧支循环，比如肠系膜上动脉远侧的腹主动脉节段性重度狭窄或闭塞时，血流会通过肠系膜上动脉 - 动脉吻合支（Riolan 弓等）- 肠系膜下动脉汇入腹主动脉，从而保证下肢的血液供应，此时 CDFI 显像可以观察到肠系膜上动脉流速增快，肠系膜上下动脉间粗大的侧支血管及肠系膜下动脉的反向血流（图 4-2-13B）。

（3）PW 表现：参见本节“腹主动脉及髂动脉狭窄”部分。

（七）检查中注意事项

1. 腹主动脉狭窄性和闭塞性疾病的病因鉴别 多发性大动脉炎与动脉硬化闭塞症的鉴别：依据两者发病年龄、受累动脉部位特点和声像图表现的明显不同，两者较易鉴别。另外，需与动脉瘤附壁血栓致管腔狭窄进行鉴别。

2. 肾动脉狭窄的超声评估 多普勒超声能够判断肾动脉狭窄的部位，对内径减少 60% 以上的肾动脉狭窄的诊断价值是肯定的，可以作为血管造影前的筛选手段。由于多普勒超声具有价廉、方便及无创伤性等优点，也是肾动脉狭窄球囊扩张术和支架植入术后疗效评价和随访的重要手段。但是，超声检查比较费时，且受多种因素的影响，不能准确反映肾脏功能的改变。肾动脉狭窄的超声诊断影响因素主要有以下几种：

（1）受检者肥胖、肠道气体干扰、腹水、腹主动脉瘤等原因可导致检查失败，不能显示肾动脉。

（2）肾动脉变异：1/4 以上普通人群存在肾动脉变异，副肾动脉狭窄同样可以引起肾血管性高血压。因此，副肾动脉的多普勒超声探测与主肾动脉一样重要。但副肾动脉既无固定的行走径路，又无明确的解剖标志，且受肠道气体的干扰较大，超声显示率低。要在肾动脉开口周围、肾动脉走行区和肾的上下极全面扫查，检查副肾动脉和副肾动脉狭窄。

（3）主动脉疾病的影响：腹主动脉瘤可影响肾动脉的显示，腹主动脉狭窄对肾动脉流速有一定影响。腹主动脉狭窄与肾动脉开口的相对位置、腹主动脉狭窄的不同程度对肾动脉的影响不一，可使肾动脉流速增高或降低，需根据情况具体分析。

（4）其他影响因素：肾动脉前壁钙化、肾动脉走行弯曲、肾动脉先天发育不良和肾萎缩等均对肾动脉狭窄的诊断带来影响。

3. 肠系膜血管狭窄的超声评估

（1）急性肠系膜缺血：超声不仅能够显示肠系膜血管的血流状况，而且能够发现腹腔积液、肠管改变等继发征象，是本病首选影像学检查方法。肠内气体干扰和操作者水平是影响其诊断的主要因素，如不能确诊，应进一步行其他影像学检查。

（2）慢性肠系膜缺血：利用收缩期峰值流速来诊断肠系膜动脉狭窄存在个体差异，心功能不全和弥漫性动脉粥样硬化患者可出现低流速血流，从而表现为假阴性；相反，有的患者，尤其是那些有高心排出量和高代谢疾病的年轻人和儿童，可出现假阳性。在这种情况下，肠系膜动脉与腹主动脉收缩期峰值流速比值指标可以帮助避免一些误诊或漏诊。

（3）影响因素：如发现肠系膜上动脉栓塞或血栓形成的直接及间接超声表现，即可确立诊断。但

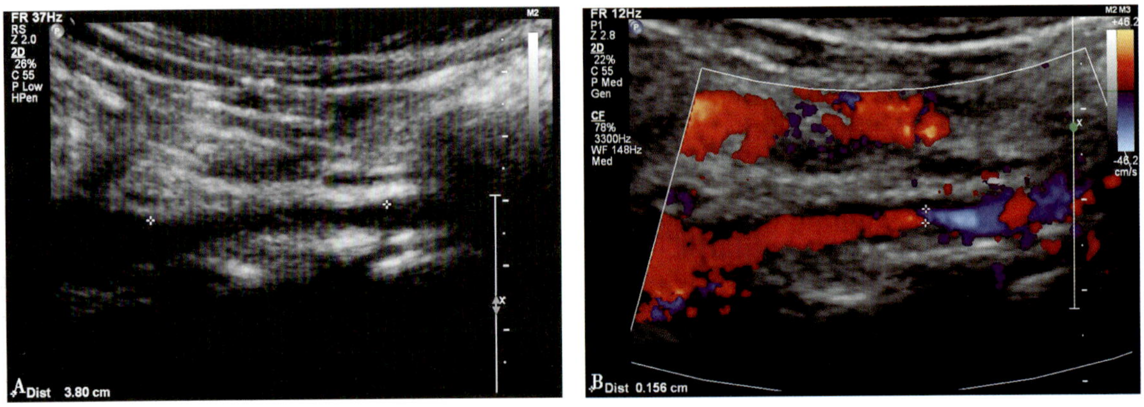

图 4-2-13 多发性大动脉炎累及腹主动脉超声表现

应注意，由于本病多伴有明显的腹胀，常影响肠系膜血管内血流的显示，可造成假阳性诊断。此外，腹主动脉主干病变也会影响到肠系膜血管的狭窄程度评估，当腹主动脉主干狭窄位置与肠系膜血管开口较近时，其高速射流束会进入肠系膜血管，使肠系膜动脉流速升高，造成假阳性诊断。

除了肠系膜动脉造成的肠系膜缺血，肠系膜上、下静脉的血栓形成也可导致肠系膜血运受阻，引起缺血症状。检查方法及注意事项请见相关章节。

另外，在对急腹症患者的超声检查和鉴别诊断过程中，对于脐周局限或广泛小肠肠壁增厚性病变，即使未发现肠系膜上动、静脉栓塞的超声征象，结合症状与体征，仍应考虑有急性缺血性肠坏死的可能。

（八）研究热点、难点与展望

超声检查能够判断腹主动脉狭窄性和闭塞性疾病的部位、范围、程度及侧支循环建立的情况，同时有助于提示病因。超声也是本病手术及介入治疗监测、随访的有效手段。但是，腹主动脉及分支的超声检查容易受到患者体型、肠气甚至呼吸配合程度等因素的影响，从而增加超声对腹部动脉狭窄和闭塞的诊断难度。高频线阵探头的使用可以提高体瘦患者的声像图质量，尤其是灰阶图像质量。超声造影通过注射造影剂，可以增强动脉管腔与周围组织的对比度，对于腹主动脉及分支狭窄有明确的诊断价值，尤其在鉴别极重度狭窄和闭塞方面效果优于常规超声。

对于超声检查失败和诊断困难的病例，应建议进一步行其他影像学检查。血管造影是诊断腹主动脉及分支狭窄性和闭塞性疾病的金标准。磁共振血管成像或CT血管成像依据血管形态改变来诊断动脉狭窄，对本病的诊断有一定帮助。

三、动脉瘤

当动脉局部扩张，其管径与该处正常管径或扩张段近端管径相比超过50%时，称为动脉瘤（测量时均以动脉外径作为动脉管径或动脉瘤直径）。

动脉瘤分为真性动脉瘤、假性动脉瘤和夹层动脉瘤三种。

夹层动脉瘤是在动脉夹层的基础上，管壁的破坏加之血流的冲击使动脉进一步扩张形成的动脉瘤。动脉夹层的相关介绍请见本节的“动脉夹层”部分。

假性动脉瘤是指动脉管壁局部撕裂或穿破致全层破坏，血液由此破口流出而被动脉邻近组织包裹形成的动脉瘤，多由于外伤、外科介入操作、感染或炎症等原因所导致。腹主动脉及分支的假性动脉瘤比较少见，本文不再详述。以下所指动脉瘤，如无特殊标注，均指真性动脉瘤。

（一）腹主动脉瘤

1. 临床特征 腹主动脉瘤常由管壁粥样硬化引起，也可因感染、血管炎所致。局部动脉管壁结构的破坏，尤其是中膜弹性纤维的破坏，导致管壁顺应性降低，在管腔内压力的反复作用下，局部血管逐渐扩张而成。好发于肾动脉水平以下的腹主动脉，上段腹主动脉瘤很少发生，一旦发生，有可能与胸主动脉瘤并存。本病多见于老年男性，55岁以后发病率明显升高。多数患者无临床症状，体型较瘦者可发现腹部出现搏动性包块。

2. 超声表现

（1）灰阶超声表现：病变段腹主动脉失去正常形态，局限性扩张，多呈梭形或纺锤形（图4-2-14A、B），瘤壁仍表现为动脉壁的各层结构；如为动脉一侧管壁受损，该侧呈局限性囊状扩张，横径增宽明显，前后径增大可不明显。伴有附壁血栓形成时（图4-2-14C），管腔内壁一侧或两侧见低或中强回声区，向管腔内突起，可导致局部管腔狭窄。腹主动脉瘤的存在可使腹主动脉走行扭曲。如为粥样硬化所致，腹主动脉管壁上可有强回声伴声影。

（2）CDFI表现：腹主动脉瘤内出现明显涡流，呈杂色血流信号。如有附壁血栓存在，该处血流充盈缺损。

（3）PW表现：腹主动脉瘤腔内可探及明显的收缩期湍流信号，为高阻动脉频谱。

（4）诊断标准

1）最大外径>3.0cm。

2）腹主动脉最宽处外径较相邻正常段外径增大1.5倍以上。

符合以上两者之一，即可诊断腹主动脉瘤。

（二）髂动脉瘤

1. 临床特征 临床上所见的髂动脉瘤大多数延续于腹主动脉瘤，不伴有腹主动脉瘤的孤立性髂动脉瘤很少见，约占主-髂动脉瘤的7.8%。孤立性髂动脉瘤主要累及髂总动脉（70%～90%）和髂内动脉（10%～30%），累及髂外动脉者极为罕见。最常见发病部位为髂总动脉的近端和远端，左侧与右侧无明显差别。髂动脉瘤可单发或多发。髂动脉瘤最常见的致病原因为动脉粥样硬化，外伤、感染、结缔组织病等也与本病有密切关系。

髂动脉瘤位于盆腔深部，缺乏特异性临床症状

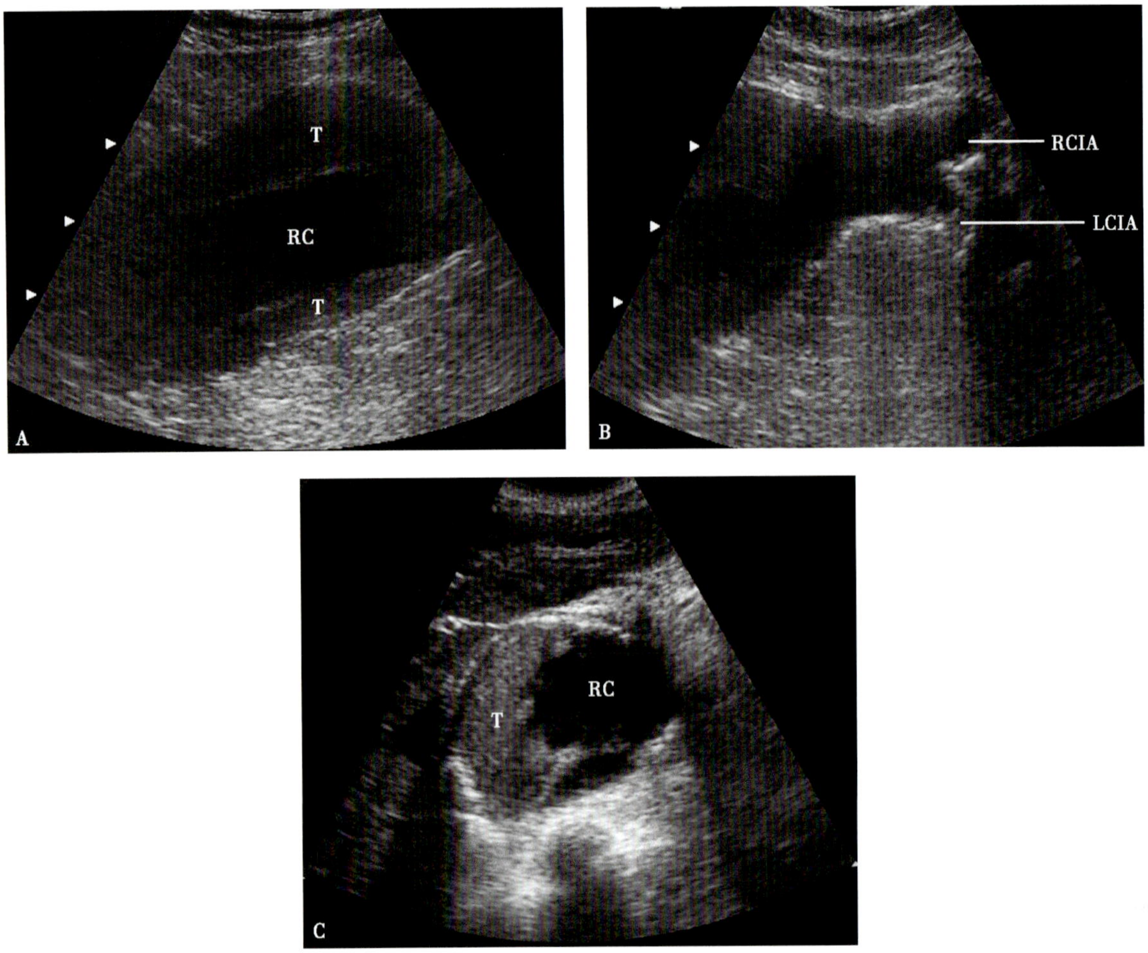

图 4-2-14 腹主动脉瘤灰阶超声表现

和体征，无症状者高达 45%，即使动脉瘤较大，临床也常难以触及，多数动脉瘤是在患者临床诊疗过程中偶然被发现。其临床表现有以下特点：

（1）较小动脉瘤（直径 2.5～3.0cm）往往无任何症状。

（2）较大动脉瘤可有慢性腹痛，多为持续性钝痛；可压迫邻近组织或器官出现相应症状，如肾绞痛、肾积水、便秘、里急后重、腿痛、麻木、肌无力、下肢水肿等。

（3）动脉瘤破裂或先兆破裂时可引起剧烈疼痛，可放射至腹股沟、会阴或下腰部；破裂性出血，引起低血压或休克。

（4）动脉瘤内血栓引起动脉狭窄或闭塞时可产生下肢缺血表现，如间歇性跛行等。

（5）可触及搏动性肿块，此为动脉瘤的典型症状。

2. 超声表现 髂动脉瘤在灰阶超声图像上表现为髂动脉局部管径呈囊状或梭形增宽，也可表现为突出于动脉一侧的无回声区。由于髂动脉瘤位置常较深，灰阶超声常难以显示附壁血栓回声。CDFI 显像可见病灶内部充满血流信号，血流紊乱，为高阻动脉血流频谱；其供血与引流血管均为髂动脉。如动脉瘤内有附壁血栓形成，该处血流充盈缺损。

正常成人髂总动脉管径一般小于 1.4cm，多数研究者认为如局部髂动脉管径大于 2.5cm，可诊断为髂动脉瘤。髂内动脉管径较细，目前尚无关于髂内动脉瘤的诊断标准，可将动脉扩张处与近端管径比较进行诊断。

髂动脉瘤位置较深，灰阶超声常难以清晰显示其管壁结构及与上、下游动脉的延续关系，彩色多普勒可显示病变为血管源性，如能显示供血与引流血管均为髂动脉，即可确立诊断。

由于本病发病率较低，相关的超声研究较少，目前尚无关于超声对于该病诊断准确性的资料。超声对于腹主动脉瘤等血管疾病的诊断准确性几乎可达 100%，但髂动脉瘤位于盆腔深部，更易受到肠气、肥胖、动脉迂曲等因素的影响，在一定程度上降低了超声检查的准确性。

（三）内脏动脉瘤

1. 临床特征　内脏动脉瘤是指腹主动脉所属各内脏动脉及其分支所产生的动脉瘤。内脏动脉瘤是罕见的血管疾病，文献报道其发生率约为 0.2%，随着近年来影像技术的发展和检测手段的提高，内脏动脉瘤的检出和文献报道日渐增多，且大多数患者无症状或症状轻微，提示内脏动脉瘤的发生率可能远高于以往文献报道。本病一般临床症状隐匿，多在检查其他疾病时偶然发现，部分患者以动脉瘤破裂为首发症状。

内脏动脉瘤病因主要有动脉管壁中层先天性发育不良、动脉粥样硬化、外伤、感染、结节性动脉炎、坏死性血管炎、动脉先天发育异常、腹内压波动等，胆管引流、肝动脉插管化疗、血管造影等医源性原因也可导致本病。另外，文献报道肝硬化门静脉高压、多次妊娠与脾动脉瘤形成相关。

内脏动脉瘤按其发生率高低依次为脾动脉瘤（60.0%）、肝动脉瘤（20.0%）、肠系膜上动脉瘤（5.5%）、腹腔动脉瘤（4.0%），还有肾动脉瘤、胃及胃网膜动脉瘤、肠系膜下动脉瘤等。

（1）脾动脉瘤好发于 50～60 岁，瘤体直径多在 0.6～3.0cm。脾动脉瘤以单发多见，可发生于脾动脉的任何一段，但以主干为多，且多位于脾动脉远段三分之一，即脾门处。80%～90% 的患者无症状，少数表现为左上腹或中上腹不适乃至钝痛，但多无特异性。体检大多数为正常，有时可闻及上腹部杂音或触及搏动性肿块。

（2）肾动脉瘤主要有以下几种类型：①囊状动脉瘤：最常见，约 75% 位于肾动脉的一级或二级动脉分支；②梭形动脉瘤：常见于肾动脉狭窄后扩张，较少累及分支；③肾内动脉瘤，占 10% 以下，常为多发细小动脉瘤。肾动脉瘤可为单发性或多发性，约 20% 患者为双侧性，25% 患者瘤壁有钙化表现。大多数肾动脉瘤患者可无明显症状。有些病例表现为高血压、肾绞痛、血尿，偶有上腹部或季肋部疼痛，局部可闻及血管杂音。

（3）肝动脉瘤常为孤立性，绝大多数是肝外型（80%），其中 63% 累及肝总动脉，肝内型肝动脉瘤以右侧多见。

（4）肠系膜上动脉瘤男女发生率相等，根据发生部位分为肠系膜上动脉主干及分支的动脉瘤。肠系膜上动脉瘤很少破裂，有报道破裂发生率为 13%，破裂后死亡率高达 75%。

2. 超声表现　内脏动脉瘤位置各异，综合而言，具有以下超声表现：

（1）灰阶超声表现：腹主动脉所属各内脏动脉主干或初级分支区域囊状或梭形低回声或无回声区，有搏动感，有时可见病灶与内脏动脉相连（图 4-2-15A）。

（2）CDFI 表现：彩色多普勒超声可见在低或无回声区内呈现涡流样血流信号，且两端均与内脏动脉相连（图 4-2-15B）。

（3）PW 表现：频谱多普勒显示低或无回声区内部为涡流频谱，与其相连的血管内均为动脉频谱。

（4）有时可见低或中等回声的附壁血栓，如果有附壁血栓形成，则瘤内彩色血流信号可见充盈缺损，残存管腔内血流束细，走行迂曲。

（5）若为近端动脉狭窄所致狭窄远端动脉瘤，则瘤体内血流更为紊乱，在瘤体近端动脉内探及高速血流信号。

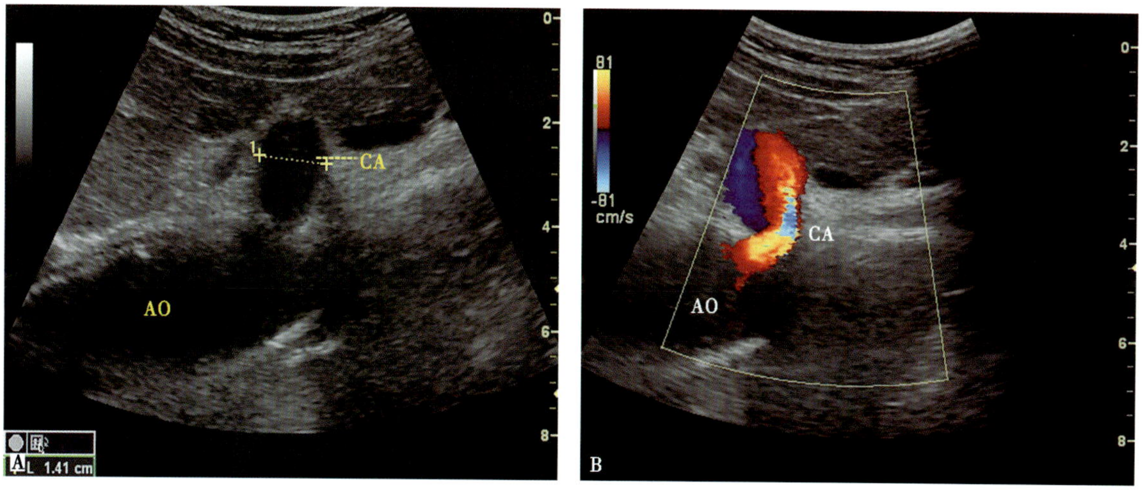

图 4-2-15　内脏动脉瘤超声表现

（四）检查中注意事项

1. 腹主动脉瘤的诊断 男性腹主动脉平均管径为（20.2±2.5）mm，女性腹主动脉平均管径为（17.0±1.5）mm，因此目前诊断腹主动脉瘤的标准为腹主动脉管径大于3.0cm。由于腹主动脉瘤形态不同，且常伴有腹主动脉扭曲，因此测量动脉瘤时应注意腹主动脉的走行，以垂直于轴线的横断面上测得的最大外径作为动脉瘤的直径。

2. 确定动脉瘤的部位，判断受累的动脉分支 腹主动脉瘤一般分为两类：一类为胸腹主动脉瘤（即高位腹主动脉瘤），另一类为位于肾动脉水平以下。肾动脉下动脉瘤，不影响肾脏的血流灌注，手术相对简单；若动脉瘤累及肾动脉，手术则相当复杂。因此，超声检查中应注意测量肾动脉开口处与动脉瘤入口间的距离。有时，巨大腹主动脉瘤较难判断是否累及肾动脉，可大致根据肠系膜上动脉起始部与腹主动脉瘤入口间的距离进行判断，若该距离大于2cm，提示肾动脉未受累。

3. 腹主动脉及分支动脉瘤的鉴别诊断较为重要，主要应与以下疾病鉴别：

（1）假性动脉瘤：假性动脉瘤是由各种原因所致动脉壁损伤破裂而导致，瘤壁非血管壁，而是周围增生的结缔组织或机化的血栓，壁厚且不光滑，瘤颈部一般较小。瘤内血流从同一部位进出，收缩期流向瘤体内，舒张期从瘤体内流出，因此彩色多普勒显示瘤颈部血流为红蓝交替，该处频谱具有“双期双相”特征。真性动脉瘤的瘤壁为血管壁，瘤口为收缩期单向前向血流，可资鉴别。

（2）动脉夹层：动脉夹层是由病变导致内膜撕裂所致，声像图上可观察到管腔内分离的线状内膜回声，将血管分隔成真、假两腔，两腔内有不同的血流频谱表现。

（3）动静脉瘘：瘘口处及瘘口近端的动脉为高速低阻血流频谱，瘘口远端的静脉增宽并出现动脉化血流频谱，与动脉瘤不同。

（4）静脉瘤：静脉瘤的瘤壁通常极为纤薄，在灰阶超声上难以显示瘤壁回声，瘤体无搏动性，CDFI显示瘤体内血流较黯淡，为静脉频谱，易与动脉瘤鉴别。

（5）囊性、囊实性占位或淋巴结等：根据动脉瘤的位置不同，肾内动脉瘤应与肾囊性或囊、实性肿物鉴别；脾动脉瘤位于脾门处者应与左肾上腺或胰尾囊肿及囊实性肿瘤鉴别；位于近段的脾动脉瘤应与胰头部病变鉴别；腹腔干动脉瘤应与肝门部囊肿、胆总管囊肿、胰腺肿瘤等疾病鉴别。内脏动脉瘤彩色多普勒显示瘤体内充满血流信号，很容易与囊性、囊实性占位或淋巴结等鉴别。当发现腹腔内囊性或囊实性占位时，应常规进行彩色多普勒超声检查，以排除动脉瘤。

（五）研究热点、难点与展望

1. 超声在腹主动脉及分支动脉瘤的应用价值 常规超声对瘤体大小的判断比较准确，还可提供瘤壁情况，观察有无附壁血栓以及血栓的位置，测量血栓的最大厚度和残余管腔的内径，判断是否需手术治疗。而超声造影通过注射造影剂，可以很好地显示动脉瘤的瘤体及附壁血栓情况，该技术也已经开始应用到腹主动脉瘤的诊断和评估过程中。

超声也是腹主动脉瘤的重要随访手段，可以监测瘤体的变化（包括瘤体大小及附壁血栓的情况等）。对于较小的动脉瘤，患者通常可接受定期监测而不需要立即手术。大动脉瘤增长速度大于小动脉瘤，可在较短时间内达到必须手术的程度，因此对大动脉瘤要缩短监测间隔期。

近年影像学检查技术的发展，尤其是彩色多普勒的应用，使内脏动脉瘤尤其是无症状者的检出明显增多，彩色多普勒超声除了可进行早期筛查，还可以动态观察瘤体血流动力学变化并对其进行监测，为临床选择治疗方案提供有价值的资料。

彩超可作为内脏动脉瘤的首选影像学检查及随诊方法。但不易发现直径小于1.5cm的内脏动脉瘤，另外，对于动脉瘤合并瘤壁严重钙化者，较难显示瘤体内血流信号，易漏诊。

2. 超声造影在腹主动脉瘤腔内修复术后随访过程中的应用 腔内支架植入术，即腔内修复术（endovascular aneurysm repair，EVAR），是治疗腹主动脉瘤的一种微创安全的介入治疗手段，它明显降低了围手术期死亡率，在很大程度上替代了传统开腹手术，但在术后随访过程中，仍有部分患者因出现并发症而需二次治疗。因此，术后患者要进行严格随访，以评估EVAR的远期效果，并及早发现术后并发症。

EVAR最常见的并发症为内漏。内漏是指支架型人工血管外侧所隔离的瘤腔内出现持续性血流的现象。内漏的存在可导致瘤体进一步增大，甚至破裂，也是EVAR治疗失败而转为开腹手术的主要指征。

CT血管造影（CT angiography，CTA）对内漏的检测具有很高的敏感性，是EVAR术后随访检查的金标准。欧洲EUROSTAR协作组建议术后1、6及12个月各进行1次CTA随访，以后如无并发症则改为每年1次。然而，反复的CTA检查会造成机体的放射性损伤。

彩色多普勒超声是一种无创、无辐射、廉价、易操作、普及性高的检查方法，已作为腹主动脉瘤的常规检查手段，但其对内漏检测的敏感性，不同文献的报道结果却相差很大，范围在42.9%～97%，原因是该检查对操作者的技术、经验依赖性强，也易受患者体型及配合程度的影响。

近几年来，随着超声造影剂的应用及造影显像技术的成熟，人们开始探索超声造影在EVAR术后内漏检测方面的价值。有研究报道，超声造影可显著提高超声对内漏的诊断能力，与彩色多普勒超声相比，两者的敏感性分别为97.5%和62.5%，特异性分别为81.8%和63.6%。对于EVAR术后内漏的检测，超声造影是一种快速、无创、可靠并可有效替代CTA的检查方法，其诊断效果明显优于常规超声，在临床上有一定的应用前景。

四、动脉夹层

（一）病理基础及临床特征

腹主动脉夹层的病理基础主要是腹主动脉壁弹力纤维变性，与内膜间附着力降低，减弱了动脉壁对血流切应力的抵抗力，导致动脉内膜撕裂，血液从破裂口流入中膜，使之分离，形成假腔，并向周围和其远端扩展，可累及腹腔干、肠系膜上动脉或肾动脉开口，引起有关脏器供血不足和缺血症状。

本病常由胸主动脉夹层蔓延而来，也有原发于腹主动脉的夹层。其病因多样，如遗传性因素、先天性因素、特发性主动脉中层退变、高血压、怀孕、损伤、动脉硬化、炎症反应、吸毒等。本病男女比例约为2∶1。年龄以45～60岁多见。症状常为突发腹部剧痛。根据发病的急缓可分为急性和慢性，发病在2周内称为急性动脉夹层，无急性病史或发病超过2周以上者为慢性动脉夹层。腹主动脉分支动脉如腹腔干、肾动脉、肠系膜上动脉以及髂动脉的孤立性夹层很少见，文献中也少有报道。其病因可能与腹主动脉夹层相似，少数情况也可以由外科介入操作导致。

（二）超声表现

1. 腹主动脉夹层 腹主动脉夹层的直接超声征象是腹主动脉内膜剥离以及由此形成的真、假腔。其超声表现为：

（1）灰阶超声表现：急性期病变段腹主动脉不规则增粗，典型者可见剥离的内膜片呈细线样中强回声，位于血管腔内，并随心动周期有规律地摆动，收缩期内膜片向真腔摆动。管壁中层与剥离的内膜间出现液性暗区，称为假腔，假腔常比真腔大，可使真腔变窄（图4-2-16A）。

（2）CDFI表现：当合并真腔狭窄时，真腔内血流速度明显加快，血流信号明亮或呈杂色血流信号。假腔内血流常为涡流，流速低于真腔，血流信号暗淡。在内膜破口处，彩色多普勒可探及出入口血流信号，收缩期可见血流进入假腔内，舒张期血流返回真腔，血流方向相反（图4-2-16B）。破裂口处血流信号强弱取决于破裂口大小，如破裂口较小，该处收缩期呈杂色血流信号，如破裂口较大则该处色彩暗淡甚至不易显示。有时通过CDFI显像可探查到多个内膜破裂口。

（3）PW表现：由于收缩期假腔膨胀挤压真腔或假腔内的大量血栓导致真腔狭窄，频谱显示腹主

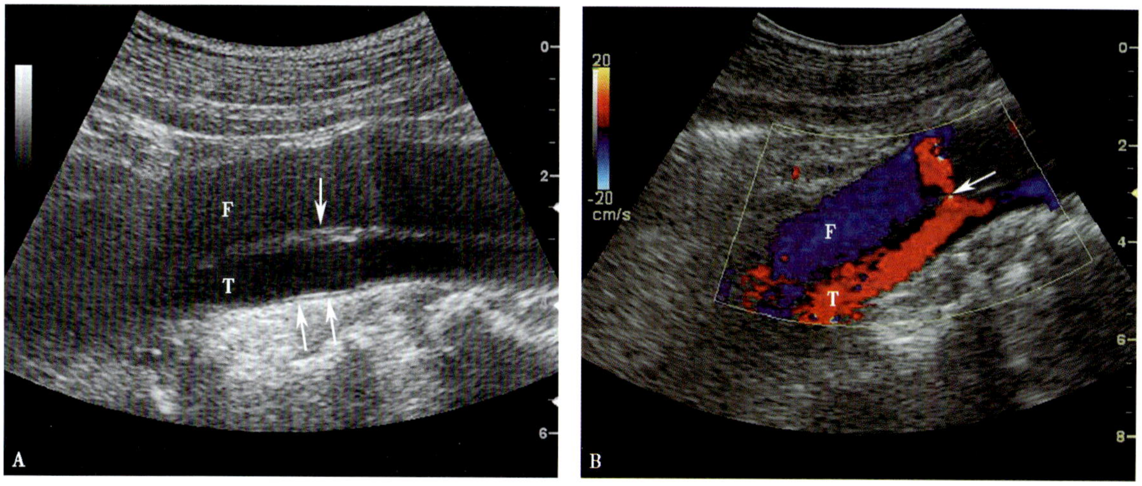

图4-2-16 腹主动脉夹层超声表现

动脉真腔内收缩期流速增高。腹主动脉假腔内可探及正负双向湍流频谱或者单向低速血流频谱。

（4）间接征象：腹主动脉有时位置过深，分离的内膜不易显示，容易漏诊，此时可以通过间接征象提高夹层的检出率。

1）管腔内血流分隔现象：这是指在彩色血流成像上同一条动脉管腔内血流（实为真腔与假腔内血流）被剥离的内膜和血栓隔开，同一条动脉同一水平存在两种不同性质的血流，分别代表真、假腔血流，多普勒频谱可显示真、假腔血流的不同血流动力学表现。当分离的内膜无远端破裂口时，则无此现象。如果病变较轻，真腔血流表现正常或轻度紊乱。病变严重时，假腔内较多血流通过和较大范围血栓导致真腔狭窄甚至完全闭塞。

2）夹层段动脉扩张：假腔的外侧动脉壁无内膜层回声。当假腔内有血栓形成时，内部有实性回声，内膜片固定于血栓表面，此时易误诊为真性动脉瘤伴血栓形成，但仔细观察可显示血栓内侧缘分离的内膜片呈细线状回声，回声常高于血栓的回声，如果撕裂的内膜处有钙化斑块，更有助于夹层的诊断。

2. 髂动脉及内脏动脉夹层 腹主动脉的粗大分支，如髂动脉相对容易显示剥离的内膜，其超声表现与腹主动脉夹层相似。但较小分支如肠系膜上动脉、肾动脉等，仅少数病例可显示剥离内膜（图 4-2-17），多数病例无法显示剥离内膜，在这种情况下，彩色多普勒的血流分隔现象（同一条动脉管腔出现两种不同性质的血流）有助于诊断动脉分支夹层。由于难以显示剥离的内膜，当假腔内血栓形成时，常难以和真性动脉瘤合并血栓相鉴别。

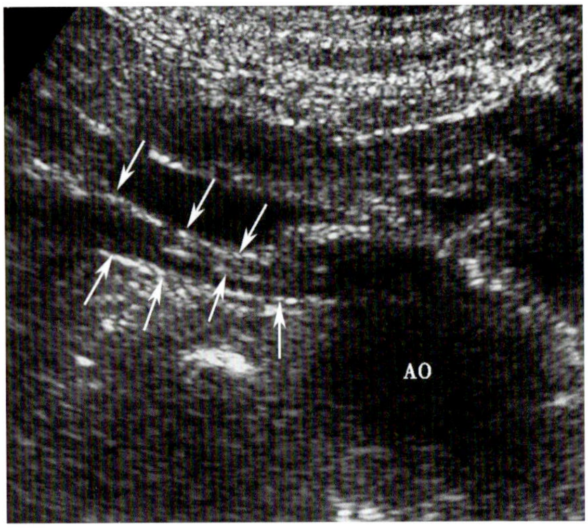

图 4-2-17 右肾动脉内显示剥离内膜

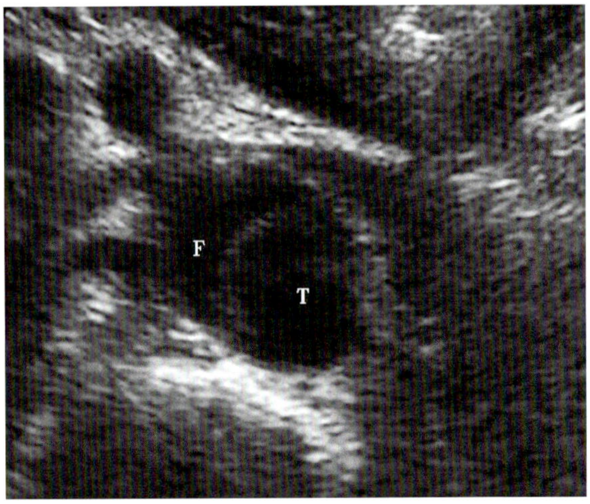

图 4-2-18 腹主动脉夹层真腔（T）和假腔（F）

（三）检查中注意事项

超声依据上述直接和间接征象不仅能够明确诊断本病，而且可以判断内膜分离的范围、破裂口的位置、数量和大小以及受累动脉的血供状况，为外科手术和介入治疗提供重要依据。

如能显示剥离的内膜片及其在管腔内的摆动，可确诊为动脉夹层。诊断时应注意以下问题：

1. 真、假腔的判断 通常假腔大而真腔小，假腔内可有血栓而真腔内无血栓。横切面上真腔多呈近似圆形或椭圆形，假腔呈新月形（图 4-2-18）。彩色多普勒显示为同一条动脉管腔出现两种不同性质的血流，收缩期血流速度快，彩色信号明亮丰富者为真腔；血流速度缓慢，色彩信号暗淡为假腔。正确判断真、假腔有助于确定分支动脉是起自真腔还是假腔，有助于手术方式的选择。

2. 与真性腹主动脉瘤的鉴别 不典型病例尤其是假腔内充满血栓的腹主动脉夹层动脉瘤，应注意与真性腹主动脉瘤相鉴别。前者仔细观察可显示血栓内侧缘分离的内膜片呈细线状回声，回声常高于血栓的回声；后者大多因动脉粥样硬化引起，无动脉管壁内膜撕裂，管壁完整，无管壁中层与内膜间的假腔。

3. 与假性腹主动脉瘤的鉴别 假性腹主动脉瘤多因腹部外伤引起腹主动脉管壁全层破裂，血液在血管壁外软组织内积聚，由较厚的软组织包绕形成的局限性血肿，有搏动，分流口处可探及特征性的“双期双相”频谱，与夹层动脉瘤不同。

4. 对急腹症患者，在排除腹部脏器病变以外，要注意观察腹主动脉。原发性腹主动脉夹层较少见，大多腹主动脉夹层是由胸主动脉夹层向下延伸所致，因此无论发现的病变位置如何，都要对主动脉全程及其主要分支动脉进行观察，测量分支动脉距内膜分离处的距离，这对于外科治疗方案的选择有重要意义。

5. 腹主动脉粥样硬化斑块、动脉壁钙化等可在腹主动脉腔内产生双重回声导致误诊为腹主动脉夹层，因此要注意多切面、多角度的扫查，以免误诊。

6. 慢性腹主动脉夹层动脉瘤患者，假腔远端可出现内膜破口并与真腔相通，腹主动脉管径常无明显扩张，剥离的内膜与血管壁贴附较近，真腔大于假腔，常易误诊为腹主动脉内中膜增厚或粥样硬化斑块。但彩超可以观察到假腔内有较细的血流束流入，并通过其远心端的破裂口汇入真腔，有助于鉴别诊断。

7. 腹主动脉夹层动脉瘤术后的患者，要注意观察有无假腔、破口是否闭合、有无血栓形成、支架型人工血管放置的部位、内膜破裂口等。

（四）研究热点、难点与展望

以往对腹主动脉夹层的诊断主要依靠心血管造影，随着影像技术的发展，对该病的诊断已由创伤性动脉造影过渡到无创性检查。其中，彩色多普勒超声应用广泛，具有无创、快捷、准确、重复性好等优点，对腹主动脉夹层动脉瘤的诊断特异性很高，已逐渐成为该病的首选影像学检查方法，为临床急救创造了条件。同时，彩超有助于夹层动脉瘤的分型、确定破裂口位置、判断病变程度、识别其并发症如肾动脉狭窄等，还可对其随访及动态观察。另外，可同时评价腹主动脉分支如腹腔动脉、肠系膜上动脉、肾动脉及髂动脉的状况。对诊断本病、选择治疗方案和判断预后均有重要价值。但在肥胖、腹腔胀气、动脉斑块等因素影响时，图像质量降低而影响诊断，需进行其他影像检查方法协助诊断。

五、腹部血管动静脉瘘

（一）临床特征

动静脉瘘（arteriovenous fistulas）是指动、静脉之间存在异常通道。腹主动脉 - 下腔静脉瘘（aorto-caval fistula）比较少见，多为后天性，临床上可分为2种类型。

1. 自发型（80%） 即腹主动脉瘤破入下腔静脉，占所有腹主动脉瘤破裂病例的3%～6%。

2. 创伤型（20%） 外伤性或医源性原因（如腰椎间盘手术）所致。

腹主动脉 - 下腔静脉系统动静脉瘘分流量大，回心血量增多明显，血容量及组织间液代偿性增多，较易发生心力衰竭。临床症状典型者出现三联征，即腰腹部疼痛、腹部可触及搏动性肿块、瘘口附近可闻及粗糙连续的机器样杂音。症状与瘘的大小相关，临床表现多样，乏力、头晕、心悸、胸闷以及心力衰竭症状常见，由于其症状常与其他多种疾病相似，导致50%～70%病例被误诊。

肾动静脉瘘（renal arteriovenous fistula）是指肾动脉与肾静脉之间存在异常通道，可发生于肾外的肾动、静脉，也可发生于肾内的小动、静脉。肾动静脉瘘的病因有先天性和后天性两种。先天性肾动静脉瘘较为少见，发生于肾实质的众多细小动静脉之间，多累及单侧肾脏，且以右侧为主，多为中青年发病，幼年发病者少见。肾穿刺活检、肾肿瘤、创伤、炎症和动脉粥样硬化都可导致后天性肾动静脉瘘。主要症状为血尿，由于动静脉分流可导致肾缺血并继发高血压，分流量大时可能出现心力衰竭。动静脉瘘较大时体检可在腰部闻及典型的连续性杂音。

（二）超声表现

1. 腹主动脉 - 下腔静脉瘘

（1）灰阶超声表现：腹主动脉与下腔静脉之间的正常解剖间隙消失。多数病例难以直接显示瘘口，仅少数病例可显示腹主动脉与下腔静脉之间的直接交通。动静脉瘘形成后，下腔静脉可逐渐扩张以至形成搏动性肿块。

（2）CDFI表现：瘘口处呈杂色血流信号，瘘口近侧的下腔静脉管腔内呈涡流或紊乱血流信号。

（3）PW表现：瘘口近端腹主动脉流速增快，阻力减低，频谱呈高速低阻型。瘘口远端动脉缺血，下肢动脉频谱流速减低，阻力减低。

瘘口处可探及高速低阻型动脉样血流频谱。与瘘口相连的下腔静脉内频谱形态异常，表现为流速较高的低阻动脉化频谱。

（4）部分患者有充血性心衰表现，如肝脏增大、肝静脉增宽、胸腔积液、腹水等，肾静脉、髂静脉因回流压力增高而增宽。

（5）如同时合并腹主动脉瘤，可有相应表现。

2. 肾动静脉瘘

（1）肾实质内小动静脉瘘：瘘口位于肾实质内，为肾内小肾动、静脉之间的异常交通，常由肾活检等原因导致。其声像图特征如下：

1）肾脏形态通常无变化；瘘口在灰阶声像图上常无异常回声显示或仅在肾实质内发现局限性无回声区；灰阶超声通常难以显示瘘的供血动脉和引流静脉（图4-2-19A）。

2）彩色多普勒于瘘口处及其附近可显示明显紊乱的血流信号，有时可显示瘘的供血动脉和引流静脉，其血流因流速较高而颜色明亮（图 4-2-19B）。

3）频谱多普勒可获取动脉样血流频谱或动脉血流与静脉血流信号混叠在一起，如瘘的供血动脉和引流静脉可显示，其频谱显示动静脉流速均增高，动脉阻力减低（图 4-2-19C）。

（2）肾动、静脉主干或较大分支间的动静脉瘘

1）灰阶超声常难以清晰显示瘘口，彩色多普勒显示瘘口处为紊乱的血流信号，呈动脉样血流频谱，流速极高，阻力减低，频谱充填，呈毛刺状。

2）与瘘道相连的近端肾动脉内径正常或明显增宽，流速明显加快，阻力减低（图 4-2-19D）。

3）与瘘道相连的肾静脉明显扩张，有时可探及血栓回声，彩色多普勒显示其内充满紊乱的血流信号，频谱显示静脉血流动脉化（图 4-2-19E）。肾动、静脉主干或大分支之间的瘘由于瘘口处射流和大量分流的影响，可引起瘘口远端肾静脉及下腔静脉广泛扩张。

4）如肾动静脉瘘分流量不大，患侧肾脏可体积

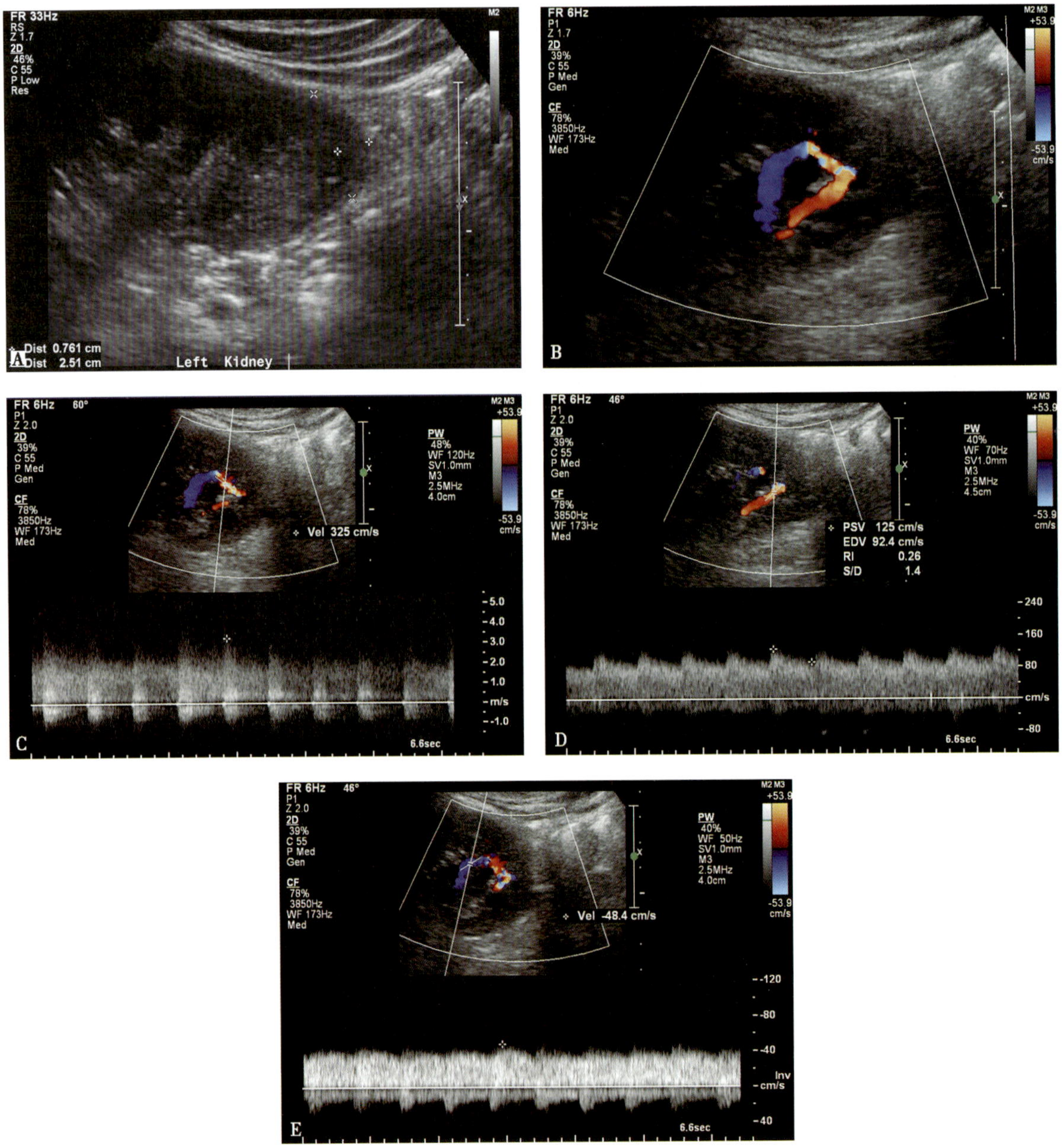

图 4-2-19 肾动静脉瘘超声表现

A. 左肾下极探及低回声（游标指示处）；B. 左肾下极探及紊乱血流；C. 紊乱血流处探及高速动脉样血流频谱；D. 邻近动脉血流为高速低阻型；E. 邻近静脉血流频谱

正常；如分流量较大，肾脏可由于缺血而萎缩。

(3) 先天性肾动静脉瘘：肾脏形态常无明显改变。由于瘘口细小，灰阶超声难以显示。病变累及局部叶、段，彩超表现与肾内小动静脉瘘表现相似；如病变累及全肾，分流量较大时，肾动脉主干流速增快，阻力降低，肾静脉主干增宽，血流动脉化，肾集合系统内亦可见多发迂曲扩张的血管。

（三）检查中注意事项

1. 腹主动脉 - 下腔静脉瘘 如果能显示腹主动脉与下腔静脉直接交通，可诊断腹主动脉下腔静脉瘘。但是多数病例由于存在腹主动脉瘤、下腔静脉瘤等情况，导致局部解剖结构失常，血流紊乱，难以直接显示瘘口，此时需结合腹主动脉、下腔静脉及远心段动脉、静脉表现综合分析。

2. 肾动静脉瘘 肾动静脉瘘的多普勒超声表现通常具有特征性的改变，一般比较容易诊断，但需注意以下几个方面：

(1) 肾动、静脉主干间的肾动静脉瘘，可引起双肾静脉、下腔静脉广泛扩张和较大范围内出现动脉样血流频谱，需要和腹主动脉下腔静脉瘘以及其他部位的动静脉瘘进行鉴别。

(2) 肾动静脉瘘所致的肾内静脉扩张，有时灰阶图像与扩张的肾盂肾盏相似，需加以注意并常规进行彩色多普勒检查进行区分。

(3) 肾内囊性病变应常规行多普勒超声检查。当发现“囊性肿物”内充满血流信号，应进一步观察；若在“囊性肿物”内探及动脉样血流频谱并证实其为扩张的静脉，则支持动静脉瘘，而不支持动脉瘤，并进一步确定动静脉瘘的供血动脉和瘘口远端的引流静脉。若发现肾动脉为高速低阻血流，特别是能直接显示瘘口和证实瘘口远端的静脉为扩张的肾静脉，则肾动静脉瘘的诊断明确。

(4) 发生于实质内细小肾动、静脉之间的动静脉瘘，有时多普勒超声表现相对不典型，需与动脉瘤和其他疾病鉴别。部分小动静脉瘘在灰阶图像上无异常表现，因此对于有近期肾活检等相关病史的患者应常规应用彩色多普勒进行筛查，以免漏诊。

（四）研究热点、难点与展望

超声常可对动静脉瘘做出明确的定性诊断，但对瘘口部位、大小、附近血管扩张及侧支循环形成情况的观察不如血管造影检查。

腹主动脉 - 下腔静脉瘘一旦诊断明确，应积极采取抗心衰治疗，做好术前准备，尽早手术或介入治疗。由于患者症状常不典型，导致临床误诊率较高，本病的血流动力学改变明显，超声检查通常可做出倾向性诊断。有研究者认为，仅进行超声与CT检查即可满足术前诊断需要，因此对于临床状况较差的患者，超声检查的帮助更大。

发生于肾动、静脉主干或较大分支之间的动静脉瘘可以引起肾脏严重缺血，心脏扩大和心力衰竭，需尽早做出诊断，彩色多普勒超声为首选检查方法，其多普勒超声表现具有特征性的改变，一般可正确诊断并为进一步治疗提供依据。肾活检等原因所导致的获得性实质内小动静脉瘘，有时可破裂并导致严重的出血，因此需进行严密随访。彩色多普勒超声诊断肾内小动静脉瘘诊断准确，操作简便，是筛查和随诊的首选影像学检查方法。

六、腹部器官移植术后血管并发症

（一）概述

器官移植被认为是近半个世纪以来现代医学与外科学的主要进展，由于外科技术的革命性发展和新型免疫抑制剂的应用，全世界数以万计的患者获得了新生，器官移植的发展和进步离不开影像医学的贡献，在供体评估和围手术期监测，尤其是血管并发症的诊断方面，超声医学做出了极大贡献。

（二）肝移植术后血管并发症

1. 肝移植适应证及常见术式

(1) 肝移植适应证：肝脏移植适用于各种急慢性病毒性肝炎和酒精性肝病所致的肝硬化、肝脏肿瘤、自身免疫性肝病、硬化性胆管炎等，以及儿童先天性胆道闭锁、先天性代谢性肝病及肝母细胞瘤等。

(2) 肝移植常用术式及吻合方式：首先切除病肝，然后在原解剖位置上立即植入一个新肝。目前临床常见的植入术式有经典式原位供肝植入术、背驮式原位供肝植入术、活体部分肝移植术、减体积肝移植和劈裂式肝移植术。供肝植入时依次吻合的血管分别为肝静脉系统、门静脉、肝动脉，最后进行胆道吻合，不同的术式其吻合方式不同。

肝静脉系统的吻合方式：依据肝移植术式而定，经典式肝移植术保留供体肝脏后方的下腔静脉，分别进行供、受体肝上下腔静脉与肝下下腔静脉吻合（ER4-2-2A、B）。背驮式供肝植入术为保留受者下腔静脉的原位肝脏移植，用供肝的肝上下腔静脉与受者的肝左与肝中静脉的共同开口或者受者下腔静脉前壁的扩大倒三角形开口吻合，供肝的肝下下腔静脉封闭，形似受体下腔静脉背驮供肝而得名（ER4-2-2C）。活体部分肝移植术、减体积肝移植和劈裂式肝移植术的肝静脉吻合方式为肝静脉与下腔静脉进行端侧吻合，吻合时常根据供肝肝静脉的位置、数目及管腔直径决定是否进行成型及搭桥，可有一个吻合口或多个吻合口。

门静脉吻合方式：常规吻合方式为供体门静脉与受体门静脉进行端端吻合，全肝移植为供体门静脉主干与受体门静脉主干端端吻合，亲属供肝、劈裂式及减体积肝移植根据供肝的门静脉解剖离断位置而不同，右半肝肝移植为供肝门静脉右支与受体门静脉端端吻合，左半肝肝移植为供肝门静脉左支与受体门静脉端端吻合，小儿Ⅱ、Ⅲ肝段移植的门静脉吻合为供体门静脉与受体门静脉左右分支汇合处。对于门静脉血栓、海绵样变、严重门静脉损伤或门静脉太短的受者，有时会选择替代、间置血管吻合于受者门静脉或脾静脉与肠系膜上静脉汇合处。

肝动脉吻合方式：供体肝总动脉与受体肝动脉行端端吻合，一般选择口径相近的动脉，如肝固有动脉、肝固有动脉与胃十二指肠动脉分叉部、肝总动脉、脾动脉等。如果受体肝动脉存在动脉闭塞、肝动脉变异、动脉粥样硬化和肝动脉夹层时常采用桥接替代血管吻合。

胆道吻合：通常行胆道端端吻合，如受者胆总管细小、部分肝移植或儿童肝移植受者通常行胆管空肠 Roux-en-Y 吻合。

ER4-2-2 原位肝移植式示意图

2. 肝移植术后血管并发症的分类及临床表现 肝移植术后血管并发症是导致移植物失功和受者死亡的重要原因，也是部分难治性胆道并发症的启动环节，早期诊断和治疗是提高围手术期生存率和长期生存的有效保证。肝移植后血管并发症的发生部位包括流入道（肝动脉、门静脉）和流出道（肝静脉、下腔静脉）。肝动脉并发症包括肝动脉栓塞、狭窄、假性动脉瘤、夹层动脉、动脉盗血等。门静脉并发症包括门静脉栓塞、狭窄、门静脉海绵样变、静脉瘤等。流出道并发症统称为流出道梗阻，包括肝静脉及下腔静脉狭窄、栓塞。

（1）肝动脉并发症：肝动脉并发症最多见也最凶险，发生率为 4%～25%，主要包括肝动脉血栓、肝动脉狭窄、肝动脉夹层和假性动脉瘤、动脉盗血等，以及动脉并发症继发的肝实质梗死灶、肝脓肿、胆汁瘤、胆漏等。

（2）门静脉并发症：门静脉并发症包括门静脉栓塞（血栓或闭塞）、门静脉狭窄、门静脉海绵样变、门静脉瘤和门静脉内积气，发生率为 1%～12.5%。

（3）流出道梗阻：任何原因导致的下腔静脉及肝静脉系统的血液回流受阻，统称为流出道梗阻，主要由于血栓和狭窄所致。成人原位经典肝移植术极少发生流出道梗阻，发生率不足 1%，背驮式肝移植术发生率略高于经典肝移植术。流出道梗阻的主要原因为吻合技术缺陷，如吻合时缝线牵拉过紧、吻合口成角扭曲、供肝血管过短引起血管牵拉、血管过长引起血管迂曲以及静脉重建不充分等因素。临床表现为肝脏淤血肿大、肝功能损害、双下肢水肿、顽固性腹水等。

3. 移植肝超声检查方法及检查内容

（1）移植肝超声检查方法：灰阶超声和彩色多普勒超声为首选检查方法，不能明确诊断时进行超声造影检查。检查手法与正常肝脏的超声检查方法无异，但术后早期受引流管、手术切口及敷料的影响，多采用肋间扫查途径。首先应用灰阶超声扫查肝脏实质回声，有无局灶性病变，胆管和血管走行、各吻合口情况、管腔内有无异常及肝周情况。然后应用彩色多普勒超声观察各血管内径、流速流量、频谱及动脉阻力指数。当普通超声怀疑有并发症或病变需要进一步明确诊断时进行超声造影检查。超声造影检查时将观察目标置于图像中间，聚焦点置于图像底部，切换到造影模式并根据观察目标的不同将机械指数调节至合适状态。

（2）超声造影剂注射用六氟化硫微泡用量：肝实质一般应用 1.5～2.4ml，肝动脉 0.5～1ml，门静脉及肝静脉系统 1.5～2.4ml。外周静脉注入造影剂后，首先肝动脉见造影剂灌注，造影剂到达时间一般在 4～30 秒，可见肝动脉显影清晰并可见肝内动脉呈树枝样分布。随后门静脉开始见造影剂灌注，门静脉造影剂到达时间晚于肝动脉数秒，可清晰显示门静脉直径及走行。肝实质随造影剂灌注呈逐渐动态增强，然后逐渐消退。肝静脉随造影剂灌注后血管显示清晰，管径边缘光滑，管腔内造影剂充盈完全。肝动脉的超声造影观察主要在动脉期和门静脉早期进行，也可采用高机械指数爆破及微血管成像技术反复多次观察。门静脉、肝静脉及下腔静脉主要在门静脉期、延迟期观察，也可采用爆破及微血管成像技术反复观察。若图像不满意，可以再次注射六氟化硫微泡进行超声造影检查。

（3）检查时间：可在术中血管吻合完毕后、关腹后立即进行检查，术后当天必须了解移植肝的血流情况，术后早期根据情况决定每日检查还是隔日检查。2周后逐渐延长检查间隔，出院后根据原发疾病情况和肝脏功能状态决定检查时间，一般1～3个月检查1次。

（4）检查内容：检查肝脏大小及实质回声，移植肝脏的大小形态依据供体肝脏的大小形态而有差异，其正常参考值与正常成人相同。正常情况下，移植肝实质回声与正常肝脏相同，偶有一过性增高现象，主要观察肝实质回声有无异常、有无缺血、淤血、坏死灶、胆汁瘤、脓肿及肿瘤复发、局部侵犯及远处转移。检查各吻合管道情况，新肝植入后，肝脏各吻合血管具有各自的频谱特征及血流动力学转归。

（5）下腔静脉与肝静脉：下腔静脉吻合口及血流频谱与手术方式直接相关，经典式肝移植有肝下和肝上两个吻合口（图4-2-20），肝下吻合口的显示率较高，而肝上吻合口较难显示。背驮式肝移植仅有一个吻合口（图4-2-21）。亲体肝移植、劈裂式肝移植及减体积肝移植根据植入肝脏时肝静脉的数目和修整情况而定，一般就一个吻合口，也可有多支肝静脉独立吻合于下腔静脉，此时会有多个吻合口。重点观察下腔静脉、肝静脉及其属支及桥血管是否通畅，血流方向、血流速度、有无狭窄栓塞，引流区域是否有淤血及缺血改变。

（6）门静脉：二维及彩色多普勒超声对门静脉供体段、受体段及吻合口图像显示良好，可清晰显示管壁、吻合口及管腔内回声情况（图4-2-22）。重点观察门静脉供体段、受体段、吻合口情况，门静脉管腔内血流方向、血流速度、血流量，有无栓塞和狭窄，门静脉周围有无积血、积液等。

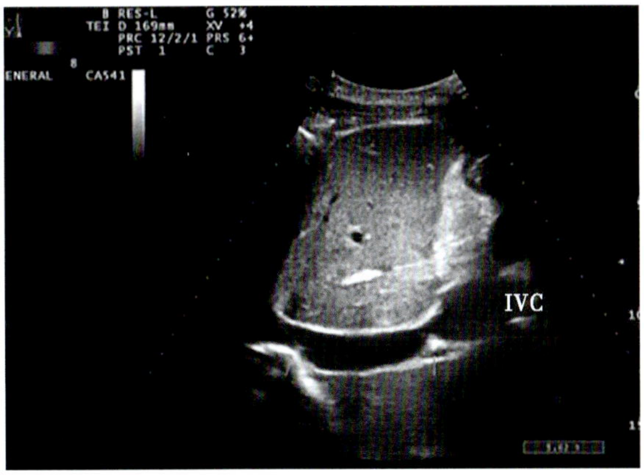

图4-2-20　经典肝移植术式

灰阶超声显示下腔静脉吻合口，箭头所示分别为下腔静脉肝上吻合口和肝下吻合口

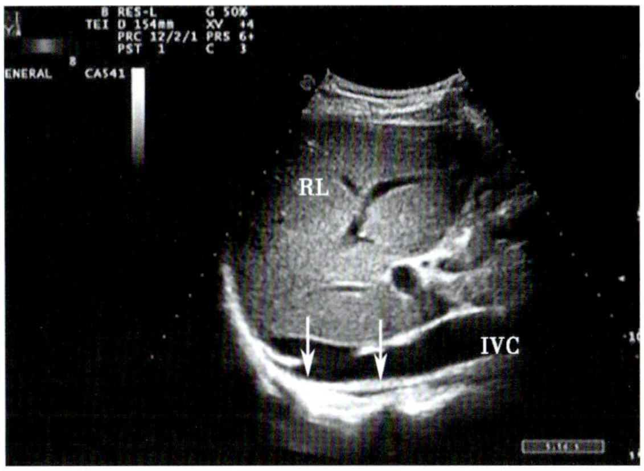

图4-2-21　背驮式肝移植术

灰阶超声显示下腔静脉吻合口，箭头所示

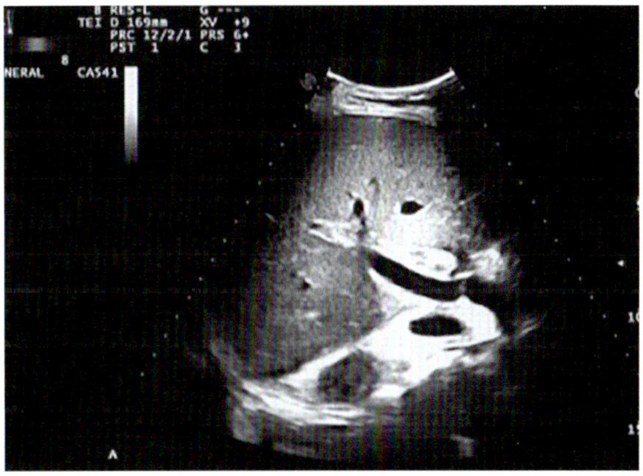

图4-2-22　经典肝移植术

灰阶超声显示门静脉吻合口处为点状高回声

（7）肝动脉：肝动脉位于门静脉左前方，重点检查肝动脉吻合口近端、远端及左右肝动脉分支的通畅情况，超声对吻合口的显示率不高，主要观察的血流动力学参数有肝动脉血流频谱、峰值流速、舒张期流速、阻力指数（RI）、加速度时间（SAT）等。灰阶及彩色多普勒超声显示不满意时，应进行超声造影检查。

（8）胆道检查：胆道位于门静脉旁，重点观察胆道直径、吻合口、胆管腔内回声、肝内胆道有无扩张等。

4. 移植肝正常声像图表现

（1）肝脏大小与实质回声：全肝移植的肝脏大小与供肝相一致，劈离式、减体积及亲体肝移植术的移植物大小与获取供肝的大小一致，超声测量时应尽量选择有血管标志的固定切面测量。肝脏实质回声与供肝质地回声一致，偶有术后早期肝脏回声增强或回声不均匀表现。

（2）肝动脉：肝动脉走行与门静脉一致，直径较门静脉细，频谱多普勒可探及特征性搏动性频谱。正常情况下肝动脉为红色入肝血流，直径约3～7mm，流速约25～120cm/s，RI值在0.50～0.80，加速度时间＜80ms，频谱特征为收缩早期陡直上升，舒张期为持续的较高速血流图（图4-2-23）。超声造影肝动脉显影清晰，能明确测量肝动脉直径走行。

（3）门静脉：门静脉供体段直径与供肝直径相一致，直径约7～13mm，门静脉受体段直径与受者术前状态相一致。当术前存在门脉高压时，增宽的门静脉与供肝门静脉直径出现不匹配现象，因此术后早期门静脉流速差异较大。正常门静脉为入肝血流，彩色多普勒超声表现为连续带状频谱，并随呼吸运动略有起伏，早期血流速度范围20～110cm/s，平均流速46cm/s左右，随术后时间逐渐下降，一般在2周之后降至正常范围。术后早期受肝门部液体渗出及一些止血胶、止血纱布影响，门静脉管壁常显示不清，另外门静脉因走行成角和供受体不匹配等因素，易在局部形成涡流，彩色多普勒超声不显示血流信号，易被误诊断为血栓，这些情况下，超声造影检查可帮助排除并明确诊断，注射造影剂后，门静脉内造影剂呈均匀高增强，充填饱满，管壁边缘光滑锐利。

（4）下腔静脉与肝静脉：正常下腔静脉及肝静脉管腔内径随呼吸运动和心动周期而变化，血流速度范围较大，血流频谱表现为多相波形，常为两负一正的三相波形（图4-2-24），少数患者可呈单相波形。

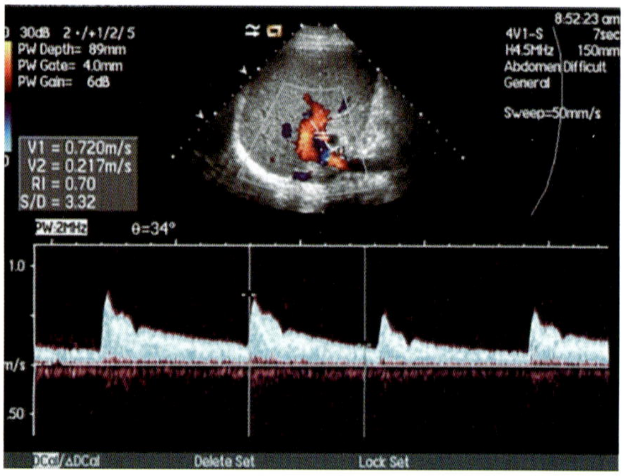

图4-2-23 肝移植术后，肝动脉正常频谱

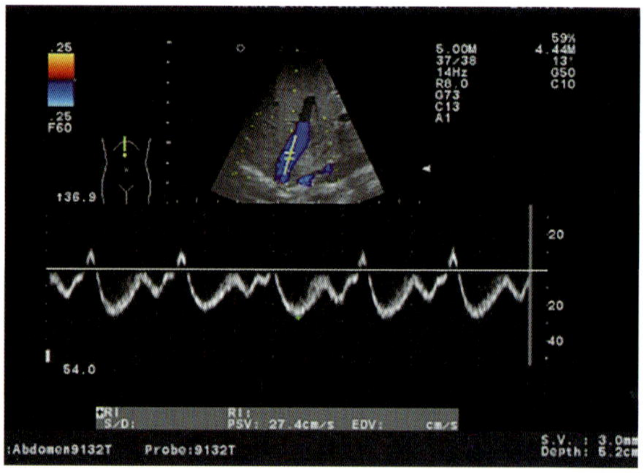

图4-2-24 移植肝肝静脉正常频谱，呈典型三相波

5. 移植肝血管并发症的超声诊断 肝移植术后血管并发症是影响移植肝功能和患者生存的主要因素，血管并发症可发生在血管吻合后即刻，也可在数月和数年后发生，越早期的并发症对移植肝功能的影响越大。肝移植术后的血流动力学参数差异变化较大，血流动力学参数正常、异常及血管并发症之间存在相互转变过程，并不是所有的血流动力学异常都会发生血管并发症，因此出现血流动力学异常时应严密观察，增加检查频率。超声造影技术应用于灰阶和彩色多普勒超声不能明确诊断时，可增加对肝实质灌注情况和血管通畅情况的了解，增加诊断信心。由于各血管并发症的超声表现较为复杂，下面进行逐一论述。

（1）肝动脉血栓：经腹超声检查极难显示肝动脉内血栓，术中高频超声检查表现为动脉管腔内实性回声团，彩色多普勒超声血流充盈缺损（图4-2-25、图4-2-26）。肝移植术后HAT时，灰阶超声极难做出准确诊断，彩色多普勒超声表现为肝门部和肝内门静脉周围肝动脉血流信号消失（图4-2-27），超声造影表现为肝动脉期于肝门部及肝内均无动脉造影剂显示（ER4-2-3），其诊断肝动脉血栓的准确性与血管造影相一致。以肝动脉彩色多普勒血流信号消失诊断肝动脉血栓存在假阳性，如患者肥胖、全麻后胃肠胀气、早期吻合口水肿、肝动脉移位、术后早期门静脉的过高流速、肝脏的低灌注状态及仪器敏感度不够等因素，在一定程度上会影响肝动脉的显示，同时受肝动脉周围侧支循环的影响易出现假阴性诊断。因此当彩色多普勒超声怀疑肝动脉血栓时应进行超声造影检查，超声造影对于肝动脉血栓的诊断准确率可与CTA、DSA相媲美，诊断准确性与血管造影相一致。

（2）当肝动脉伴发肝内梗死灶、胆汁瘤、肝脓肿等改变时，灰阶超声显示肝实质内不规则低回声、无回声或混合回声区，内无血流信号或可见条状血

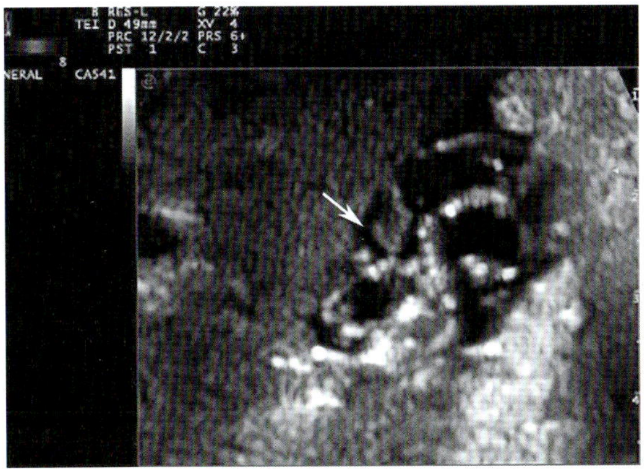

图 4-2-25　肝移植术中超声，肝动脉管腔内血栓形成，灰阶超声检查显示肝动脉不完全栓塞，箭头所示为血栓

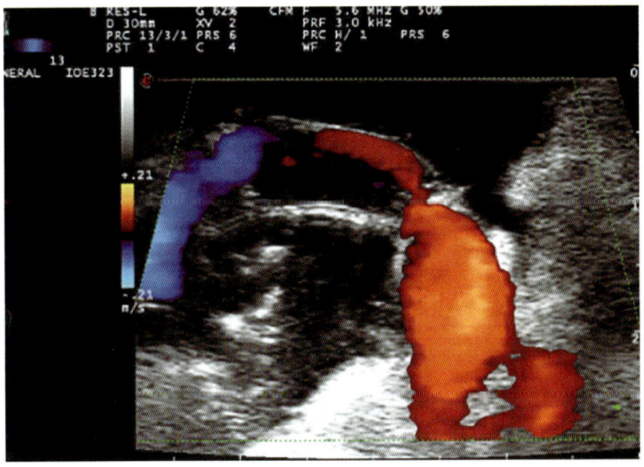

图 4-2-26　与图 4-2-25 为同一患者，彩色多普勒超声显示，肝动脉吻合口上方局部血流信号缺损

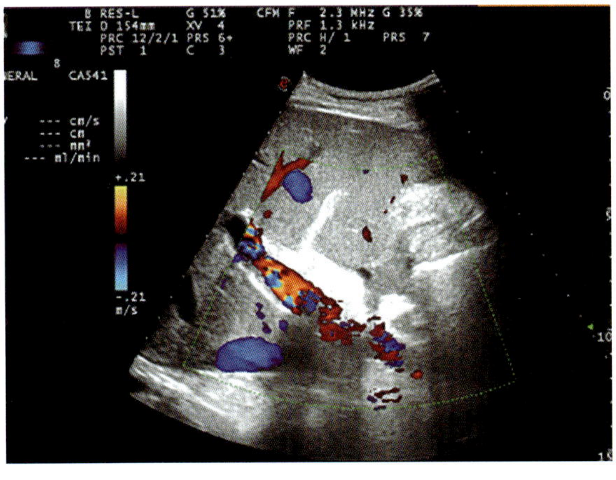

图 4-2-27　肝移植术后第 5 发生 HAT，彩色多普勒超声发现肝动脉血流信号消失，门静脉周围多切面扫查未见肝动脉血流信号

流信号，超声造影表现为肝实质内无造影剂灌注，较大范围的梗死灶内可见血管结构显示（ER4-2-3）。胆汁瘤常与脓肿相伴而生，形态不规则或接近类圆形，回声不均匀，内为无回声区或不规则无回声区，多普勒超声缺乏特异性，超声造影表现为规则或不规则的无灌注区域，周边有时有增强，其内可见液性坏死区。

ER4-2-3　肝移植术后肝动脉血栓形成伴发肝内梗死灶

（3）肝动脉狭窄：肝动脉狭窄多为吻合口狭窄，少部分为肝外或肝内动脉节段串珠状狭窄或弥漫性狭窄，肝动脉狭窄不及时处理可导致肝动脉栓塞，但在临床病例中很难确定其发展成 HAT 的概率是多少。术中灰阶超声检查可显示肝动脉吻合口（图 4-2-28），但关腹后超声检查对肝动脉吻合口的显示率并不高，因此较难显示狭窄部位和程度，彩色多普勒超声诊断肝动脉并发症的标准是：RI 持续低于 0.5，局部肝动脉测及高速血流大于 200cm/s，加速度时间超过 80ms，典型频谱表现即为国外学者所描述的 tardus parvus wave forms 波形，亦称低速低阻力指数血流频谱（图 4-2-29）。超声造影技术，尤其是三维超声造影的应用，可较好地显示动脉走行和狭窄程度，但与其他影像学相比较，整体成像效果及对于狭窄程度的判断不如 DSA 及 CTA，不易被临床医生接受。

（4）肝动脉夹层和假性动脉瘤：肝动脉假性动脉瘤灰阶超声表现为肝门部邻近门静脉的搏动性囊状包块或混合性包块（图 4-2-30），彩色多普勒超声能在其内观察到涡流，瘤腔内血流缓慢（图 4-2-31），

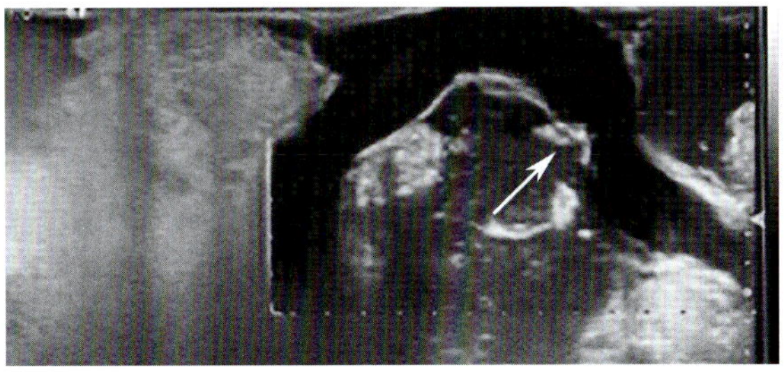

图 4-2-28　肝移植术中超声、灰阶超声显示肝动脉吻合口，箭头所示

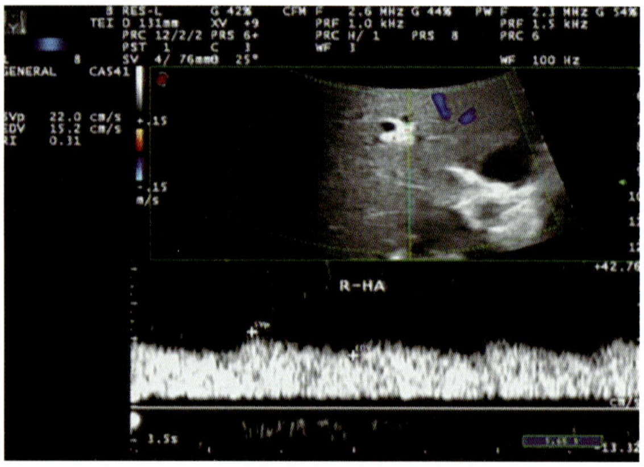

图 4-2-29 肝动脉吻合口狭窄，肝动脉频谱为典型 tardus parvus wave forms 波形，RI 0.31，SAT > 80ms

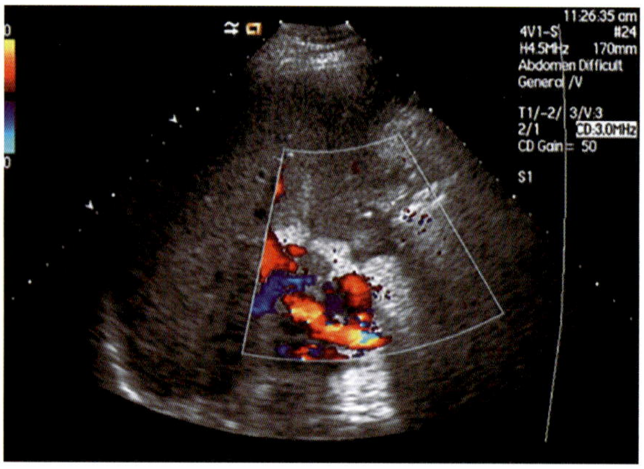

图 4-2-31 与图 4-2-30 为同一患者，彩色多普勒超声显示瘤体内紊乱血流信号

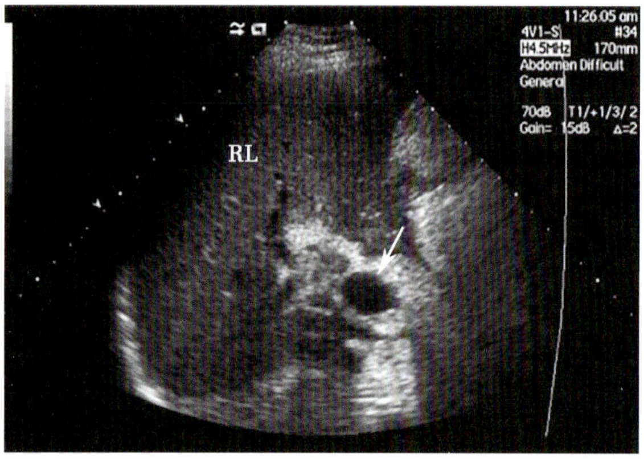

图 4-2-30 肝移植术后肝动脉吻合口假性动脉瘤，灰阶超声显示瘤体为类圆形无回声区（箭头所示）

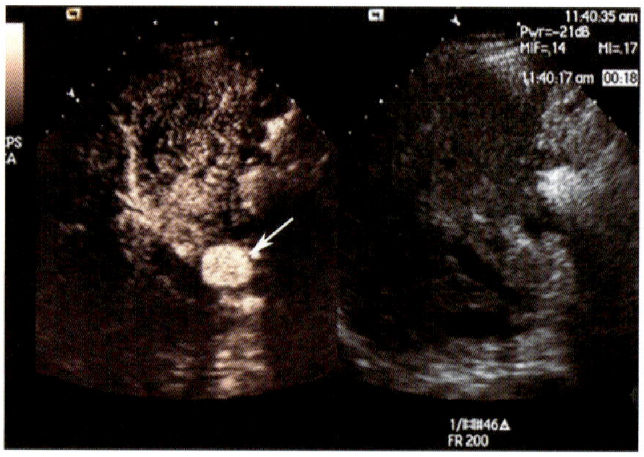

图 4-2-32 与图 4-2-30 为同一患者，超声造影显示瘤体内动脉期造影剂快速灌注，称类圆形高增强（箭头所示）

超声造影表现为动脉期肝动脉周围的圆形高增强区（图 4-2-32），增强时相与肝动脉同步，若与动脉之间瘘口存在，则可见造影剂从动脉进入瘤体内，并随时间延长不断增大。吻合口部位的假性动脉瘤常引起肝动脉狭窄，肝内动脉血流频谱阻力指数降低。当假性动脉瘤位置较深或气体干扰显示不清时，常造成漏诊。肝动脉夹层为罕见肝动脉并发症，仅在术中超声检查时发现过肝动脉夹层，高频超声表现为动脉管腔内内膜隆起或中断，管腔内彩色血流变细，术中即刻打开动脉后证实诊断（ER4-2-4）。术后超声检查由于动脉内径细，极难显示动脉管腔内情况，几乎不能进行诊断。

（5）动脉盗血：普通超声表现为脾脏肿大、脾动脉粗大、门静脉流速 / 流量增大、肝动脉血流频谱偏弱 < 25cm/s、肝动脉血流消失或低速高阻力肝动脉波形。超声造影显示肝动脉内见造影剂灌注，时间晚于正常到达时间，动脉显像纤细、造影剂峰值

ER4-2-4

ER4-2-4 劈裂式小儿亲体肝移植受者术中超声检查发现肝动脉夹层

强度低于正常肝动脉强度，肝实质动脉期低增强或无增强，门静脉造影剂提早到达或与肝动脉同时到达，肝实质以门静脉造影剂灌注为主，CTA 或 DSA 显示脾动脉粗大充盈，肝动脉纤细微弱。脾动脉栓塞后，肝动脉血流明显增加，造影剂灌注时间及峰值强度恢复正常，肝实质灌注亦恢复正常。

（6）门静脉吻合口狭窄或门静脉节段性狭窄：灰阶超声可清晰显示狭窄部位，诊断以狭窄比率（stenotic ratio，SR）> 50% 和狭窄速度比（velocity ratio，VR）> 4 倍为标准（图 4-2-33）。SR =（狭窄前

方近肝侧直径－狭窄处直径）/ 狭窄前方近肝侧直径；VR＝狭窄处近侧速度 / 狭窄处远肝侧血流速度，即狭窄前后方血流速度比值。彩色多普勒超声狭窄处为高速紊乱血流，近肝侧血流速度增快，远肝侧流速降低，脾脏渐进性增大或伴腹水等。关于以门静脉狭窄的形态学表现诊断门静脉狭窄的标准，由于成人和小儿肝移植移植物体积大小差异明显，门静脉直径粗细也具有很大差异，因此标准并不统一，当灰阶超声不能清晰显示狭窄部位时，可采用超声血管增强技术或超声造影显示狭窄部位（ER4-2-5）。血管成人肝移植术，一般以直径 < 5mm 为诊断标准，而小儿肝移植受体血管直径细，常存在管径不匹配、成角走行等，诊断时应区别对待，一般以流速比值为诊断标准。超声造影技术可明确显示狭窄部位和走行，明显优于灰阶和彩色多普勒超声。

ER4-2-5　移植肝门静脉吻合口狭窄

（7）门静脉血栓：灰阶超声显示新鲜血栓为极低回声或低回声，陈旧性血栓为等回声或高回声（图 4-2-34）。彩色多普勒超声显示血栓部位彩色血流充盈缺损，血栓周边非梗阻部位血流存在且变细。超声造影显示血栓部位无造影剂灌注（图 4-2-35）。

（8）门静脉海绵样变：灰阶超声正常门静脉结构消失，周围为网格状无回声区（图 4-2-36）。彩色多普勒超声：网格状血流或肝门部丰富团状血流信号，其内为连续带状门静脉样频谱（图 4-2-37）。超声造影：肝门部门静脉旁造影剂灌注呈云雾状或团状增强。

（9）门静脉瘤：常见于亲属供肝、劈离式肝移植及减体积肝移植术式，由于供者门静脉与受者门静脉管腔直径不匹配、呈角度走行所致（图 4-2-38），超声显示供肝门静脉直径明显增宽高于正常值，其内血流大多为涡流，呈红蓝两股，有时彩色血流充盈似有缺损，易误诊为血栓，合并血栓形成时，门静脉管腔内见等回声区（ER4-2-6），超声造影可以鉴别是否合并血栓，血栓部位无造影剂灌注。

（10）流出道梗阻：肝静脉及下腔静脉发生血栓时，灰阶超声表现为静脉管腔内部分或全部等回声或弱回声充填，彩色多普勒超声显示血流充盈缺损，超声造影表现为实性回声无造影剂灌注。流出

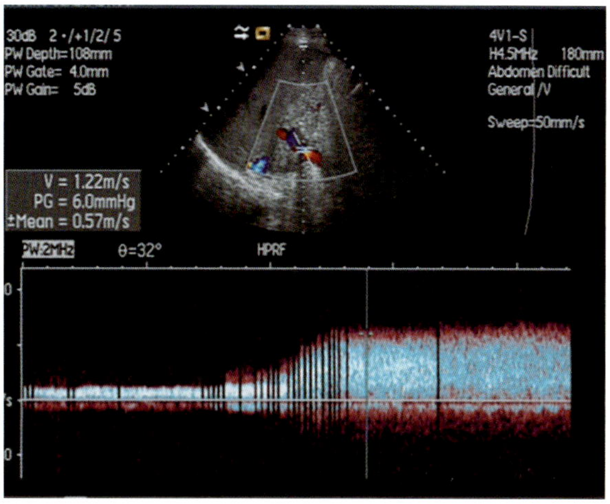

图 4-2-33　移植肝门静脉吻合口狭窄，门静脉吻合口狭窄处近肝侧为高速血流，远肝侧为低速血流，狭窄速度比 > 4 倍

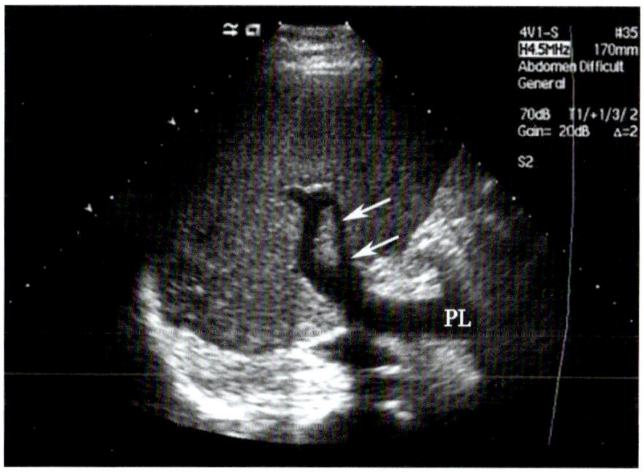

图 4-2-34　肝移植术后门静脉血栓，灰阶超声显示门静脉管腔内实性回声（箭头所示）

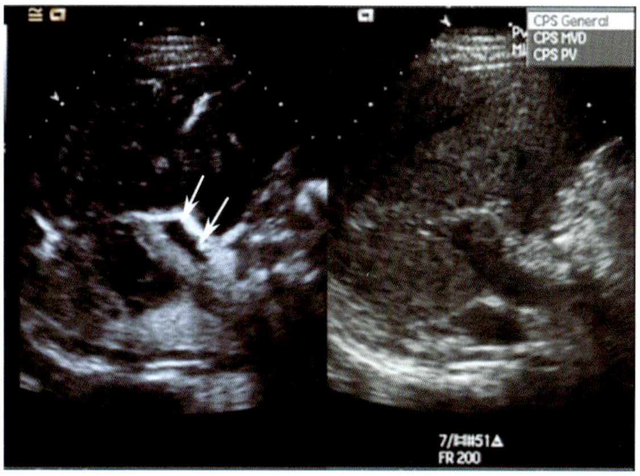

图 4-2-35　与图 4-2-34 为同一患者，超声造影显示栓子无造影剂增强（箭头所示）

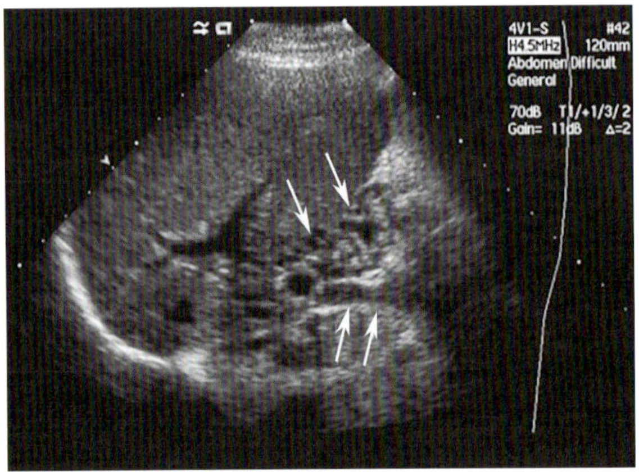

图 4-2-36　肝移植术后门静脉海绵样变，灰阶超声显示肝门部门静脉旁网格状结构

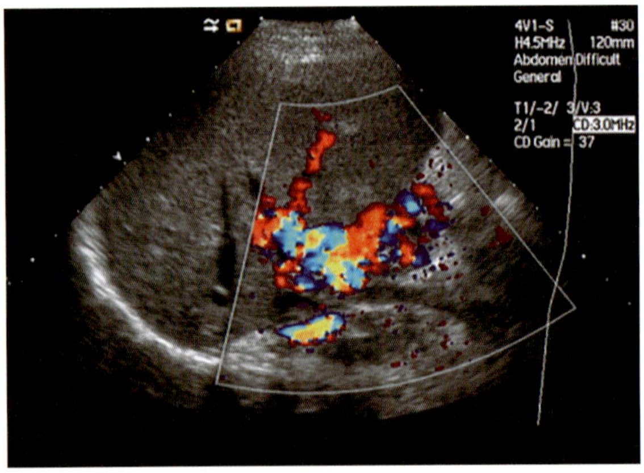

图 4-2-37　与图 4-2-36 为同一患者，彩色多普勒超声显示，肝门部网状血流信号

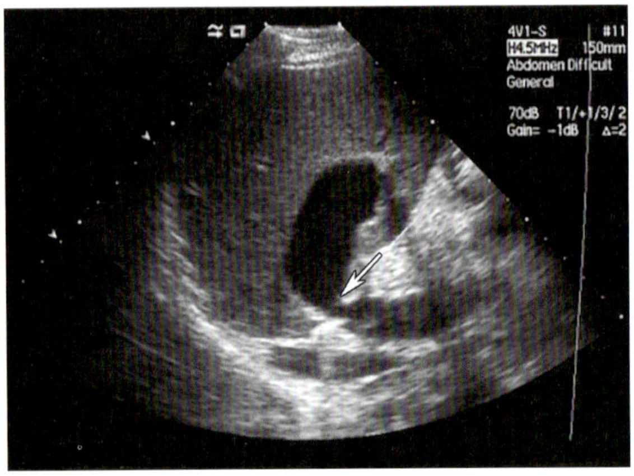

图 4-2-38　亲体左半肝移植术后，门静脉吻合口狭窄并呈角度走行，供体门静脉增宽，箭头所示为吻合口

ER4-2-6

ER4-2-6　亲体左半肝移植术后，灰阶超声显示门静脉内血栓形成

道梗阻会导致肝实质出现继发性的淤血或缺血性改变，与某支肝静脉栓塞狭窄或回流不畅相关，多见于亲体肝移植和劈离式肝移植，与肝静脉重建和搭桥相关。肝静脉回流不畅时，灰阶超声缺乏特异性表现，彩色多普勒超声表现为回流静脉流速减低（图 4-2-39），当流出道血流受阻合并肝脏引流区域淤血或缺血性改变时，超声造影表现为该回流区域造影剂高增强或低增强（图 4-2-40）。较小的回流障碍区域可随术后时间延长逐渐恢复正常。当受阻的静脉所担负的回流区域面积较大，且回流障碍不可恢复时，该回流区域的肝实质发生缺血性改变，需要外科干预处理。

（11）肝静脉及下腔静脉狭窄：关于肝静脉和下腔静脉狭窄的超声诊断一直存在争论，一般认为，灰阶超声显示管腔明显狭窄，远心端血流流速减低，常小于 10cm/s，频谱平直，狭窄处近心端为高

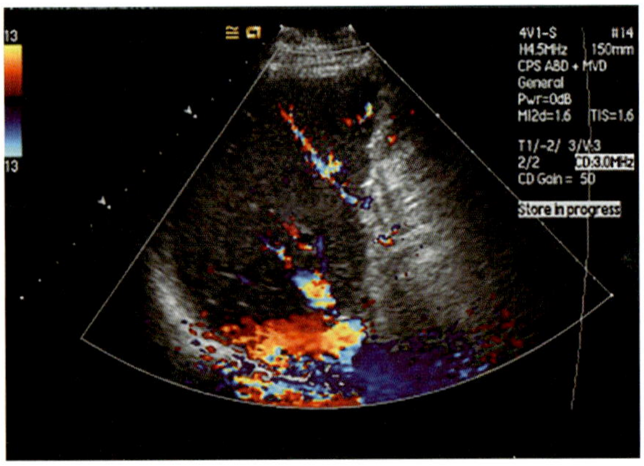

图 4-2-39　亲体右半肝移植术，肝脏 S5、S8 段静脉搭桥，灰阶和彩色超声显示，S5 段静脉血流尚可，但为单相波形，且流速减低

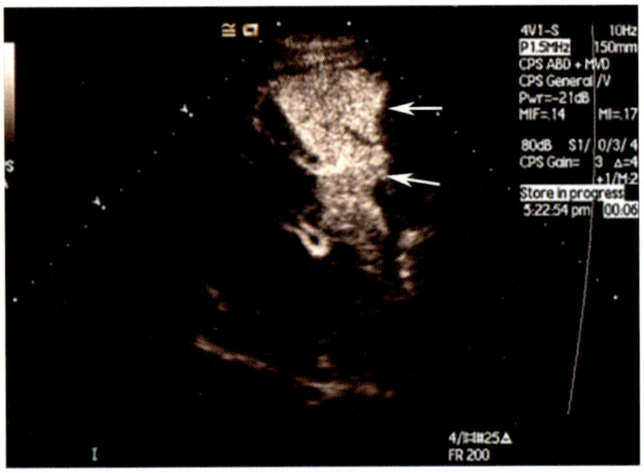

图 4-2-40　与图 4-2-39 为同一患者，超声造影显示，肝右叶 S5 段静脉回流区域呈楔形高增强，提示该区域静脉回流受阻

速湍流，狭窄处与狭窄前的速度比值大于4倍，就可以初步诊断狭窄（图4-2-41、图4-2-42）。对于灰阶超声显示不清晰者，超声造影可较准确地显示狭窄部位和程度，帮助诊断。流出道梗阻的其他间接征象有门静脉血流速度下降、静脉频谱三相波消失、腹水等，但缺乏特异性。彩色多普勒超声检查常过高估计狭窄的严重性，必须结合肝静脉和下腔静脉造影和压力梯度测量才能确诊。

（三）肾移植术后血管并发症诊断

1. 肾移植适应证及术式

（1）肾移植适应证：主要包括各种因素导致的尿毒症，即慢性肾炎终末期或其他肾脏疾病而导致的不可逆转的肾衰竭。从原发病来讲，最常见的适合做肾移植受者的原发病是原发性肾小球肾炎，其次是慢性肾盂肾炎、间质性肾炎和囊性肾病。

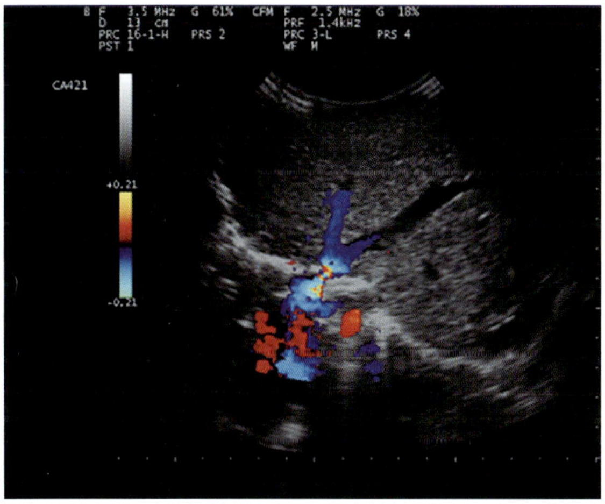

图4-2-41 亲体小儿左外叶肝移植术后，肝左静脉吻合口狭窄，狭窄处明显高速花色血流

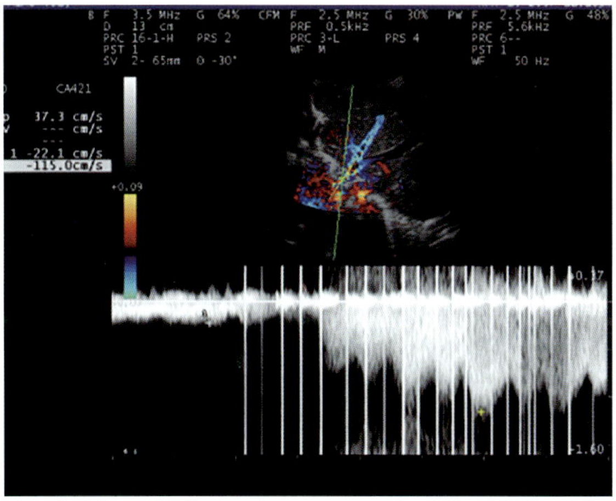

图4-2-42 与图4-2-41为同一患者，脉冲多普勒显示狭窄两侧分别为高速血流和低速血流，VR＞4倍

（2）肾移植术式及吻合方式

1）目前手术方式绝大多数采用将移植肾置于患者髂窝内，而原肾不切除，一般将供肾植入右髂窝内，第二次手术或各种原因不能使用右髂窝时，可植入左髂窝内。移植肾的血管重建通常是先吻合静脉，后吻合动脉。血管吻合完毕后再吻合输尿管，将供肾输尿管与膀胱吻合（ER4-2-7）。

ER4-2-7

ER4-2-7 肾移植手术方式示意图

2）肾静脉吻合：最常用的为供肾静脉和受者髂外静脉做端侧吻合，髂外静脉壁的切开口径与肾静脉一致，切口最好在静脉前侧靠外，因移植肾放置于髂窝内有利于肾静脉血回流通畅。

3）肾动脉吻合：吻合术式变化较多，可以采用肾动脉与髂内动脉端端吻合，也可以采用肾动脉与髂外动脉端侧吻合。如供肾存在多支动脉在修肾时应尽量将多支血管利用主动脉瓣片连在一起，使成一开口与髂内动脉做端端吻合或与髂外动脉做端侧吻合。

4）输尿管吻合：最常用的方法是将移植肾的输尿管直接植入膀胱，但也有其他各种输尿管与膀胱缝合法，无论哪一种吻合法，重建尿路的要求是保证尿流通畅，不发生吻合口狭窄、膀胱输尿管反流及吻合口漏。

2. 肾移植术后常见血管并发症及临床表现

（1）移植肾动静脉破裂：肾动脉或静脉破裂为最严重并发症，一般发生在术后1～3周，发生率为0.2%～2%，多因血管缝合线松脱发生血管吻合口裂孔或继发于尿瘘、切口感染后，亦可与腹压增高有关。该并发症起病急，表现为肾区突然疼痛、血压下降、出现出血性休克征象，应紧急手术探查。

（2）移植肾动脉栓塞（renal artery thrombosis，RAT）：移植肾动脉血栓形成或栓塞是极其严重的并发症，一般发生于术后早期1～2周内，但数周后也可出现，发生率小于1%，主要原因为供肾灌洗插管时动脉内膜损伤、动脉吻合技术不佳、动脉分层、动脉扭曲、多支动脉、动脉粥样硬化、供受者血管口径不匹配、高凝状态、急性排异反应或感染等。临床表现为尿量突然减少或无尿，血肌酐、尿素氮增高，严重肾功能损伤，偶有发热和移植肾区疼痛等。

（3）移植肾小动脉栓塞：移植后肾小动脉血栓或栓塞可造成移植肾节段性梗死或缺血坏死，主要与慢性排异反应所导致的肾小动脉受损、动脉内膜纤维组织增生、血管腔明显狭窄有关，最后导致栓塞。临床常无特殊表现，肾功能损害程度取决于梗死区域的面积。

（4）移植肾动脉狭窄（renal artery stenosis，RAS）：是肾移植术后较常见并发症，发病率各移植中心报道不一致，发生时间为术后 1 个月到术后 3 年内，以术后第 1 年最为常见，端端吻合较端侧吻合发生吻合口狭窄的概率更高。主要临床表现为顽固性高血压和血管杂音，伴或不伴肾功能严重损害，以及血肌酐持续不降或升高，或降至正常后又升高。

（5）移植肾动脉假性动脉瘤：是一种少见的血管并发症，发生率 1%。主要与排异反应和外科技术有关，临床多无症状。

（6）移植肾动静脉瘘：主要见于移植肾穿刺活检术后、供肾先天性存在动静脉交通支等，临床表现为高血压、肾功能减退、肌酐下降缓慢、血尿等。

（7）移植肾静脉栓塞：移植肾静脉栓塞是指肾静脉主干和（或）属支内血栓形成，导致移植肾静脉部分或完全阻塞而引起一系列病理改变。肾静脉栓塞一般发生于肾移植后早期，发生率少于 5%。发生的主要原因为外科技术的失误、静脉过长、血管扭曲、低血容量、高凝状态、周围血肿或淋巴囊肿压迫、排异反应等。临床表现为移植肾肿胀触痛、少尿无尿、血红蛋白尿、蛋白尿等，涉及股深静脉时同侧患肢肿胀。一旦发生，会导致肾动脉栓塞相伴发生，移植肾功能即刻丧失，或栓子脱落致肺梗死而丧生，因此应行紧急肾脏切除术。

（8）移植肾静脉狭窄或肾静脉流出受阻：移植肾静脉狭窄或肾静脉流出受阻较少发生，主要发生于术后早期，主要原因为外科吻合技术不佳、静脉过长、血管扭曲、位置摆放不佳等。临床表现缺乏特异性，严重者表现为尿少、血肌酐升高、肾区胀痛等。严重者有导致肾静脉栓塞风险，需外科处理。

3. 移植肾正常声像图

（1）灰阶超声：移植肾形态大小与正常人自体肾大小结构相同，因位置表浅，显示更清晰。植入后移植肾大小与供肾大小相接近，有时可有代偿性增大。移植肾形态略饱满，轮廓清晰规则，包膜完整光滑，肾实质厚度正常、回声分布均匀，肾椎体呈“三角形”，尖端指向肾窦，肾集合系统居中，回声明显高于周围实质，不扩张，肾盂无积水，输尿管无扩张，肾周围无积液（图 4-2-43）。血管吻合口显示：肾动脉与髂外动脉端侧吻合时，较易显示吻合口（图 4-2-44），肾动脉与髂内动脉端端吻合时吻合口显示较为困难。肾静脉与髂外静脉吻合口因位于动脉吻合口后方，需侧动探头仔细检查方可显示（图 4-2-45）。

（2）彩色及频谱多普勒超声：移植肾动脉吻合口清晰，血流通畅，肾动脉吻合口处最大流速＜200cm/s。移植肾动静脉血流伴行，肾动脉为红色血流信号，肾静脉为蓝色血流信号，各级血管树枝完整连续分布均匀，血流信号达包膜下＜3mm，呈“鸡冠花状”或“珊瑚状”（图 4-2-46、图 4-2-47）。各级肾内动脉频谱（小叶间动脉、弓形动脉、叶间动脉、段动脉）与正常肾脏基本相同，波形呈“低阻型”，阻力指数 RI 由小叶间动脉、弓形动脉、叶间动脉到段动脉呈低至逐渐增高排列，阻力指数 RI≤0.7（图 4-2-48）。肾静脉与肾动脉相伴，血流方向相反，为连续带状频谱。

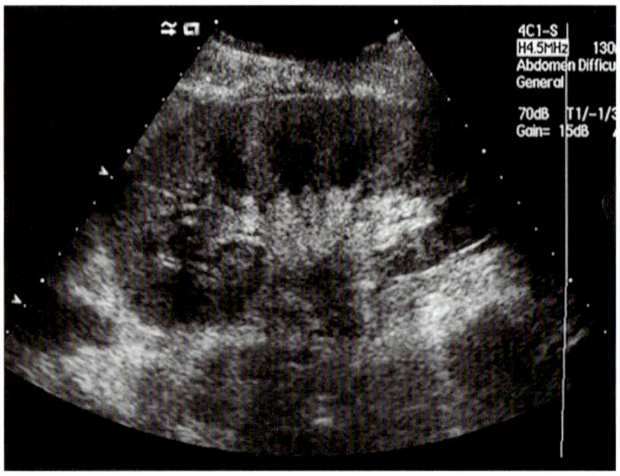

图 4-2-43 移植肾正常灰阶超声图像，肾脏轮廓规整，实质回声均匀，集合系统清晰

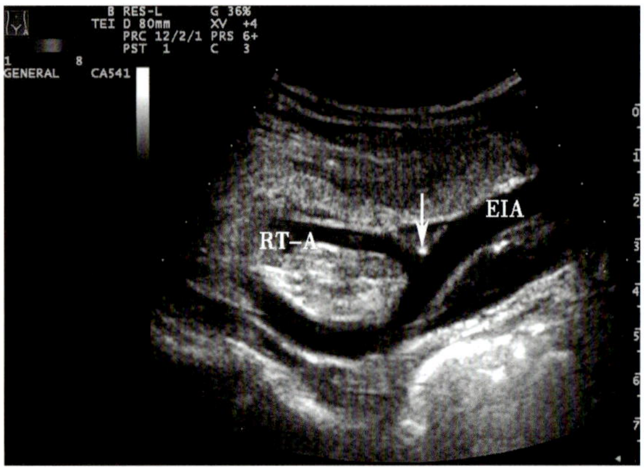

图 4-2-44 肾移植术后，灰阶超声显示移植肾动脉与髂外动脉吻合口，箭头所示为吻合口

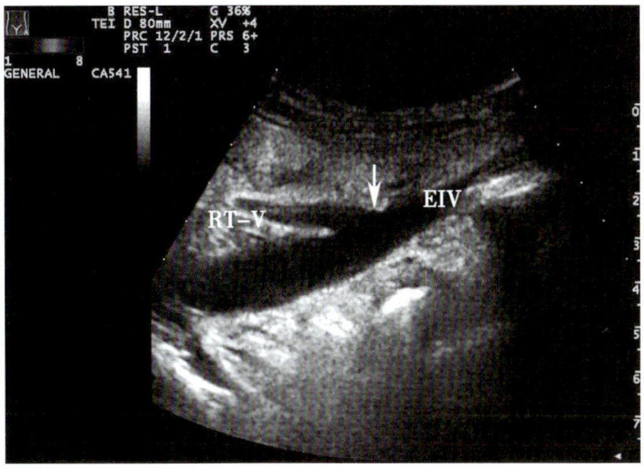

图 4-2-45 肾移植术后，灰阶超声显示移植肾静脉与髂外静脉吻合口，箭头所示为吻合口

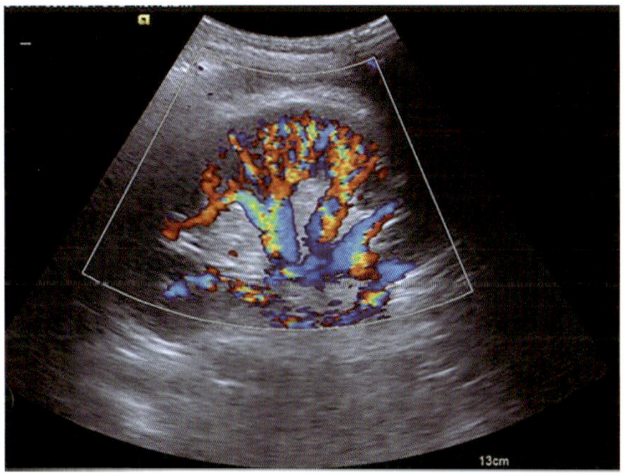

图 4-2-46 移植肾正常彩色多普勒超声表现，移植肾动静脉血管呈树枝样分布，红色为动脉、蓝色为静脉

（3）超声造影：注射造影剂后，髂动脉、肾主动脉、段动脉、叶间动脉、弓形动脉、小叶间动脉依次增强；随后肾皮质、肾髓质分别开始增强，皮质内由内向外快速增强，肾髓质开始增强时间通常略慢于肾皮质，造影剂从每个锥体的边缘开始灌注，由四周向中央呈缓慢增强，整个髓质的增强过程较肾皮质缓慢，从开始增强到整个髓质完全增强所需时间明显延长，通常皮质内造影剂已开始消退，髓质内部分锥体中央仍在继续增强，尚未达高峰。整个造影过程，移植肾实质呈均匀性增强，肾脏切面形如“火球”（图 4-2-49）。

4. 移植肾血管并发症的超声表现

（1）移植肾动静脉破裂：该并发症起病急，急诊超声检查，灰阶超声表现为肾区大量积血、移植肾动静脉血流明显减少。

（2）肾动脉栓塞（renal artery thrombosis，RAT）：灰阶超声显示移植肾肿胀，呈低回声；彩色多普勒

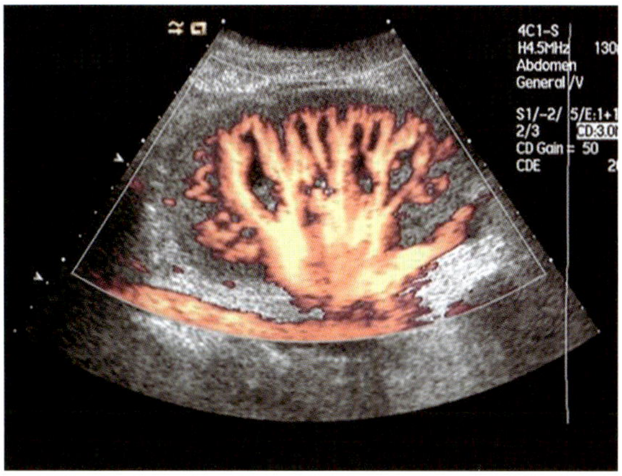

图 4-2-47 移植肾正常能量多普勒图像

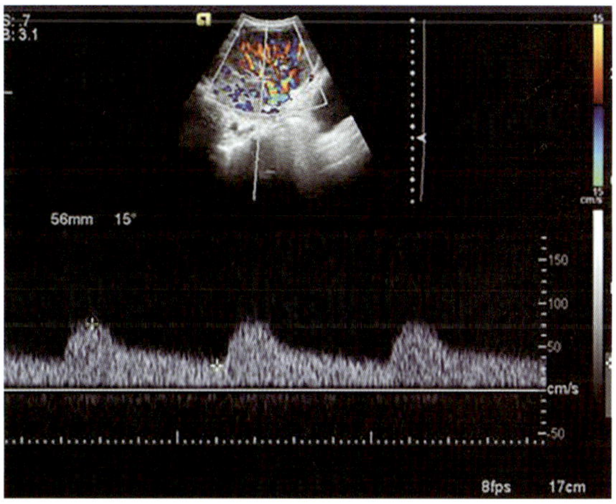

图 4-2-48 移植肾正常动脉频谱

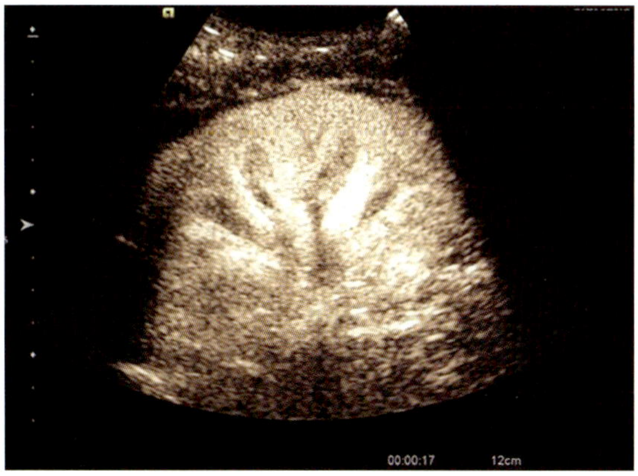

图 4-2-49 移植肾超声造影正常增强图像，肾脏整体呈高增强

超声显示髂动脉及动脉残端有血流，整个肾内无血流灌注（图 4-2-50），肾静脉可出现持续性往返血流信号。超声造影显示注射造影剂后，肾门部动脉和髂动脉内可见造影剂灌注，但整个肾实质和集合系统内未见造影剂充填（图 4-2-51）。

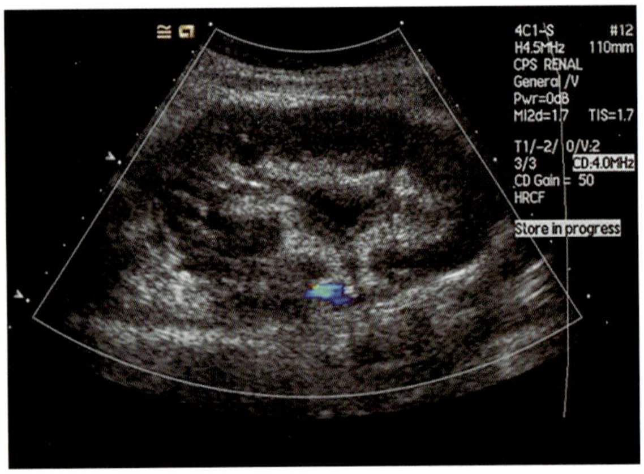

图 4-2-50 移植肾动脉栓塞，彩色多普勒仅显示肾门部和髂外动脉内少量血流信号，肾脏内无血流信号

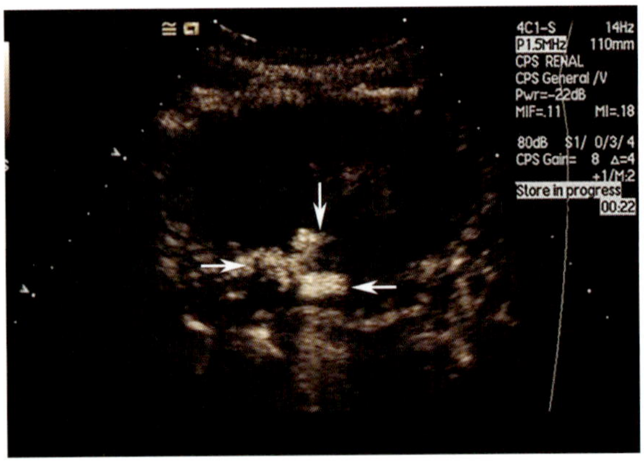

图 4-2-51 注射造影剂后，肾门部动脉和髂外动脉内有造影剂灌注（箭头所指），整个肾实质和集合系统内无造影剂灌注

（3）移植肾小动脉栓塞：灰阶超声显示移植肾大小正常，实质回声不均匀。彩色多普勒超声显示肾脏血管树明显减少，频谱多普勒肾动脉阻力指数正常或增高。超声造影显示髂动脉可见造影剂灌注，肾内造影剂灌注不均匀，见不规则楔形无灌注区域。肾小动脉栓塞可以发生在供肾存在多支动脉时，移植术后较细动脉栓塞，表现为栓塞动脉供血区域血管树枝消失，超声造影显示该区域无造影剂灌注，也可发生在移植肾慢性排异反应时，表现为肾实质内多支小动脉栓塞，彩色多普勒血管树枝明显减少，超声造影显示肾实质内多个造影剂无灌注区，提示梗死灶（ER4-2-8）。

（4）肾动脉狭窄（renal artery stenosis，RAS）

1）灰阶超声：直接显示吻合口狭窄或狭窄部位较为困难。

ER4-2-8 肾移植术后 4 天，移植肾上下极极支动脉栓塞

2）彩色多普勒超声：在肾动脉狭窄部位或吻合口处探及五彩湍流信号，以峰值流速增高和花色喷射性血流为特征（ER4-2-9A），最大峰值流速增高到多少具有诊断价值，各中心标准不一，一般以收缩期流速≥190cm/s～200cm/s 作为诊断标准，或肾动脉收缩期与髂外动脉流速比＞1.5，叶间动脉 RI＜0.55（ER4-2-9B），肾动脉 PSV 与叶间动脉 PSV 比值＞6.0。但 CDFI 诊断指标会出现一定的假阳性及假阴性，这是由于移植肾血流动力学会受到多种因素影响，当合并动脉硬化、动脉严重狭窄及多段狭窄时，移植肾动脉血流速度会减低，导致假阴性；而移植术后早期吻合口水肿、外科手术缝线过紧、血管扭曲及术后出血等因素易引起移植肾动脉血流速度加快，造成假阳性。

3）超声造影：可以直观显示狭窄段，有研究报道，超声造影对移植肾动脉的狭窄长度及狭窄内径的诊断与 DSA 一致性较好，对于中重度 RAS 具有较高的诊断符合率（ER4-2-9）。

（5）移植肾动脉假性动脉瘤：灰阶超声表现为肾内或吻合口部位的球形或不规则无回声区，边界清晰，内有时可见血栓，彩色多普勒超声显示瘤体内彩色涡流，内为动脉频谱，流速明显增高，频谱呈毛刺状。瘘口处高速双向血流频谱（ER4-2-10）。超声造影：造影剂由髂动脉进入，肾主动脉、假性动脉瘤瘤腔及移植肾实质依次显影，载瘤血管与充满造影剂的瘤体有通道相连。对于动静脉瘘，超声

ER4-2-9 移植肾动脉吻合口狭窄

ER4-2-10 肾移植术后 8 年，肾穿刺活检术后，肾实质内假性动脉瘤形成

造影能够探测到微循环中的瘘管以及瘘管闭合后的微小病灶，并能够清晰显示微小病灶的边缘。

（6）动静脉瘘：灰阶超声很难分辨这些小的动静脉瘘口和交通支，彩色多普勒超声显示为肾实质中或肾窦内彩色血流混杂，为局部区域内的杂乱分布血流，脉冲多普勒显示为动脉内高速低阻力指数血流及静脉频谱的动脉化波形。

（7）肾静脉栓塞（renal vein thrombosis）

1）灰阶超声：移植肾肿大，皮质明显增厚，回声减低。肾静脉主干明显扩张，静脉内无回声消失，充满低或等回声，肾内无静脉血流信号，仅见肾动脉血管树枝显示。

2）彩色多普勒超声：肾内无静脉血流信号，仅见肾动脉血管树枝显示，多普勒超声肾内动脉频谱出现舒张期反相波形，RI 增高。

3）超声造影：肾动脉造影剂显示为血管树枝样分布，动态观察造影剂在动脉内呈振荡闪烁充填，肾实质及肾窦内无造影剂灌注（ER4-2-11）。肾动脉阻力指数增高及舒张期血流反向也出现在肾脏排异反应时，应注意鉴别诊断。

ER4-2-11

ER4-2-11　肾移植术后 5 天移植肾静脉血栓

（8）肾静脉狭窄：肾移植术后静脉狭窄的超声诊断参照肝移植术后门静脉狭窄和肝静脉狭窄的诊断，肾实质内静脉流速明显降低时，应重点观察吻合口处血流，以免漏诊。

（四）胰腺移植术后血管并发症

1. 胰腺移植适应证及术式　胰腺移植是目前已知的能够达到脱离外源性胰岛素而维持正常血糖及糖化血红蛋白水平唯一的治疗方法，也是在有血管的器官移植中，唯一不用来挽救生命，而是起着稳定或防止因 1 型糖尿病并发症破坏靶器官而进行的移植手术。多数情况下，供体胰腺与来源于同一供者的肾脏同时进行移植，即胰肾联合移植，胰肾联合移植术占所有胰腺移植手术的 90% 以上，少数情况下进行肾移植后再进行胰腺移植，或单纯进行胰腺移植。各移植中心的血管吻合和胰液引流吻合不尽相同，为便于以图像说明，现将胰腺及肾脏分别置于左、右侧盆腔来演示其吻合方式。胰腺吻合时先吻合静脉，再吻合动脉，最后将供体的十二指肠与受体的空肠进行侧侧吻合（ER4-2-12）。

ER4-2-12

ER4-2-12　胰肾联合移植术式示意图

（1）胰腺静脉吻合：供体胰腺的门静脉与受体下腔静脉或右侧髂总或髂外静脉端侧吻合，以保证胰腺的充分静脉回流。这种吻合术式取决于胰腺的静脉回流方式，胰腺处于门静脉主要属支肠系膜上静脉和脾静脉的交会处，胰腺静脉血根据来源于胰腺的不同部位而分别汇集至有关静脉，胰腺的头部及颈部的静脉血汇入胰十二指肠上静脉、胰十二指肠下静脉及肠系膜上静脉，胰腺体部及尾部的静脉血通过多数的小静脉，回流至脾静脉，因此为了确保胰腺静脉血充分回流并减少术后血管并发症的发生，供体胰腺的静脉吻合选择门静脉主干部分。

（2）胰腺动脉吻合：供体胰腺动脉（包括腹腔干和肠系膜上动脉的腹主动脉片进行成型）与受体右侧髂外动脉或髂总动脉进行端侧吻合。或者用供者的髂血管裤衩进行桥接吻合，胰腺动脉腹腔干与桥血管髂外动脉吻合，移植肾动脉与桥血管髂内动脉吻合，桥血管的髂总动脉与受者髂外动脉吻合，以此来完成移植胰腺和移植肾脏的动脉吻合。胰腺的动脉血供主要来源于胃十二指肠动脉、肠系膜上动脉和脾动脉。选择腹腔干动脉可以保证胰腺动脉血供的完整性。

（3）胰液引流吻合：胰液引流术式有肠道引流和膀胱引流，大多移植中心选择肠道引流术式。肠道引流时供胰的十二指肠朝向头侧，供体的十二指肠与受体的空肠进行侧侧吻合。

2. 胰腺移植术后常见血管并发症及临床表现　胰腺移植存活率随着手术技术、免疫抑制药物的发展和术后管理的改善而不断提高。胰腺移植术后常见并发症有血栓形成、出血、感染、吻合口漏和胰腺炎等，这些并发症均可导致移植物丢失。

（1）静脉血栓和狭窄：静脉血栓包括门静脉血栓和脾静脉远端血栓，Virchow 三联症一直被认为是导致静脉血栓形成的一个重要原因，包括：脾静脉远端结扎，形成盲端，脾静脉和门静脉变得很拥挤，血流迟缓；缺血再灌注损伤导致血管内皮细胞损伤；1 型糖尿病和终末期肾衰竭患者的血液高凝状态；另外为吻合技术因素导致的吻合口狭窄或扭曲所致。血栓形成后的临床表现不同，轻微的远端血栓并不会影响胰腺静脉回流及腺体功能，可不进行处理，但严重静脉血栓可导致移植胰腺内气体积聚，合并感染时后果严重，需紧急手术切除。

（2）静脉狭窄：主要为门静脉与受体静脉的吻合口处狭窄，主要因素为移植物扭曲或吻合技术所致，轻微的狭窄不影响静脉回流，严重狭窄可导致静脉血栓形成。因此静脉血栓的早期发现和适当的干预是非常重要的。

（3）动脉血栓和狭窄：动脉血栓可发生于移植后的早期或晚期，早期动脉血栓形成可发生在任何吻合部位，主要因素为技术因素、胰腺修整过程中动脉损伤或受体动脉排异反应，会导致胰腺移植物的坏死。动脉狭窄主要由于吻合技术水平或移植物位置扭曲所致。

3. 移植胰腺正常声像图（ER4-2-13）

ER4-2-13 移植胰腺正常声像图

（1）移植胰腺位于腹壁下方，较正常胰腺易于显示，但由于受十二指肠 - 空肠吻合口影响，胰头部显示困难，胰体尾部受肠腔气体干扰，有时显示困难。彩色多普勒超声由于其便捷性、无创性、可重复性等优点，是胰腺移植术后监测最合适的工具。

（2）灰阶超声：术后早期胰腺体积略增大或与供体胰腺大小相一致，回声为中等或偏低回声，有时受周围网膜或肠系膜脂肪回声和邻近的肠气或术后变化的影响，移植物轮廓不清，很难显示胰腺图像，因此应常规进行移植胰腺术中超声检查，明确胰腺大小、回声和血管走行分布情况。

（3）彩色多普勒超声：评价移植物腺体内、外血流情况，显示动静脉走行、吻合口及血流情况，观察测量静脉流速及频谱形态，测量胰头部、胰体部、胰尾部动脉的阻力指数、峰值流速等。通常情况下，胰腺动脉 RI＜0.7。由于传统的彩色多普勒成像显示低速血流的能力有限，有学者应用新型的超声多普勒微血管成像技术进行低流速的观测，或者应用超声造影技术进行胰腺微灌注的监测。

（4）超声造影：注射造影剂后，首先移植胰腺动脉和分支血管见造影剂灌注，随后腺体快速高增强，达峰值强度后逐渐消退。

（5）检查时间：推荐术后早期每天进行超声检查，或胰腺移植术后 2 周内每 4～6 小时进行 1 次超声检查。

4. 移植胰腺血管并发症的超声表现

（1）静脉血栓和狭窄

1）灰阶超声：脾静脉和门静脉内透声差或实性回声（ER4-2-14A）。

2）超声多普勒显像：显示血流充盈缺损或血流不足，偶尔出现动脉舒张期血流高阻力指数波形。静脉狭窄参照肝移植术后门静脉狭窄诊断标准，以 VR＞4 倍为标准进行诊断，同时应密切联系胰腺功能检查。一旦怀疑静脉血栓形成，应进行超声造影或增强 CT 或 MRI 检查。

3）超声造影：静脉完全栓塞时，管腔内无造影剂灌注（ER4-2-14B），严重栓塞时，移植物仅见动脉树枝样血管显示，腺体无造影剂灌注；不完全栓塞时，管腔内血栓部位无造影剂灌注，剩余管腔内可见造影剂灌注，受血栓影响，造影剂显示窄细条状灌注区。

ER4-2-14 胰腺移植术后 5 天，静脉血栓形成

（2）动脉血栓和狭窄：胰腺移植术后，动脉狭窄和栓塞发生率比较低，诊断参数参照移植肾动脉狭窄的诊断。但移植胰腺的动脉血供来源于腹腔干的多支分支动脉，因此检查时应详细检查胰头部、胰体部和胰尾部的动脉分布及血流情况。

（五）研究热点、难点与展望

器官移植手术一直以来是无数外科医生追求的至高殿堂级手术，腹部实体器官移植手术包括肝脏移植、肾脏移植和胰腺移植，在这三大器官移植手术中，肝脏移植的血流动力学最为复杂，肾脏移植是开展时间最早、技术也最为成熟的手术，而胰腺移植的开展比较晚，仅少数移植中心能够完成手术。器官移植术后影像学检查在检测血管并发症中起着关键作用，超声检查由于便捷、无创、诊断准确率高、可反复多次检查等优势，一直以来是器官移植术中术后影像学检查的首选方法，通常作为早期和晚期并发症的发现和随访的初始影像学成像方式，而增强 CT、MRI 和 DSA 作为超声检查发现血流动力学异常和血管并发症的确诊补充手段，因此超声检查在器官移植术中、术后的血流动力学观察中担负着重要的不可替代的作用。掌握器官移植超声检查方法和血管并发症的诊断标准，可以做到血管并发症的早期诊断，有效避免移植物丢失

和受者死亡。因此超声医生必须对术式、解剖、吻合方式、供体情况进行系统了解，尤其是移植器官的血管解剖、个体化的植入术式以及移植后的潜在并发症，在检查前应与外科医生进行充分沟通，才能做到早期诊断和及时治疗。但是并不是所有的血管并发症都具有典型表现，有些并发症表现隐匿缺乏特征性，超声检查容易漏诊，因此在检查中应仔细再仔细，并紧密结合临床，力争做到不漏诊、不误诊。

七、腹膜后纤维化

腹膜后纤维化（retroperitoneal fibrosis，RPF）是以腹膜后组织慢性非特异性炎症伴纤维组织增生为特点的疾病。本病罕见，多数为特发性腹膜后纤维化（idiopathicretroperitoneal fibrosis，iRPF），约占 2/3，少数为继发性 RPF，常继发于肿瘤、炎症、外伤、放疗、手术以及某些药物的使用。目前公认 IRF 是一种自身免疫性疾病，并与动脉炎及动脉瘤的发病密切相关。

本病因腹膜后纤维组织的增生，常导致腹主动脉、髂动脉、下腔静脉、输尿管等腹膜后脏器组织受包绕，而产生一系列临床表现，如非特异性腰背痛、腹痛、体重下降、食欲减退等，以及上尿路梗阻、肾功能损害、下肢水肿、高血压等，严重者可导致肾衰竭。实验室检查可出现血沉升高等炎症指标的异常，有些可出现肾功能异常。临床治疗方面，常使用糖皮质激素联合免疫抑制剂对特发性腹膜后纤维化进行药物治疗，手术治疗主要用于解除输尿管梗阻等。

（一）超声表现

1. 灰阶超声表现 腹膜后弥漫分布的均匀低回声，包绕腹主动脉和下腔静脉，形成血管包绕征。病灶往往边界不清晰，当形成低回声包块时，边界相对较清。腹主动脉及髂动脉受包绕时，病灶常位于腹主动脉的前方和两侧，而腹主动脉无明显受压和移位，腹主动脉与椎体间距不变。下腔静脉及髂静脉受包绕时，可出现管腔的受压变细和（或）移位。病变常累及肾动脉水平以下至髂血管周围。当输尿管受累时，可出现输尿管扩张积水、肾积水的声像图表现。

2. CDFI 表现 病灶内部一般无血流信号。CDFI 可显示受包绕血管的血流信号。当出现血管狭窄时，可有相应的血流动力学改变。

（二）检查中注意事项

腹膜后纤维化应与腹主动脉瘤伴附壁血栓、多发性大动脉炎相鉴别，还应与腹膜后肿瘤，如淋巴瘤等相鉴别。腹主动脉瘤表现为动脉壁的局部梭形膨出，低回声的血栓位于动脉管壁内。多发性大动脉炎也是动脉管壁本身的病变，常表现为管壁的弥漫性或节段性环形增厚，常导致管腔狭窄。而腹膜后纤维化的病灶位于腹主动脉周围，范围较广泛，包绕腹主动脉，但腹主动脉管壁各层次清晰。腹膜后肿瘤呈弥漫性浸润性生长时，也可能产生与腹膜后纤维化类似的声像图表现，但是，肿瘤的占位感强，内部往往有滋养血管血流信号。

腹膜后纤维化虽然少见，但是在临床工作中，如果遇到下腹痛、腰背部疼痛，伴有血沉增高、肾功能异常的患者时，应考虑到腹膜后纤维化的可能。另外，当超声检查发现肾、输尿管积水时，除了想到泌尿系的结石、炎症或肿瘤等病因外，也应想到腹膜后纤维化的可能。当腹膜后纤维化病变较轻或经治疗炎症缓解、病灶范围缩小时，容易造成漏诊，需仔细扫查。

（三）研究热点、难点与展望

腹膜后纤维化为少见疾病，其发病率尚不确切，文献报道平均每年 1/50 万～1/20 万，国内尚无类似统计资料。随着 2010 年 IgG4 相关性疾病的确立，IgG4 相关性腹膜后纤维化逐渐受到临床医生的关注。

由于该病少见，目前对于腹膜后纤维化的超声研究多集中于个例报道或者小样本分析。常规超声对于腹膜后纤维化具有诊断价值，其主要表现为腹膜后弥漫性低回声，包绕腹主动脉、下腔静脉和输尿管等，可引起单侧或双侧肾积水。彩色多普勒血流显像有助于腹膜后纤维化与腹膜后肿瘤的鉴别。除了评估病灶的大小和累及范围，超声还可用于评估泌尿系梗阻的程度，对于炎性腹主动脉瘤形成的病例还可评估动脉瘤的大小，这些对临床治疗方案的选择有一定的帮助。超声引导下穿刺活检有助于该病的明确诊断。但是，单纯从影像学上往往很难对腹膜后纤维化的病因进行鉴别。

八、肿瘤侵犯血管

良性肿瘤多呈膨胀性或外生性生长，可造成邻近血管的受压移位。而恶性肿瘤多呈浸润性生长，肿瘤细胞可以沿组织间隙、血管和淋巴管或神经束衣等连续地浸润、破坏邻近组织或器官。恶性肿瘤细胞到达血管壁时，与血管基底膜的黏附力增强，并产生蛋白酶，溶解细胞外基质，破坏血管基底膜，并借阿米巴样运动通过基底膜缺损处进入血管，形成血管的侵犯，使肿瘤组织与血管粘连，手术不易分离。瘤细胞侵入血管后，可以随血流到达远隔器官继续生长，形成转移瘤。进入血管系统的恶性肿瘤细胞常聚集成团，称为瘤栓（neoplastic embolus），癌细胞相互黏附所形成的瘤栓又称为癌栓。由于毛细血管及静脉壁较薄，同时管内压力较低，故瘤细胞多经静脉入血。少数亦可经淋巴管间接入血。

腹腔或腹膜后的恶性肿瘤可以通过局部浸润和血行转移的方式侵犯腹部血管，动脉和静脉均可受累，而以静脉系统受累多见。受累血管多为供血动脉和引流静脉，或者与肿瘤组织紧邻的血管。例如，肾细胞癌可以侵犯肾静脉，形成肾静脉癌栓，并向下腔静脉内转移。胃肠道癌常侵犯门静脉系统，腹膜后间隙肿瘤常侵犯下腔静脉系统。侵入体循环静脉的癌栓经右心到达肺，可以在肺内形成转移瘤；侵入门静脉系统的癌栓，则首先发生肝转移。

（一）超声表现

1. 直接侵犯 当肿瘤组织较大或者与血管紧邻时，常常通过局部浸润和直接蔓延的方式侵犯相邻血管。灰阶图像上表现为肿瘤组织包绕或推挤相邻血管，导致血管的受压或移位。受侵的血管管壁失去正常结构，与肿瘤组织分界不清，外膜和内膜的强回声线连续性中断。管壁有僵直感。有时可以观察到肿瘤组织突入到血管腔内，造成血管狭窄，引起相应的血流动力学改变，甚至继发血栓和（或）瘤栓形成。

2. 瘤栓形成 腹腔或腹膜后的癌和肉瘤均可侵入血管，形成瘤栓，而以静脉内瘤栓多见。常表现为管腔内的低回声团，与管壁分界不清。CDFI显示内部有滋养血管血流信号，可探及低速动脉频谱，具有特征性。

（二）检查中注意事项

当超声发现腹腔或腹膜后肿瘤时，除常规对肿瘤病灶进行评估外，还应该观察邻近血管有无受侵，这对于临床治疗方案的选择非常重要。肿瘤侵犯血管时，应注意探查受累部位和范围、有无瘤栓和（或）血栓形成，并注意瘤栓和血栓的鉴别。通常血栓呈均匀条形低回声，内部无血流信号；癌栓多呈团状、回声可偏高或不均匀，内部有滋养血管血流信号。

（三）研究热点、难点与展望

对于肿瘤患者血管侵犯的评估一直是临床比较关注的问题。常规超声能够显示肿瘤与邻近血管的组织关系，并作出较为准确的评价。但是，对于体积较大的肿瘤，往往引起组织结构的改变，给超声评估带来困难，CT和MRI空间分辨率好，对于这部分肿瘤的周围侵犯情况能给出更为直观的影像，更有助于准确的判断。当出现血管内瘤栓和（或）血栓时，两者的鉴别非常重要，有时由于瘤栓内新生血管纤细、流速低，常规超声不易发现这些滋养血管的血流信号，而超声造影在显示病灶内的微小血管方面有明显优势，在血栓和癌栓的鉴别诊断方面有一定的应用价值。

第三节 常见腹部、盆腔静脉疾病诊断

一、门静脉高压

（一）门静脉高压的概念及分类

1. 概念 门静脉高压是一组由门静脉系统血流动力学异常而导致门静脉压力病理性增加而引起的一系列症候群。大多数由肝硬化引起，少数继发于门静脉主干或肝静脉梗阻以及不明原因的其他因素。门静脉和下腔静脉之间的压力差又称肝门静脉灌注压，正常值为1.27～2.35kPa，平均值为1.76kPa，当压力增大至2.9～4.9kPa时称为门静脉高压。

2. 分类 根据解剖部位和性质常将门静脉高压划分为肝前性、肝内性、肝外性和特发性。

（1）肝前性：发病率<5%，肝外门静脉系统或其主要属支发生梗阻所致，梗阻部位局限在脾脏或肠系膜上静脉，门静脉常受累。主要病变为：门静脉栓塞（血栓、癌栓）、门静脉海绵样变、脾静脉血栓、先天性门静脉狭窄，门静脉受压以及动脉-门静脉瘘等。

（2）肝内性：发病率占90%。主要由各种类型的急慢性肝脏疾病所导致的晚期肝硬化所致，以肝血窦为界将肝内型分为窦前性、窦性和窦后性。窦前性以血吸虫病、原发性胆汁性肝硬化以及先天性肝纤维化为主，窦性和窦后性以病毒性肝硬化和酒精性肝硬化为主。

（3）肝后性：发病率占1%。为肝静脉流出道发生梗阻性病变导致的门静脉高压。常见疾病为布-加综合征、下腔静脉先天畸形和栓塞、缩窄性心包炎等。

（4）特发性：占门静脉高压症的4%～5%，好发于男性，发病机制尚不明确，发病原因也尚无满意解释，因此有多个不同的名称，如Banti综合征、非硬化性门静脉纤维化及肝门静脉硬化症等。

（二）门静脉高压的临床表现

1. 门静脉高压的血流动力学　门静脉系统血流受阻，造成远端门静脉血液淤滞、门静脉周围纤维化，肝内门静脉血管床扭曲减少、血流受阻，门静脉压力增高。门静脉压力持续增高导致胃、肠、脾等器官的静脉血回流受阻，出现肝内和肝外分流。肝内分流主要表现为纤维隔中门静脉与肝静脉之间的交通支增多，门静脉血流绕过肝小叶，通过交通支直接汇入肝静脉。肝外分流为门静脉与体循环静脉侧支循环形成。

2. 门静脉高压的临床表现　包括脾大、门体侧支循环形成、上消化道出血、腹水等。脾脏充血性肿大，早期质地较软，晚期较硬，多合并脾功能亢进，如贫血、白细胞及血小板减少等。门体侧支循环，是门脉高压的重要结局，门静脉系统与体循环系统在如下几个位置相连接：胃冠状静脉 - 食管静脉曲张、肛门直肠静脉曲张、脐静脉或附脐静脉开放与腹壁静脉间形成血管网、门脉系统穿过包膜和膈肌与后腹壁间形成侧支交通、门脉系统与左肾静脉间形成自发性脾肾分流、合并门静脉血栓时形成向肝性侧支循环或门静脉海绵样变。因曲张静脉常位于黏膜下、溃疡、创伤等而导致出血，表现为呕血和黑便等消化道出血症状。门静脉压力增高致使血液漏出率增加，低蛋白血症使胶体渗透压降低，肝脏灭活醛固酮能力下降等均可导致腹水。

门脉高压的分型不同，其临床表现及并发症的种类亦有所不同。肝内性门脉高压与肝硬化相伴发生常伴大量腹水，而肝前性门脉高压患者因肝功能正常，一般没有腹水。特发性门脉高压患者由于无肝硬化等疾病影响，可以较好地耐受食管静脉曲张破裂出血，主要表现为静脉曲张破裂出血，腹水、肝性脑病和肝衰竭等临床表现只在疾病的晚期出现。

（三）门静脉系统超声检查内容及正常参考值

1. 超声检查内容　门静脉系统主干、分支及属支，包括肠系膜上静脉、脾脏及脾静脉、肝脏及肝静脉系统。灰阶超声观察内容：肝脏大小和质地、门静脉主干及分支直径、脾脏大小和质地、脾静脉直径、肠系膜上静脉直径、肝静脉及下腔静脉直径等，有无肝硬化、门体侧支循环及腹水等。彩色多普勒检查内容：观察各血管充盈状态、血流方向、呼吸对血流的影响、有无异常血流信号、异常血流信号部位以及门体侧支循环的部位。脉冲多普勒测量内容：门静脉主干及分支血流速度血流频谱和（或）血流量、脾静脉血流速度及频谱、肝动脉血流频谱和参数、肝静脉下腔静脉血流频谱波形和血流速度，门体侧支循环的血流速度及频谱。超声造影检查：经外周静脉注入造影剂后，门静脉造影剂开始增强时间为 10～30 秒，充盈后门静脉主干及分支呈均匀高增强，边缘光滑锐利。

2. 门静脉正常参考值　关于门静脉系统的内径、血流速度、血流量的具体数值文献报道不尽相同，综合各类参考书的有关参考，大致如表 4-3-1 所示。

表 4-3-1　正常门静脉系统超声测量参考值

部位	内径（cm）	频谱形态	血流速度（cm/s）	血流量（ml/min）
门静脉主干	<1.3	连续入肝波动性频谱	12～30 20.3±3.4	746.9±215.8 1045.1±321.0
脾静脉	<0.9	连续离脾	13.0±3.5	
肠系膜上静脉	<1.0	连续血流	12.6±2.4	

（四）门静脉高压的超声表现及诊断标准

门静脉高压分肝前性、肝内性、肝外性和特发性，虽然分型不同，但大多具有共同的超声表现，其中肝内性多为肝炎肝硬化所致，因此发病率最高，其次为肝前性，因此本节重点描述肝内性、肝前性门静脉高压。特发性门静脉高压为一类特殊类型的疾病，需要了解其鉴别诊断。肝外性门静脉高压主要疾病为布 - 加综合征，详见布 - 加综合征部分（本节略）。彩色多普勒超声为评价门静脉高压的无创首选检查方法，主要参数包括：门静脉直径、血流方向、血流速度和血流量的改变、门静脉栓塞的性质、门静脉海绵样变、脾大、门静脉侧支循环以及肝门静脉充血指数等。

1. 门静脉高压的超声诊断参考标准　具备下列（1）和（2）其中一条内容即可明确诊断，具备（3）～（8）其中一条内容即可提示诊断。

（1）门静脉双向或离肝血流。

（2）确诊门体侧支循环形成（附脐静脉、冠状静脉和胃左静脉、胃底食管静脉、肾静脉、胆囊静脉等）。

（3）肝门静脉主干血流速度<12cm/s。

（4）门静脉狭窄、栓塞或闭塞，门静脉海绵样变。

（5）附脐静脉再通且直径>0.3cm，并可测及出肝血流信号。

（6）胃冠状静脉增粗、迂曲，直径>0.5cm。

（7）门静脉频谱随呼吸波动消失。

（8）脾大、脾静脉直径>0.9cm。

2. 门脉高压的超声表现

（1）门静脉内径：直径增宽或变细。门静脉系统直径增宽的标准：平静呼吸状态下门静脉主干直径 > 1.3cm，门静脉分支及属支增宽，左右分支直径 > 1.0cm，脾门部脾静脉直径增宽 > 0.9cm。门静脉管腔变细：门静脉管壁回声增强增厚，主干内径变小，主干或分支显像不清，门静脉分布走行异常，或门静脉中断、移位、不显示甚至闭塞。

（2）门静脉血流方向：门静脉、脾静脉、肠系膜上静脉彩色血流暗淡、血流速度降低、向肝血流与离肝血流相等的“红蓝”交替的双向血流信号，甚至完全离肝的反向血流信号。

（3）门静脉血流速度：门静脉正常波动性频谱消失，流速降低，门静脉血流速度和血流量的变化随病变程度的加重而降低（图 4-3-1），轻中度门静脉高压时，血流速度降低，门静脉管径增宽，血流量常保持在正常范围。重度门静脉高压时，门静脉血流量减少，而肝动脉血流代偿性增加。关于门静脉血流速度降低的判断标准值一直存在争议，有些学者把参考值定为 10cm/s，也有学者定义为 15cm/s，Zocco 的研究表明，以门静脉血流速度 < 15cm/s 和 > 15cm/s 作为预测门静脉血栓的风险因素分别为 47.8% 和 2%。肝实质结构紊乱、肝硬化时肝内血管阻力增加和门静脉血流量降低为血栓形成的重要因素。

（4）门静脉栓塞：包括门静脉血栓和癌栓，灰阶超声均表现为门静脉内等回声或高回声栓子，癌栓常与肝癌伴发，灰阶超声缺乏特异性，有时难以鉴别。

门静脉血栓，灰阶超声显示新鲜血栓为极低回声或低回声，陈旧性血栓为等回声或高回声（图 4-3-2）。

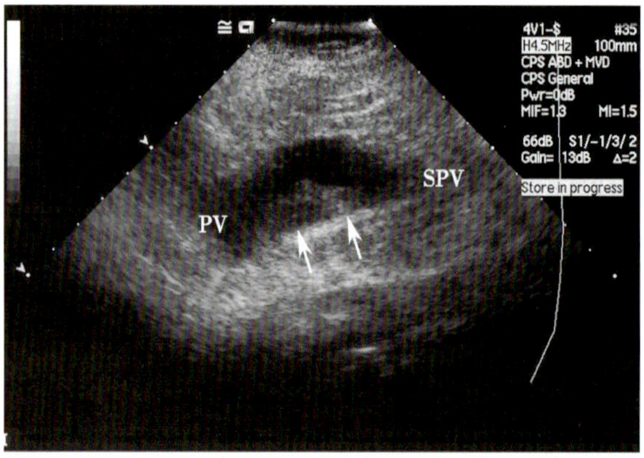

图 4-3-2 门静脉血栓，灰阶超声显示门静脉管腔内实性回声栓子

彩色多普勒超声：门静脉血流减少或消失，血栓部位彩色血流充盈缺损，栓子内无血流信号，血栓周边非梗阻部位血流存在且变细，彩色多普勒超声诊断门静脉血栓准确性为 88%～98%。超声造影：诊断准确性明显高于彩色多普勒色超声，注入造影剂后，栓子无造影剂灌注（图 4-3-3）。

门静脉癌栓，常由于原发性肝癌发生门静脉内转移而发生。灰阶超声：门静脉管腔内的实性回声栓子（图 4-3-4），栓子位置的门静脉常扩张。彩色多普勒超声显示栓子内可见动脉频谱。超声造影：动脉相多数呈整体高增强，少数呈部分等增强，增强程度明显高于肝实质和门静脉，造影剂分布可均匀或不均匀，门静脉期栓子明显消退，与周围肝实质和门静脉相比呈明显低增强，造影剂呈“快进快出”的典型恶性肿物超声造影表现（图 4-3-5、图 4-3-6）。

（5）门静脉海绵样变：指门静脉主干和分支发生完全和部分栓塞后，其周边形成大量侧支静脉或

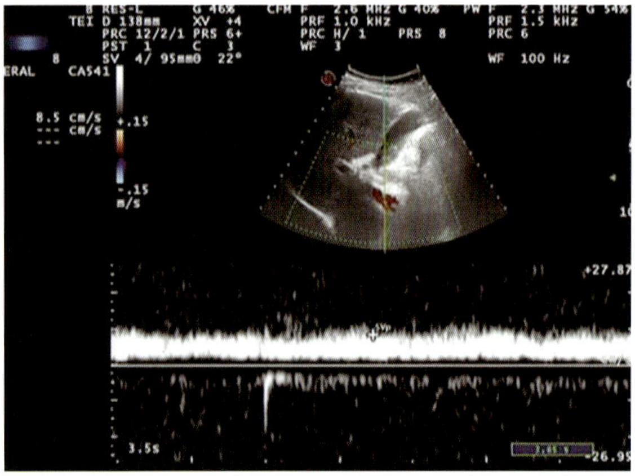

图 4-3-1 肝硬化，门脉高压，脉冲多普勒显示门静脉流速明显降低，速度为 8.5cm/s

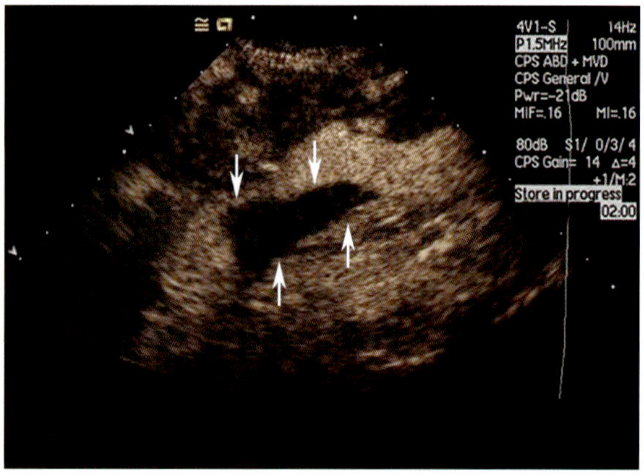

图 4-3-3 与图 4-3-2 为同一患者，门静脉栓子无造影剂灌注（箭头所示）

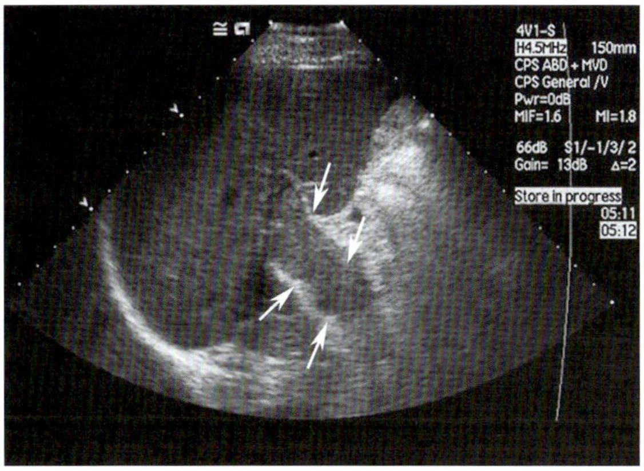

图 4-3-4　肝硬化，原发性肝癌伴门静脉瘤栓，灰阶超声示门静脉内实性回声栓子，箭头所示

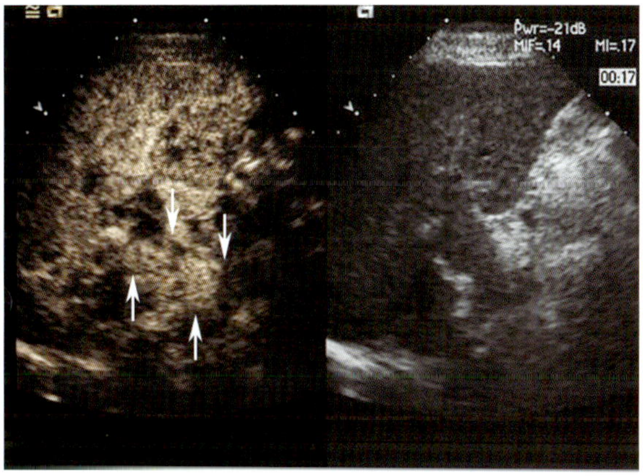

图 4-3-5　与图 4-3-4 为同一患者，超声造影示门静脉内瘤栓动脉期快速不均匀高增强（箭头所示）

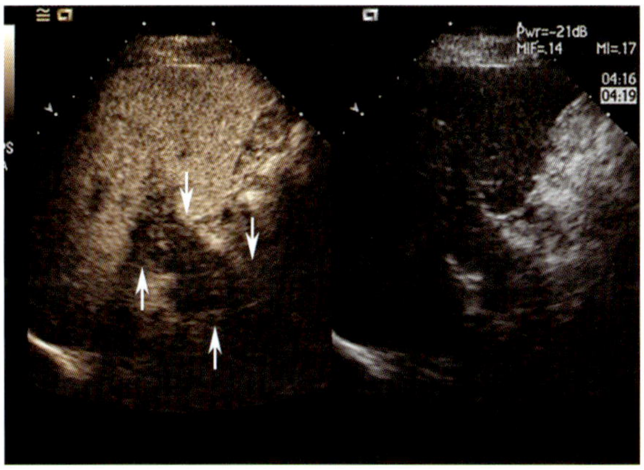

图 4-3-6　与图 4-3-4 为同一患者，超声造影示门静脉内瘤栓门脉期消退为低增强（箭头所示）

栓塞后再通，门静脉周围侧支及旁路形成。根据病因分原发性和继发性，原发性指门静脉结构先天发育异常，门静脉管腔缺失或闭塞，肝静脉和肠系膜之间的静脉丛异常增生所致。继发性指门静脉结构正常，由于门静脉血栓、瘤栓和其他原因所致的门静脉闭塞，继而发生门静脉海绵样变。灰阶超声：门静脉正常结构消失，管壁增强、直径增宽或窄细，管腔内可见瘤栓或血栓，周围或管腔内见多条细小血管或网格状无回声区。彩色多普勒超声：肝门部多条细小血流、网格状血流或肝门部丰富团状血流信号，其内为连续带状门静脉样频谱（图 4-3-7）。超声造影：肝门部门静脉旁造影剂灌注呈云雾状或团状增强。

（6）脾大：灰阶超声标准冠状位测量，具备下列条件之一即可诊断脾大。①脾脏长径＞11cm；②成年男女厚度分别超过 4.0cm、3.7cm，同时脾脏下缘超过肋缘线。脾静脉内径＞0.9cm 即为脾静脉增宽。

（7）门静脉侧支循环：门静脉高压时，门静脉血流通过已存在的交通支或胚胎时期已闭锁的通道重新开放向体循环分流，形成肝门静脉侧支循环。

附脐静脉：正常成人的脐静脉闭锁形成肝圆韧带，但存在一支或数支细小塌陷的附脐静脉，门脉高压时附脐静脉开放，数量可超过 10 条，直径＞0.3cm。从门静脉左支沿肝圆韧带斜行向脐周扫查观察脐旁静脉开放情况，灰阶超声显示门静脉左支和镰状韧带周围见管状结构，由肝内向肝外走行；彩色多普勒超声显示脐旁静脉内为流向肝表面和腹壁的红色血流束，与腹壁浅静脉交通（图 4-3-8）；脉冲多普勒显示为门静脉样血流频谱，流速＞5cm/s。

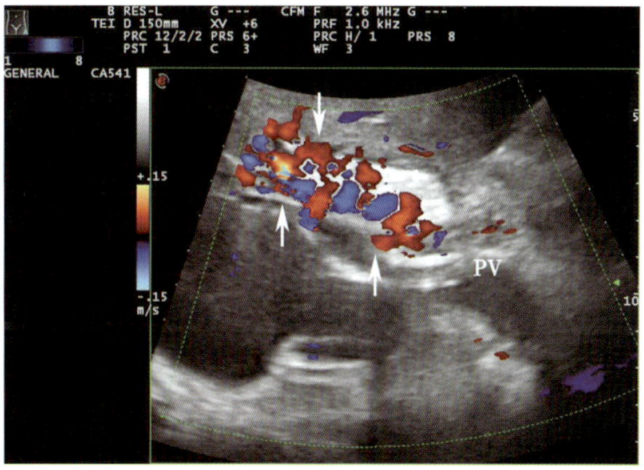

图 4-3-7　门静脉右支血栓伴门静脉海绵样变，灰阶和彩色多普勒超声显示门静脉右支内实性回声充填，门静脉周边见多支入肝血流信号

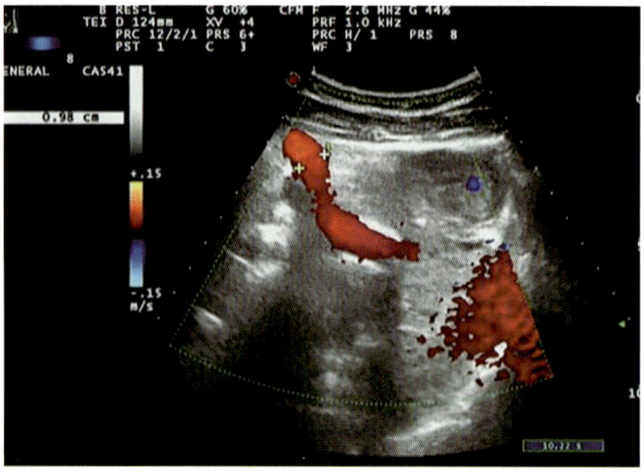

图 4-3-8 肝硬化门脉高压，附脐静脉开放，为红色离肝血流

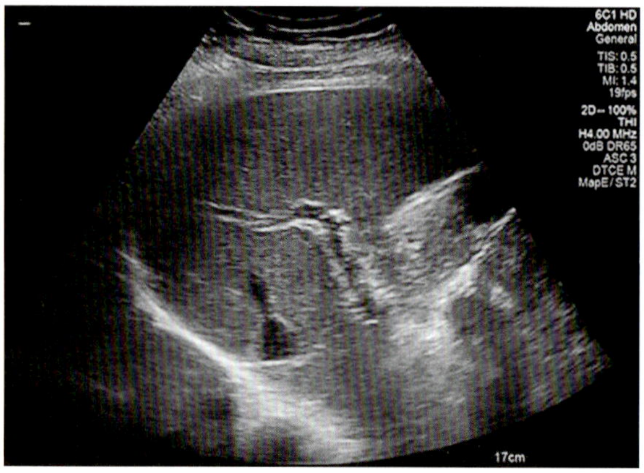

图 4-3-10 特发性门脉高压，灰阶超声显示，门静脉管壁增厚、回声增强、管腔变窄

冠状静脉：从肠系膜上静脉和脾静脉汇入门静脉的长轴切面扫查，其内上方出现的静脉为冠状静脉，灰阶超声显示冠状静脉直径＞0.5cm，彩色多普勒为红色血流束，脉冲多普勒为“门静脉样”离肝血流频谱。胃冠状静脉 - 食管胃底静脉形成侧支时，于胰头左前方及肝左叶下方可见管状静脉迂曲扩张成团，内为门静脉样频谱（图 4-3-9）。

胆囊静脉：门静脉高压时，胆囊壁静脉曲张。灰阶超声显示胆囊壁增厚，壁内可见网格样结构，肝硬化时，胆囊壁增厚尤为明显。彩色多普勒超声显示壁内见细小条状血流信号。

（8）肝门静脉充血指数（congestion index，CI）：CI 为门静脉血管截面积与平均血流速度的比值，正常人门静脉 CI 为（0.07±0.039）cm/s，CI 增大与门静脉高压时门静脉的内径增宽有关。

3. 特发性门静脉高压 特发性门静脉高压是指除外肝硬化、肝外门静脉阻塞和肝静脉阻塞、血液疾病和寄生虫病等之外发生的门静脉高压。超声诊断依据主要有脾大、脾静脉增宽、肝实质无异常。特征性指标为：门静脉主干及分支管壁增厚、回声增强，门静脉管腔狭窄或闭塞呈条索状高回声（图 4-3-10）。

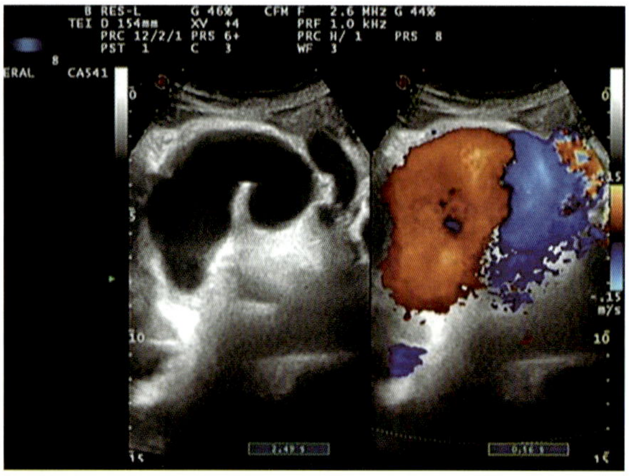

图 4-3-9 肝硬化门脉高压，冠状静脉明显迂曲扩张，为紊乱血流信号

（五）研究热点与展望

门静脉高压的准确判断方法为测量肝门静脉灌注压，但该手段为有创检查，不易实施，因此常以无创的彩色多普勒超声通过门静脉系统一系列指标和参数的评估来诊断门静脉高压。近年来超声造影和弹性成像技术的应用越来越广泛，有学者已经开始研究应用超声造影微灌注参数分析定量评估门静脉压力，应用弹性成像技术通过肝纤维化程度的评估预测门静脉压力，以及应用弹性成像测量脾脏硬度和血流动力学变化预测门静脉压力，这些研究结果均表明是门静脉压力增高的敏感指标，随着研究的广泛深入，无创评估门脉高压的方法将会日趋完善和成熟。

二、下腔静脉及其属支疾病

（一）临床特征

1. 左肾静脉压迫综合征（left renal vein entrapment syndrome） 也称胡桃夹现象（nut cracker phenomenon）或胡桃夹综合征，是由于腹主动脉与肠系膜上动脉之间的夹角过小引起左肾静脉回流障碍所致。多见于体形瘦长的儿童或青少年。主要临床表现为无症状肉眼血尿和直立性蛋白尿，血尿多在剧烈运动之后或傍晚出现。

2. 布 - 加综合征（Budd-Chiari syndrome） 是指肝与右心房之间的肝静脉或（和）下腔静脉发生阻塞而引起肝静脉回流受阻，由此产生一系列症候

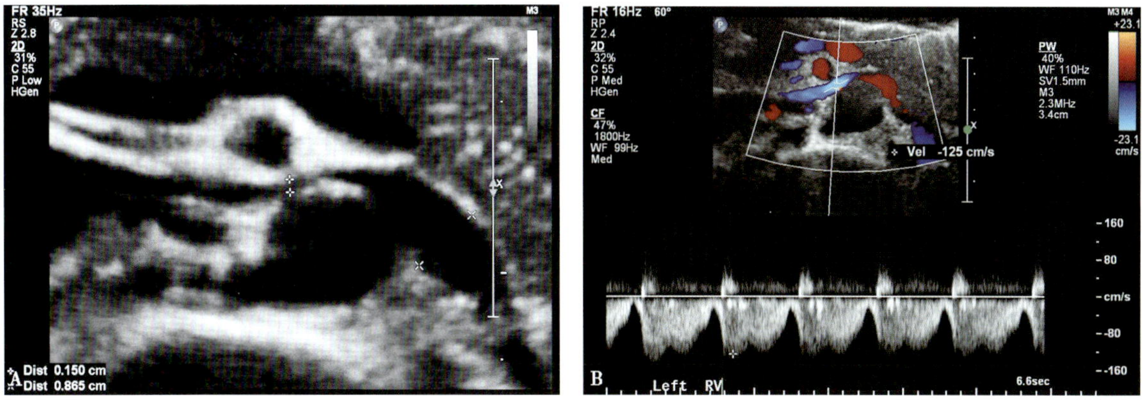

图 4-3-11　左肾静脉压迫综合征

A. 肠系膜上动脉与腹主动脉之间左肾静脉受压变瘪，前后径 0.15cm，远心段管腔扩张，前后径 0.87cm，与受压段内径比值约为 5.8(>3)；B. 左肾静脉受压段血流速度增快，最高流速 125cm/s

群。多见于青壮年，病因为先天隔膜、血液高凝状态、肿瘤压迫或侵犯静脉，以及血栓性静脉炎等。肝脏的病理变化主要是由于肝静脉血流受阻而引起肝脏广泛淤血，整个肝脏肿大，尤以肝左叶和尾状叶增大明显；后期可出现肝硬化。发病大多缓慢，自觉腹胀、腹痛、恶心、食欲缺乏、全身乏力等。

3. 下腔静脉综合征(inferior vena cava syndrome)　通常指肾静脉水平以下的下腔静脉回流障碍。主要病因是血栓形成，其次为腹腔或腹膜后组织的炎症或肿瘤。临床表现主要由静脉回流障碍所引起。由于阻塞水平大都位于肾静脉平面远侧，所引起的症状主要是双侧下肢静脉功能不全，尚可累及外生殖器和下腹壁，表现为重垂感及酸胀不适等。

（二）超声表现

1. 左肾静脉压迫综合征

(1) 超声表现：腹主动脉与肠系膜上动脉之间的间隙变小，致使左肾静脉受压变窄及其远心段扩张。狭窄处血流束变细、紊乱，流速明显加快，而狭窄远心段流速明显减慢，频谱低平(图 4-3-11)。

(2) 诊断标准：仰卧位左肾静脉扩张处与狭窄处前后径比值大于 3 或脊柱后伸位 20 分钟后此比值大于 4 时，在结合临床表现的基础上可以提示本病。

2. 布 - 加综合征

(1) 下腔静脉和(或)肝静脉狭窄、闭塞：①隔膜：常位于下腔静脉近右心房处或肝静脉开口处，呈薄膜状，有的合并纤维化、钙化而探及强回声，有的回声较低而不易显示(图 4-3-12)。隔膜近心端血流紊乱，常探及高速射流。②血栓或癌栓：管腔内见实性低或中强回声，血流充盈缺损(图 4-3-13)。③外压性：静脉受压变窄甚至闭塞，邻近见肿物回声。梗阻远心端静脉血流缓慢、方向逆转或频谱平坦。

(2) 侧支循环形成：①肝静脉之间交通支血流是从回流受阻的肝静脉流向不受阻的肝静脉或肝右下静脉，频谱常为带状；②阻塞的肝静脉血流通过包膜下静脉与体循环静脉相交通，表现为肝周和包膜下静脉扩张；③第三肝门开放：肝短静脉增粗可见，以肝右后下静脉显示率高；④以门静脉分支作为侧支循环，表现为门静脉血流减慢，甚至出现双向血流和反流，以及脐旁静脉开放。

(3) 肝脏改变：急性或亚急性期，呈淤血肝大表现，尤以尾状叶增大为主；晚期呈肝硬化表现。

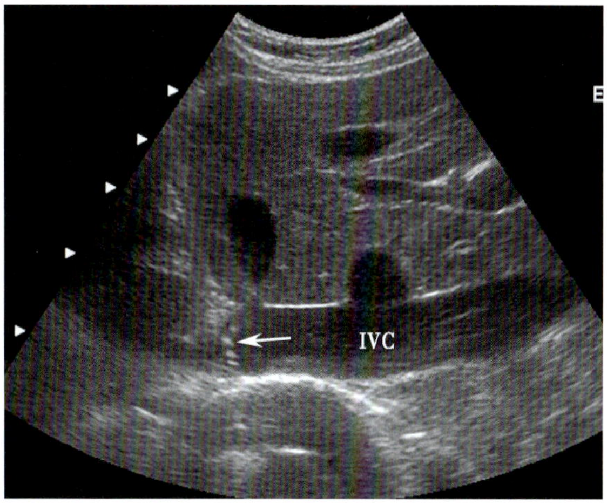

图 4-3-12　布 - 加综合征(隔膜型)

下腔静脉近右心房处可见隔膜(箭头所示)，隔膜上可见多个小孔

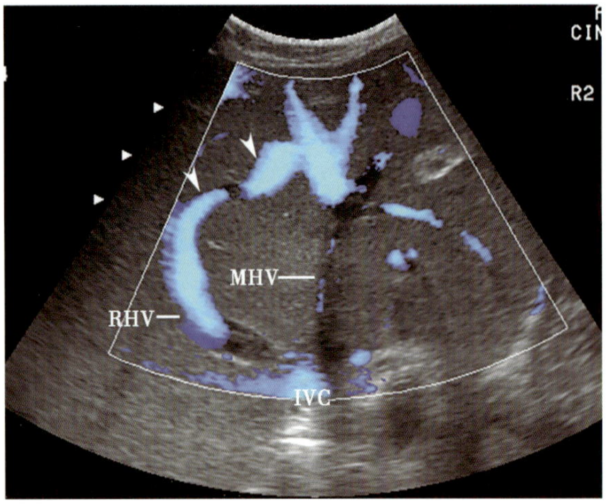

图 4-3-13 布 - 加综合征（血栓形成所致）
肝右静脉和肝中静脉可见实性低回声，管腔内无或少许血流信号，其间可见交通支（箭头所示）。RHV：肝右静脉；MHV：肝中静脉；IVC：下腔静脉

3. 下腔静脉综合征 超声表现取决于梗阻病因、程度、范围和病程。

（1）灰阶超声表现：下腔静脉内急性血栓表现为长条形低回声，有时回声极低而不易显示。可伴有下腔静脉管腔的扩张。慢性血栓为中强回声，边界不规整，静脉壁毛糙，可伴有钙化（图 4-3-14）。慢性血栓往往不伴有下腔静脉管腔的扩张。

下腔静脉癌栓常由盆腔、肾脏、肾上腺或者其他下腔静脉引流区的组织器官恶性肿瘤血行转移而来，少部分由腹膜后肿瘤直接侵犯下腔静脉而形成。癌栓常表现为管腔内单个或数个椭圆形或不规则形低或中强回声区，边界清晰，完全或部分阻塞下腔静脉管腔，导致下腔静脉回流受阻，远段扩张。

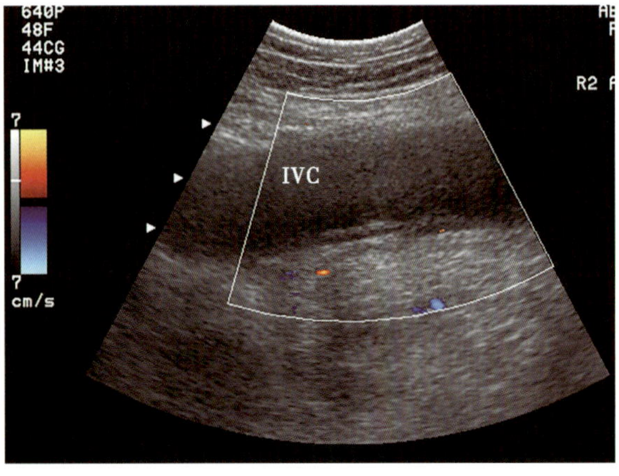

图 4-3-14 下腔静脉综合征（血栓所致）
下腔静脉远心段明显扩张，内部充满实性低回声，无明显血流信号

血栓或癌栓存在时，相应节段下腔静脉管腔均不能被完全压瘪。

外压所致的下腔静脉综合征在灰阶上可看到受压处下腔静脉移位或有局部压迹，管腔狭窄，但静脉壁回声正常，狭窄远心段下腔静脉扩张。在下腔静脉邻近有异常回声团块。

（2）CDFI 及 PW 表现：下腔静脉内血栓和癌栓均可表现为管腔内血流信号充盈缺损。当血栓或癌栓完全阻塞下腔静脉管腔时，管腔内无血流信号显示；部分阻塞管腔时，残留管腔内可探及细条形血流信号，可出现血流信号的紊乱和流速的增快，也可表现为低速、暗淡的静脉血流信号。血栓内部无血流信号显示，而癌栓内有时可探及细小的滋养血管血流信号，如果能够探测到滋养动脉频谱，则有助于癌栓的诊断。

外压所致的下腔静脉综合征在受压处下腔静脉血流束明显变细，见杂色血流信号，流速明显升高。

上述病因均可导致梗阻远心段下腔静脉流速减慢，频谱形态失常，且受心动周期、呼吸或瓦氏动作的影响减弱或消失。

（3）超声造影有助于血栓及癌栓的鉴别：血栓内一般无造影增强，而癌栓内可见明显造影增强，一般在动脉期即可出现强化。

4. 肾静脉栓塞

（1）灰阶超声表现：肾静脉血栓或癌栓可引起肾静脉主干扩张。血栓和癌栓常表现为低回声（图 4-3-15A）。新鲜血栓往往回声极低，灰阶超声不易显示。陈旧性血栓常表现为高回声或等回声。血栓往往与肾静脉管壁分界清晰，而癌栓往往与肾静脉管壁分界不清。

（2）CDFI 表现：血栓或癌栓完全阻塞肾静脉主干时，肾静脉主干内无血流信号显示。肾静脉主干部分受阻时，血栓或癌栓周围的肾静脉管腔内可见纤细血流信号通过，血流信号充盈不完全（图 4-3-15B）。癌栓内部有时可探查到滋养血管血流信号，而血栓内部无血流信号显示。如果在癌栓内部探测到低速滋养动脉血流信号这一特异性超声表现，则有助于与血栓进行鉴别。当肾静脉侧支循环形成时，可在肾静脉周围探查到侧支静脉血流信号。侧支血管往往较细、走行迂曲或呈蜂窝状。

5. 静脉内平滑肌瘤病

（1）灰阶超声表现：常伴有子宫肌瘤。有时可看到子宫浆膜层静脉血管的扩张和管腔内迂曲走行的低回声瘤体，与子宫肌瘤不易区分。肿瘤体积

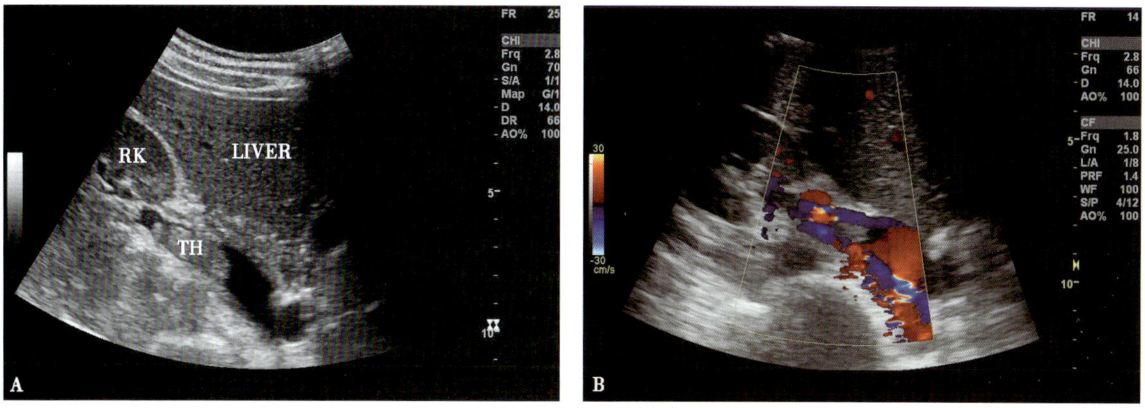

图 4-3-15　右肾静脉血栓形成

A. 右肾静脉主干内可见短条形低回声，大小 3.3cm × 1.1cm，与肾静脉管壁分界清晰；B. 右肾静脉内血流信号充盈不完全。RK：右肾；LIVER：肝脏；TH：血栓

往往比较大，可局部形成不规则或分叶状包块，同时沿盆腔静脉蔓延向上生长，静脉内的瘤体常呈条形或串珠状（图 4-3-16A），一般与下腔静脉管壁分界清晰。瘤体内部呈低回声，常可见纵向分布的线状高回声分隔或者网格状分隔。有时瘤体内可见纵行纤细无回声区。肿瘤一般通过盆腔静脉 - 髂内静脉 - 髂总静脉，延伸至下腔静脉；也可以通过右卵巢静脉，或者左卵巢静脉 - 肾静脉，延伸至下腔静脉。

（2）CDFI 表现：肿瘤内可探及动静脉血流信号，可丰富或不丰富。下腔静脉内的瘤体往往呈现纵行分布的细线状血流（图 4-3-16B），一般以静脉血流信号为主，瘤体周边的静脉残余管腔内可见血流信号通过。

（三）检查中注意事项

1. 由于下腔静脉及多数属支位置深在，且容易受到肠道气体的遮挡，因此，有些患者的声像图效果不佳。此时，应该充分利用不同体位，结合患者的呼吸配合和仪器调节，尽量使图像显示清晰，尽管如此，单纯依靠灰阶超声也常常漏诊血栓或癌栓等病灶，因此彩色多普勒血流显像也必不可少。

2. 进行下腔静脉及髂静脉超声扫查时，往往有部分节段会与声束垂直而造成管腔内无血流信号显示，从而造成假阳性。此时，可采取以下方法进行鉴别：

（1）加压一侧探头，使声束与血流方向呈钝角或锐角。

（2）乏式动作后放松，使静脉回流量增大，有助于管腔内血流信号的显示。

（3）加压管腔看是否能被压瘪或者转换体位等方法也有助于静脉管腔内血流信号的显示。

3. 肝静脉的声像图质量相对较好。但是如果存在肝硬化、脂肪肝等肝脏弥漫性病变时，肝静脉往往受压变细，不易显示，此时肝静脉血栓或管腔

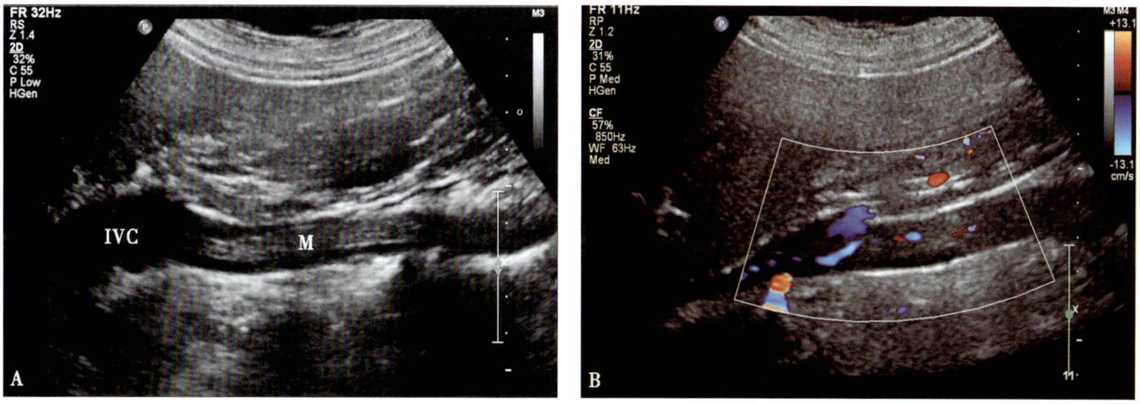

图 4-3-16　静脉内平滑肌瘤病

A. 下腔静脉内可见长条形低回声；B. 低回声内可见纤细纵行血流信号。IVC：下腔静脉；M：瘤体

闭塞的诊断较为困难。应结合血流情况进行判断，如出现肝静脉局部的血流反向或者肝内侧支循环的形成，有助于确立肝静脉病变的诊断。

4. 布 - 加综合征应与下腔静脉综合征进行鉴别。主要看下腔静脉梗阻的部位，有无肝静脉的回流受阻。当肝脏肿大、腹水等原因导致下腔静脉肝段外压性狭窄时，这种狭窄多位于肝静脉开口的远心段，不影响肝静脉回流。

5. 下腔静脉综合征还应与右心衰竭、缩窄性心包炎和肾病综合征等引起下肢肿胀的疾病进行鉴别。还应注意引起本病的各种病因的相互鉴别，癌栓呈椭圆形，边界规则，内部有滋养血流信号，常可发现原发灶；而血栓则呈条状，边界不规则，内部无滋养血管血流信号。

6. 超声对左肾静脉压迫综合征具有一定的诊断价值，为临床首选的影像学检查方法。但是，在应用诊断标准时，应注意超声对左肾静脉扩张处尤其是狭窄处的内径测量不太准确。而且有不少人尽管达到了上述诊断标准，但没有明显的临床表现，此时应进行综合分析。另外，本病是由于左肾静脉的回流障碍所致，但目前尚无可靠的血流动力学参数来诊断本病。

（四）研究热点、难点与展望

下腔静脉及其属支由于位置深在，常常受到肠道气体、肥胖等因素的干扰，超声检查有一定困难，对操作者手法和经验的要求比较高，而且有些疾病属于少见病，甚至罕见病，比如布 - 加综合征和静脉内平滑肌瘤病，很多超声医生缺乏诊断经验，而且文献也相对较少或者缺乏大样本数据分析，给疾病的正确诊断带来一定难度。超声造影通过增强血管内的显影，可用于鉴别静脉管腔是否通畅，比如明确有无肝静脉闭塞等，也可通过观察静脉内病灶的造影增强情况，来鉴别血栓或癌栓等病变，在下腔静脉及其属支疾病诊断中有一定的应用前景。

三、盆腔静脉疾病

（一）髂静脉压迫综合征

1. 形成原因及临床表现　髂静脉压迫综合征（iliac vein compression syndrome，IVCS）是造成左侧下肢静脉及盆腔静脉回流障碍的重要病因之一。髂静脉压迫综合征的病因是由于左髂静脉受到跨越其前方的右髂动脉与后方的第五腰椎的双重压迫，最终导致不同程度的静脉管腔内粘连、狭窄及闭塞性病变，进而产生一系列临床症状和体征。1965 年，Cockett 与 Thomas 详细描述了髂静脉压迫的病理基础及临床表现，因此也有人将此综合征称为 Cockett 综合征。髂静脉压迫综合征在年轻女性发病率更高，因为女性的腰骶生理弯曲较男性更明显。除了生理上的解剖因素外，其他如盆腔肿块包括肿瘤及囊肿、术后长期卧床、女性妊娠、外伤后的盆腔血肿、左髂总静脉的平滑肌肉瘤均可引起左髂总静脉压迫，因此广义的髂静脉压迫综合征应指各种原因引起的左髂总静脉压迫后综合征，本节主要介绍生理性髂静脉压迫综合征。

髂静脉压迫综合征在正常人群中发生率高达 22%，由于人体自身代偿以及侧支循环的建立，一般情况下并无显著临床症状，但在腹压增高、外伤手术、腰椎和腹腔内压迫程度加重情况下，患者可以出现急性下肢深静脉血栓、静脉高压所导致的静脉回流障碍等一系列症状和体征。总体来说，髂静脉压迫综合征的临床表现可分为急性和慢性，急性症状包括继发急性下肢深静脉血栓形成（deep venous thrombosis，DVT）、髂股静脉血栓形成及深静脉血栓后综合征（post thrombotic syndrome，PTS）。一旦髂静脉压迫综合征伴髂股静脉血栓形成，由于髂静脉在解剖上受压及静脉内粘连结构的存在，各种治疗措施效果均不满意，髂静脉由部分阻塞发展为完全阻塞，出现严重的血栓后遗症。极少患者首发症状表现为肺栓塞或伴有肺栓塞，临床上一旦出现肺栓塞而又原因不明时，应考虑髂静脉压迫综合征。慢性症状则包括慢性下肢肿胀、乏力、疼痛、浅静脉曲张、静脉性溃疡、色素沉着、静脉性跛行等。下肢肿胀和乏力是最常见的早期症状，随着病程延长，长期髂静脉回流障碍和内压增高，使下肢静脉压进一步升高，可导致深静脉瓣膜关闭不全，从而出现下肢浅静脉淤血症状。如果继发髂股静脉血栓形成，下肢肿胀可急骤加重，并出现胀痛、肢体发热及下腹、大腿的浅静脉扩张。因静脉再通困难，肢体肿胀可长期持续存在，下肢浅静脉逐渐曲张，小腿出现色素沉着和复发性溃疡，常伴有明显的静脉性跛行。临床上，髂静脉压迫综合征并未引起足够的重视，大多数病例是在左下肢深静脉血栓形成后才得以诊断。

2. 超声表现　检查前应禁食 6～8 小时，以减少肠道气体的干扰。首先沿下腔静脉横断面下行扫查显示左右髂静脉，然后分别沿髂静脉长轴进行探查，显示左髂静脉与前方右髂动脉及后方椎体关系。正常左侧髂静脉前方可见右髂总动脉跨越，伴有轻度压迫，但直径减小应小于 25%；右侧髂静脉

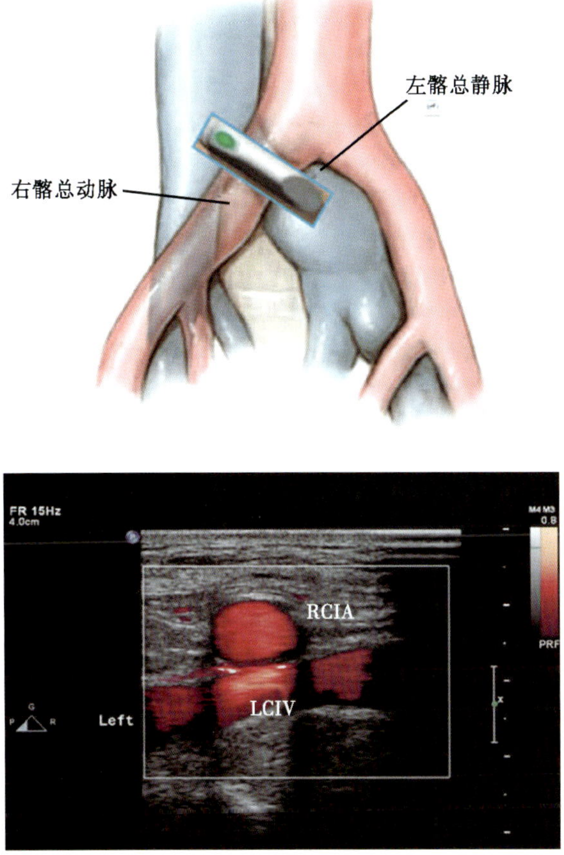

图 4-3-17 左髂静脉超声扫查示意图及正常超声声像图

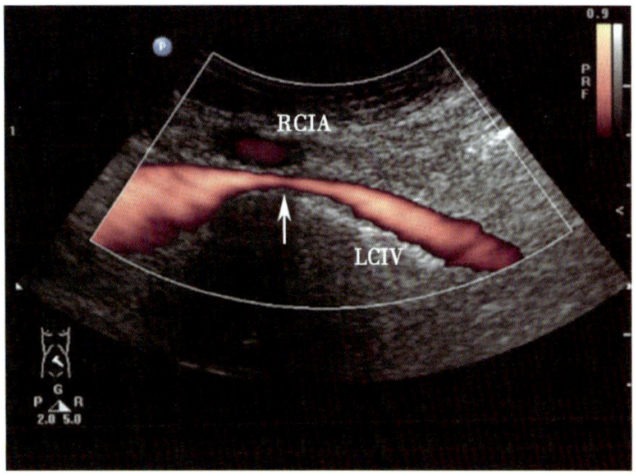

图 4-3-18 左髂静脉压迫综合征声像图

箭头示左髂总静脉受压狭窄处

前方无动脉跨越，与右侧髂总动脉伴行（图 4-3-17）。存在髂静脉压迫综合征的患者超声直接征象包括髂总静脉受前方右侧髂总动脉及后方腰椎的压迫，管腔变细，直径减小大于 50%（图 4-3-18）。高频超声可显示受压处髂静脉内膜增厚，受压狭窄处及远心端可以继发血栓形成。CDFI 显示髂静脉狭窄处血流速度加快。

3. 鉴别诊断 髂静脉受压使静脉回流障碍和内压增高，可导致下肢深静脉瓣膜关闭不全以及继发血栓形成。此时，与原发性下肢深静脉瓣膜关闭不全及血栓形成很难区别。因此，临床遇到此类情况应首先排除髂静脉受压可能，重点观察有无髂静脉受压，如果存在压迫程度 > 50%，结合临床症状可诊断髂静脉压迫综合征。

4. 临床价值 彩色多普勒超声为髂静脉受压提供了诊断依据。但是由于髂血管位置较深，容易受到肠道气体、腹腔大量积液、腹壁脂肪等客观因素干扰，且同时易受操作者技术水平以及对于髂静脉受压程度认识差异的主观影响，故彩色多普勒超声诊断非血栓性髂总静脉内充盈缺损的敏感性不高。血管内超声（intravascular ultrasound，IVUS）对于评估血管腔情况具有独特的优势，可直接评估髂静脉管腔直径和形态、管壁等情况，同时还可显示血栓形成后静脉的变化，如粘连、附壁血栓等，IVUS 不受髂静脉位置深度、盆腔气体干扰以及腹壁脂肪厚度影响，有助于髂静脉压迫综合征的诊断、治疗方式的选择以及在其引导下进行血管腔内治疗。

（二）盆腔静脉反流

1. 形成原因及临床表现 女性盆腔内的子宫、卵巢和输卵管的静脉相互连接形成盆腔静脉丛，盆腔静脉数量多，管壁薄。盆腔静脉丛的回流主要通过以下 4 条静脉：①左卵巢静脉经左肾静脉回流到下腔静脉；②右卵巢静脉直接回流到下腔静脉；③左髂内静脉经左髂总静脉回流到下腔静脉；④右髂内静脉经右髂总静脉回流到下腔静脉。当上述静脉因静脉瓣膜功能不全而出现反流时，不仅不能将盆腔静脉丛的血液引流到腔静脉系统，反而造成腔静脉系统内的血液倒灌到盆腔静脉丛，引起或加重盆腔静脉丛淤血，形成盆腔淤血综合征。

早在 1948 年，Taylor 就提出血管源性盆腔疼痛，临床表现为下腹坠胀、腰骶部慢性疼痛、月经、白带过多等，疼痛可因持续站立、久坐、性生活而加重。部分患者还伴有自主神经功能紊乱的症状。妇科检查阳性体征少，查体所见可以与临床症状完全不符。临床上左卵巢静脉反流多于其他三条静脉反流，手术结扎左卵巢静脉，或经导管腔内闭塞左卵巢静脉，阻止静脉血液通过左卵巢静脉反流到盆腔静脉丛，能够显著改善盆腔淤血综合征患者的临床症状。因女性生殖器官、膀胱和直肠三个系统的静脉丛彼此连接，盆腔静脉丛淤血也可引起膀胱、直肠静脉丛淤血，从而使患者出现膀胱与直肠的症状。另外，盆腔静脉丛曲张可导致阴道及外阴静脉曲张并引起下肢静脉曲张。

2. 超声表现 检查前应禁食6～8小时，以减少肠道气体的干扰。盆腔静脉反流的超声检查主要针对盆腔静脉丛的回流静脉：左、右卵巢静脉和左、右髂内静脉。其中，左卵巢静脉反流最为常见。盆腔静脉反流的超声检查需要在倾斜（头高脚低）卧位下进行。倾斜体位对于盆腔静脉反流的超声检查十分重要。被检查者处于平卧位时，盆腔静脉内血液的重力朝向静脉后壁，而不是朝向静脉的远心端。因此，即使存在盆腔静脉瓣膜功能不全，平卧位也无法检测到盆腔静脉内朝向远心端的反流。而当被检者处于头高脚低的倾斜卧位时，盆腔静脉内血液的重力朝向静脉的远心端。此时，如果盆腔静脉瓣膜功能正常，能够抵抗血液重力，静脉内不会出现反流；如果盆腔静脉瓣膜功能不全，无法抵抗血液重力，则在静脉内出现反流。

下面以左卵巢静脉反流的超声检查方法为例：

（1）二维超声：首先显示腹主动脉近心段横切面，上下移动超声探头直至显示位于主动脉前方，并与其垂直的左肾静脉。逐渐以顺时钟方向旋转超声探头，直至显示与左肾静脉垂直相汇的静脉，即左卵巢静脉。再以纵切显示腹主动脉近心段，缓慢向左移动超声探头，显示与腹主动脉平行的肠系膜上动脉。继续向左移动超声探头直至显示与腹主动脉平行的静脉。缓慢上移超声探头，如能显示该静脉近心端汇入左肾静脉，即可确认该静脉为左卵巢静脉。二维超声下可见左卵巢静脉扩张征象。

（2）观察左卵巢静脉内血流方向：在头高脚低位下，如果左卵巢静脉内血流朝向左肾静脉，表示该静脉内无反流，静脉瓣膜功能正常；如果左卵巢静脉内血流背离左肾静脉，表示该静脉内存在反流，静脉瓣膜功能不全。头高脚低位时，如果左卵巢静脉瓣膜功能不全，静脉内可见持续反流。

右卵巢静脉以及左、右髂内静脉的超声检查方法与左卵巢静脉相似，注意检查体位及盆腔静脉与其他静脉的解剖关系，特别是右卵巢静脉汇入下腔静脉，而不是右肾静脉。检查髂内静脉时，应注意避免压迫髂总静脉，以免人为造成髂外静脉回流受阻而反流至髂内静脉。

3. 鉴别诊断 主要与左肾静脉压迫综合征引起的左卵巢静脉回流受阻，以及髂静脉压迫综合征引起的左髂内静脉回流受阻并继发性静脉瓣膜功能不全的继发性盆腔静脉反流鉴别。

（1）左肾静脉压迫综合征：是左肾静脉受到肠系膜上动脉与腹主动脉挤压而引起的临床综合征，也称为胡桃夹综合征。左肾静脉受压后，左卵巢静脉回流受阻，静脉内压力增高，可引起该静脉扩张而继发左卵巢静脉反流。

（2）髂静脉压迫综合征：是左髂总静脉受到右髂总动脉和后方的第五腰椎的双重压迫而引起的临床综合征。左髂总静脉受压后，左髂内静脉回流受阻，静脉内压力增高，可引起该静脉扩张而继发左髂内静脉反流。沿髂内静脉向上追踪可以观察到左髂总静脉受压狭窄，管径减小超过50%，CDFI显示狭窄处血流速度加快。

4. 临床价值 盆腔静脉反流的彩色多普勒超声检查具有安全无创、操作简单的优势，已经逐渐成为盆腔淤血综合征患者首选的检查方法，具有较高的应用价值。

（三）髂股静脉血栓

股青肿是急性深静脉血栓形成最严重的类型。无论是原发性还是继发性髂-股静脉血栓形成，只要血栓伸展至患肢的大部分或整个静脉系统，尤其是股深静脉，使下肢静脉处于严重的回流障碍，此时必然伴以股动脉痉挛，即为股青肿。起病急骤，患肢疼痛、肿胀广泛、皮肤紧绷发亮，可呈青紫、起疱、皮温改变，足背、胫后动脉波动明显减弱或消失。全身反应明显，体温增高，由于大量体液迅速渗入患肢，患者可出现休克，晚期发生静脉性坏疽。

静脉内平滑肌瘤病较少见，是一种由子宫肌瘤向脉管内生长或由脉管壁本身的平滑肌组织增生后突向管腔内的肿瘤，淋巴管也可受累，又称脉管内平滑肌瘤病。静脉内平滑肌瘤病可超出子宫，若未完全取净，可在静脉内沿静脉延伸达下腔静脉，甚至到心脏。绝大多数患者同时有子宫肌瘤或过去有子宫肌瘤手术史。临床症状无任何特殊，可有月经过多或腹部肿块，检查子宫增大，一般术前不易诊断。

1. 超声表现

（1）髂股静脉血栓超声表现：髂股静脉管腔内可见低回声，受累及静脉管腔内彩色血流充盈缺损、不规则变细或彩色血流不充盈，受累及静脉管腔内未探及静脉血流频谱，受累及静脉以远管腔内彩色血流充盈好，频谱呈带状静脉频谱（图4-3-19、图4-3-20）。

（2）静脉内平滑肌瘤病超声表现见图4-3-21～图4-3-25。

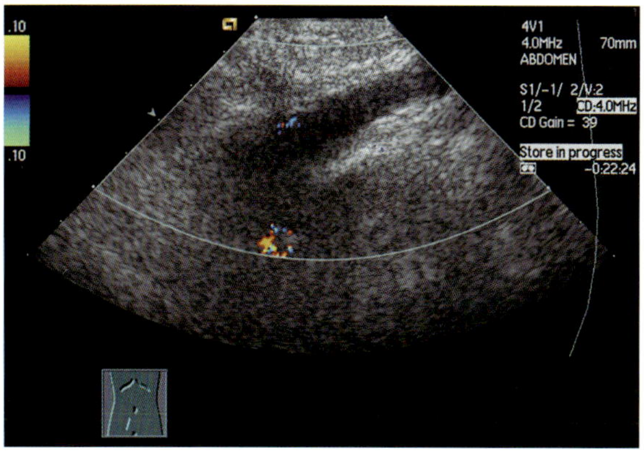

图 4-3-19　左髂总静脉彩色多普勒超声图像

左髂总静脉内充满低回声，静脉管腔内彩色血流不充盈

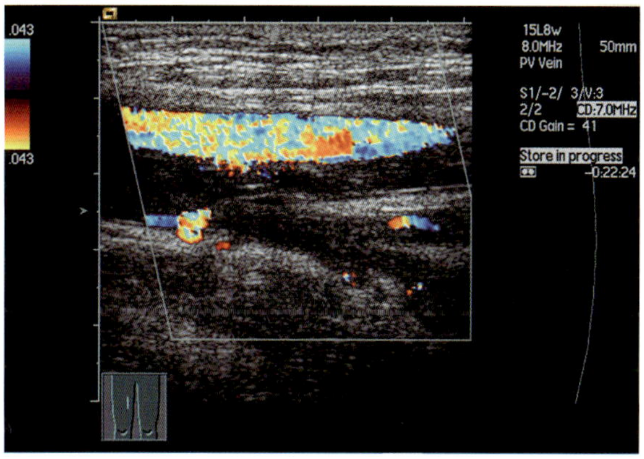

图 4-3-20　左股总、股深、股浅静脉彩色多普勒超声图像

左股总、股深、股浅静脉内充满低回声，静脉管腔内彩色血流充盈差

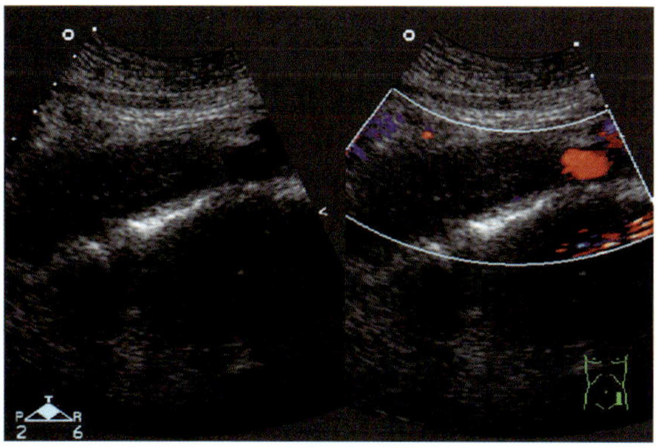

图 4-3-21　左髂总静脉彩色多普勒超声图像

左髂总静脉内充满低回声，股静脉管腔内彩色血流不充盈

2. 检查中注意事项

（1）女性患者，尤其是既往有子宫肌瘤和（或）子宫肌瘤手术史者，发现髂股静脉血栓时应注意静脉内血管平滑肌瘤病存在的可能。

（2）对于下腔静脉血栓形成但仅一侧髂静脉形成的女性患者，应注意考虑静脉内血管平滑肌瘤病的可能。

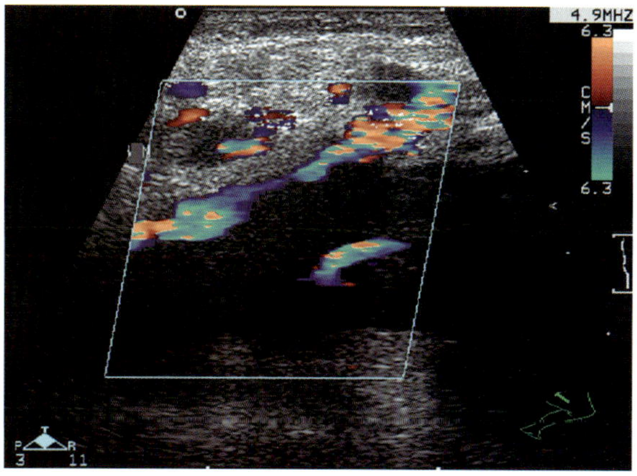

图 4-3-22　左股静脉彩色多普勒超声图像

左股静脉内充满低回声，静脉管腔内彩色血流充盈差

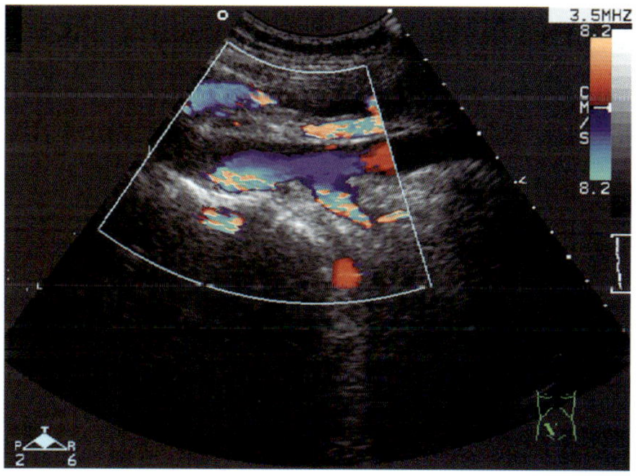

图 4-3-23　髂外静脉彩色多普勒超声图像

髂外静脉管腔内彩色血流可见充盈缺损、变细

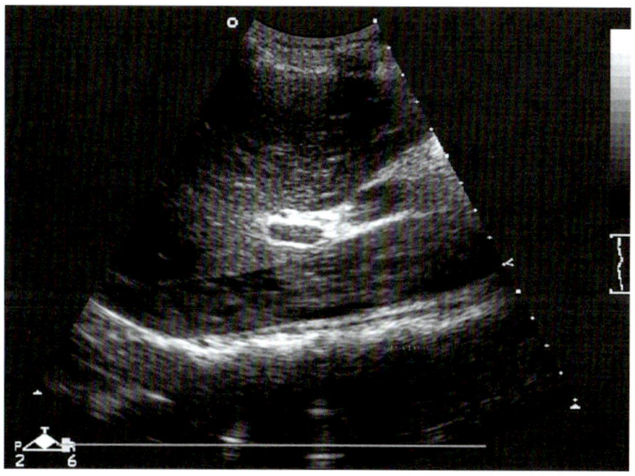

图 4-3-24　下腔静脉灰阶超声图像

下腔静脉内可见中等强回声

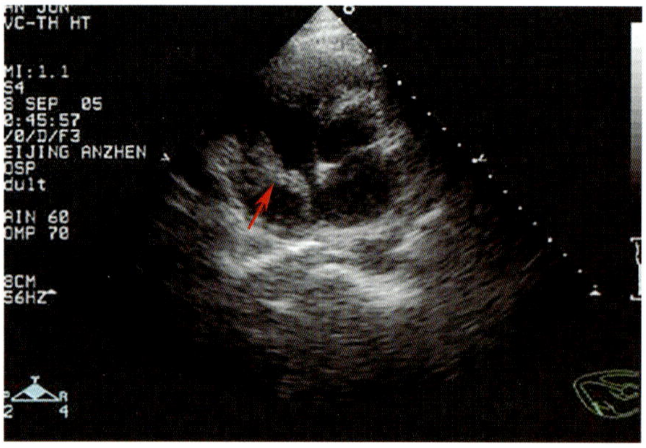

图 4-3-25 右心房灰阶超声图像

右心房内可见摆动的中等强回声（箭头所示）

(3) 超声造影检查有助于鉴别髂股静脉血栓与静脉内血管平滑肌瘤病。

第四节 超声技术在腹部血管疾病诊断与鉴别诊断中的应用

近年来随着超声造影、三维超声和术中超声等超声新技术的发展和应用，超声显像技术为疾病的诊断和鉴别带来了新的思路，尤其是在疾病的鉴别诊断中所发挥的独特优势而受到临床青睐。

（一）超声造影

超声造影又称声学造影，其作为一种可以媲美增强 CT 和增强 MRI 的增强显像模式，被称为超声医学发展史上的第三次革命。目前已成为超声诊断领域中的一个十分重要且非常有前途的发展方向，且超声造影在腹部血管疾病的诊断和鉴别诊断中也有着十分重要的作用。

1. 超声造影在动脉的狭窄和闭塞疾病中的价值 对于动脉，超声造影可以获得良好的对比效果。造影剂在进入动脉管腔内呈密集点状高回声，充盈管腔，回声强度显著高于管壁及周围组织，因而使得动脉的管腔轮廓清晰显示，借此可直观显示动脉狭窄的部分、程度和类型，同时超声造影还可以较为敏感地观察板块内部的新生血管有无情况，这对于临床判断斑块的危险程度具有重要意义。一般来说，动脉管腔的狭窄处表现为管壁低回声突入管腔，多数情况下呈现偏心性分布的特点，造影剂进入管腔内呈局限性造影剂充盈缺损。与常规超声相比，超声造影诊断动脉狭窄的优势在于对血流的监测更敏感，几乎不受声束入射角度影响，无血液外溢伪像，能够客观反映管腔血流状况，诊断准确性高于常规超声。超声造影诊断动脉狭窄的准确率要高于常规超声，接近于 SDA 血管造影。

相对于颈部等相对表浅的血管，腹部血管因位置较深，容易受到角度限制，尤其是对于腹壁脂肪较多的患者来说，常规超声检查对于其内部血流的显示效果欠佳，对腹部血管探查明显受到限制，会影响到探查的准确性。此时利用超声造影可以相对较好地克服以上不利因素，因为超声造影几乎不受声束入射角度影响，可以明显提高血流探查的敏感性，对于狭窄程度的判断会更加准确。尤其是对狭窄和闭塞的鉴别，意义重大，利用超声造影可以发现常规超声不易发现的残存管腔以及周围侧支循环的形成，其敏感性较常规超声明显提高。

此外超声造影可以较为准确地对静脉管腔闭塞的原因进行鉴别。由于常规超声在血流检测方面的敏感性差异，对血栓和癌栓的二者鉴别一直是常规超声的鉴别难点，但是利用超声造影，则可以很好地将二者鉴别开来。血栓呈现无增强的模式，而非血栓性占位（如肿瘤和癌栓）所致的狭窄和闭塞则在造影剂早期即有造影剂微泡的填充，多数情况下癌栓在动脉期快速增强，同时可以看到其内部丰富的滋养血管，据此可以较好地进行鉴别。

除去以上优势之外，超声造影对轻中度动脉狭窄的诊断更敏感、准确，且能有效减少由于血管走行扭曲导致的高估血管狭窄程度的情况。同时，由于超声造影可以明显改善狭窄血管内残余血流的显示，有助于鉴别严重狭窄与闭塞。尽管如此，超声造影在诊断动脉狭窄时仍有一定局限性：血管前壁强回声斑块所产生的声影影响管腔血流的显示，有可能造成漏诊。因此超声造影虽具有优越性但不能取代常规超声，二者相结合的诊断准确性最高。此外，为准确评估狭窄范围与程度，需要纵横切面相结合，以免偏心性斑块导致的高估或低估管腔狭窄程度的情况。

2. 超声造影在动脉瘤中的诊断价值 动脉瘤是由于动脉壁的病变或损伤，形成动脉壁局限性或弥漫性扩张或膨出的表现，以膨胀性、搏动性肿块为主要表现，可以发生在动脉系统的任何部位，而以肢体主干动脉、主动脉和颈动脉较为常见。发生在腹部的动脉瘤主要以腹主动脉瘤居多，其超声表现主要以管壁的囊性扩张为主，并可见其内部的涡流，部分动脉瘤管壁上常可见附壁的血栓存在，其临床上要和动脉夹层相鉴别。

3. 超声造影在动静脉瘘中的诊断价值 动静脉瘘是动脉和静脉之间存在的异常通道，由于动脉的血液正常孔道流入伴行的静脉，可造成瘘的局部血管病变和瘘局部、周围循环和全身系统的血流动力学变化。动静脉瘘可先天存在或后天因外伤所致。对于表浅部位的动静脉瘘，超声可以非常准确地发现动静脉瘘的部位、瘘口的大小、流速，对于定性诊断非常有帮助。而腹部动静脉瘘由于位置较深，常常不容易发现其瘘口。而超声造影在注射造影剂后在动脉期即可见超声造影剂从动脉内进入静脉，即为瘘口所在之处。

4. 超声造影在腹膜后纤维化中的诊断价值 腹膜后纤维化是一种相对少见的自限性疾病，系病因未明的腹膜后纤维脂肪组织的非特异性、非化脓性炎症，引起腹膜后广泛纤维化，包裹腹膜后空腔脏器而发生梗阻。由于其早期临床表现缺乏特异性，常导致漏误诊，易误诊为输尿管肿瘤、淋巴瘤等疾病。后期病变可包绕腹主动脉和下腔静脉，向两侧蔓延导致不同程度的肾积水和输尿管积水，超声造影可进一步证实大血管的包绕现象，有助于鉴别诊断。

5. 超声造影在肿瘤侵犯腹部大血管中的诊断价值 肿瘤侵犯腹部血管常见于各种癌栓，临床上以肾癌居多，常累及肾静脉和下腔静脉，即静脉管腔内的低回声，与血栓难以鉴别。对于该部分患者常有原发肿瘤史，此外超声造影可以提供重要的鉴别诊断。注射造影剂后，低回声团块在动脉早期即有造影剂填充，是其与血栓鉴别的要点之一。近年来，也有部分学者认为，由于低回声对于血流的阻碍作用，血流淤滞，不排除低回声癌栓周边同时合并血栓存在的可能。除此之外，造影剂作为载体与各种靶向药物的结合也逐渐在学界研究领域兴起。

（二）三维超声

三维超声成像技术是在二维超声基础上发展起来的新技术，分为静态三维成像和动态三维成像。近年来三维超声在心脏以及产科检查中的应用相对广泛和成熟。目前，国内已有学者将其应用于颈部血管狭窄的诊断，发现实时三维超声对颈动脉狭窄程度的诊断与 DSA 具有很好的一致性，且较常规二维超声可作出更加准确的评估，受操作者技术水平等主观因素的影响较小，有望成为 CEA 术前制定更加合理手术方案的影像学检查手段，说明三维超声具有广阔的应用前景。同时，有研究表明，三维超声在移植肾血管的检测应用能客观、准确、敏感地反映不同肾功能移植肾的血流灌注改变，可作为监测移植肾术后肾功能的有效方法。由此可见，三维超声的应用前景是十分广阔的。而在布 - 加综合征方面，三维超声可以发挥其优势，在充分显示下腔静脉即肝静脉的基础上，可以有效评价肝静脉的引流及肝内交通支的状况，可以准确评估疾病的程度，进而为临床治疗方案提供丰富信息。

三维超声能清晰显示大血管的解剖结构，并且可实时观察血管的直观形态，判断血管疾病的精确位置、疾病性质与病变程度，对大血管的先天性畸形、血管瓣膜疾病、附壁血栓、血管壁剥离等病变，三维超声具有较好的特征性，对某些血管疾病的诊断，无需行血管造影等侵袭性检查，便可达到明确诊断的目的。

尽管如此，三维超声仍存在一些不足。由于三维超声的图像质量取决于二维图像结果，因此二维图像不佳时也不能获得良好的三维图像。然而在诊断腹部血管病变的时候，三维超声的探头频率较低，图像分辨率不够高，在对于较小的动脉血管的显像及定量方面有一定的局限性，而且难以达到超声造影的效果。然而三维超声造影很好地解决了这个瓶颈问题，三维超声造影既具备超声造影的敏感性，同时可以发挥三维超声的优势对病变血管形象地展示，因此三维超声联合超声造影在腹部血管的应用将会引起大家的重视。

（三）术中超声

术中超声（intraoperative ultrasound）能够检出术前各种影像学手段未能发现的微小病灶或发现术中肉眼难以看到和触及的肿物，可以说是医生提供了第三只眼睛，所以术中超声的应用也深受临床医生的青睐。术中超声的应用范围十分广阔，包括心脏和血管外科，已经从颅脑、泌尿、肝胆专科扩展到了脊髓、胰腺、小器官、胸腔和肺、整形等领域。术中超声的出现和应用，首先在术中充分暴露的条件下可以近距离地观察病灶，对鉴别病变性质十分有益。其次是可以提示病灶与邻近血管的关系，了解肿瘤是否侵犯血管，这些关键信息对于术中临床医生选择合适的手术路径及减少手术出血和临床的并发症方面具有重要的意义。尤其是近年来各种腔镜手术，术中超声的应用可以准确协助定位病灶，同时可以确定手术范围，对于减少患者的手术创伤和术后早期恢复具有十分重要的意义。此外，术中超声还可以实时引导多种介入性操作或手术步骤，例如常见的有术中超声在下腔静脉管腔内滤器放置的监测，为手术的安全性增加了保障。术中超声在手术方案的选择和优化、手术操作的监控、并发症的预防和治疗效果的评价等方面能够发挥其他影像技术不可替代的作用。它使诊断更为精确，术式更加合理，操作更为到位，创伤更小。

第五节 腹部血管病变围手术期超声监测及疗效评估

一、超声监测

（一）下腔静脉滤器术后监测

肺动脉栓塞是发病率、死亡率较高的急症，1943年 Homans 使用下腔静脉结扎法预防肺动脉栓塞，此方法阻碍静脉血流回心减少心输出量，7%～50%患者因侧支循环造成再次肺动脉栓塞。

19世纪60年代 Adams-De Wesse 使用下腔静脉夹将下腔静脉分隔成静脉小通道（4个直径3mm通道），使肺动脉栓塞下降到2%～4%，但下腔静脉栓塞及淤血发生率高（53%），而且手术放置这种装置的并发症较高（9%～27%）。

1967年 Mobin-Uddin 将伞状过滤器放置肾静脉开口下方下腔静脉内使肺动脉栓塞的发生率降至3%。

如已发生肺动脉栓塞，不论有无抗凝治疗都适用于放置过滤器。预防性放置腔静脉滤器指征：①深静脉血栓进行手术之前（25%发生肺动脉栓塞）；②下腔静脉内不稳定的血栓形成；③慢性肺动脉高压；④临界性心肺功能储备。伴有下肢静脉栓塞的转移肿瘤或伴有肺动脉栓塞者进行抗凝治疗的并发症发生率很高，Moore 报告有25%发生出血或死亡。

（二）门脉支架植入术后超声监测

门脉内支架放置术采用经颈静脉，经皮经肝或经皮经脾任何一种途径穿刺插管成功后，首先行门脉造影，根据门脉血管造影图像，测量门脉管径和狭窄段管径与长度，选用直径10～14mm的支架，将支架放置于狭窄处。

门脉内支架放置术适用于：①门脉主干癌栓形成，但未造成门脉主干的完全性阻塞；②肝门部淋巴结肿大压迫门脉主干造成门脉主干狭窄>60%。

（三）经颈内静脉置管肝内门-体静脉分流（TIPS）术后超声监测

TIPS 是在X线透视导引下，经颈静脉入路，建立肝内的位于肝静脉及门静脉主要分支之间的人工分流通道，并以金属内支架维持其永久性通畅，达到降低门脉高压后控制和预防食管胃底静脉曲张破裂出血，促进腹水吸收。

TIPS 治疗方法适用于：①食管、胃底静脉曲张破裂大出血，经保守治疗效果不佳者；②中-度食管、胃底静脉曲张，随时有破裂出血危险者；③门脉高压所致的顽固性腹水；④肝硬化并发肾功能不良者。

（四）肝静脉、下腔静脉支架植入术后超声监测

支架植入术后适用于：①肝静脉主干或开口处狭窄或闭塞，但无腔静脉原发性病变，仅需行肝静脉开通术即可；②肝静脉开口上方下腔静脉膜性或节段性狭窄闭塞，肝静脉本身无阻塞或至少有一支主要的肝静脉通畅并形成足够的交通支，仅需行下腔静脉开通即可，肝静脉无需处理；③肝静脉广泛狭窄闭塞或小肝静脉闭塞。肝内无明显交通支，需行门腔静脉分流治疗；④肝静脉和下腔静脉均有狭窄闭塞。

（五）肝外门-体静脉分流术后超声监测

肝外门-体静脉分流是治疗门静脉高压的常用外科手术。可以选择的类型有脾静脉-腔静脉端侧吻合、门静脉-腔静脉侧侧吻合、SMV-腔静脉侧侧吻合、脾-肾静脉端侧吻合。

（六）肝移植后的门静脉超声监测

肝移植术后外科并发症除胆漏、胆道梗阻、胆汁囊肿等胆道并发症以及术后出血、消化道出血外，还包括肝动脉、门静脉及肝上、肝下下腔静脉四个吻合口狭窄或血栓形成等血管并发症。术中发现上述并发症需要重新吻合，晚期发生的并发症可行支架植入术。

（七）腹主动脉、髂动脉、肾动脉支架植入术后超声监测

腹主动脉瘤腔内修复术是在 DSA 动态监测下，将折叠的覆有人工血管薄膜的金属支架送入腹主动脉瘤腔内，利用金属支架的弹性、植入物头端的钩状附件加以球囊扩张作用将腔内植入物固定于动脉瘤近远端的正常动脉壁。利用植入的覆膜支架在瘤腔内重建新的血流通道，因此隔绝了腹主动脉高压血流对瘤壁的冲击。同时在瘤壁与人工血管之间继发血栓及机化，从而防止了动脉瘤的增大与破裂。

腹主动脉瘤腔内修复术内漏分为两型，Ⅰ型内漏为支架型人工血管（stent-graft，SG）附着部内漏。因 SG 的近端或远端与瘤颈之间未能完全封闭，导致血流持续性流入动脉瘤腔内。又可分三个亚型：ⅠA 型和ⅠB 型分别指近、远端内漏，ⅠC 型指主-单侧髂支架型血管（aortic uni-iliac，AUI）支架中髂动脉封堵物（Iliac occluder）不严密引起的内漏。Ⅱ型内漏为反流性内漏，是因腰动脉、肠系膜下动脉和其他侧支动脉中的血流持续性反流造成的。

二、超声表现

（一）下腔静脉滤器超声表现

下腔静脉内可见支架强回声（各个公司的下腔静脉滤器的形状各异），当下腔静脉滤器通畅时，下腔静脉滤器内部及其前后的下腔静脉管腔内彩色血流充盈好、无明显充盈缺损（图 4-5-1）。当下腔静脉滤器血栓形成时，下腔静脉滤器内部及其前后的下腔静脉管腔内可见低回声，可一直延伸至下腔静脉近右心房处，下腔静脉滤器内部及其前后的下腔静脉管腔内彩色血流不充盈或可见明显充盈缺损、变细（图 4-5-2）。

（二）经颈内静脉置管肝内门 - 体静脉分流（TIPS）术后超声表现

正常 TIPS 支架的超声表现（图 4-5-3）：①支架的两端可部分位于门静脉和肝静脉内；②支架血流充盈好；③支架内探及连续性高速、单相血流频谱，部分受检者的频带可稍有波动，峰值血流速度为 70～200cm/s；④与术前比较，门静脉血流速度明显增高。TIPS 支架闭塞灰阶、彩色多普勒超声图像见图 4-5-4。

（三）肝外门 - 体静脉分流术后超声表现

超声对术后吻合口是否通畅的检测，认为是非常便捷和准确的方法（图 4-5-5）。检查前必须了解吻合的位置。若吻合口狭窄，可显示高速血流信号（V_{max} > 2m/s）。

（四）肝移植后的门静脉血流超声表现

肝移植术后第 1 周每日 1 次超声检查以及第 2～4 周每周 1 次超声检查可明确肝移植患者有无胸腔积液、腹水、新肝大小和质地、血管和胆道吻

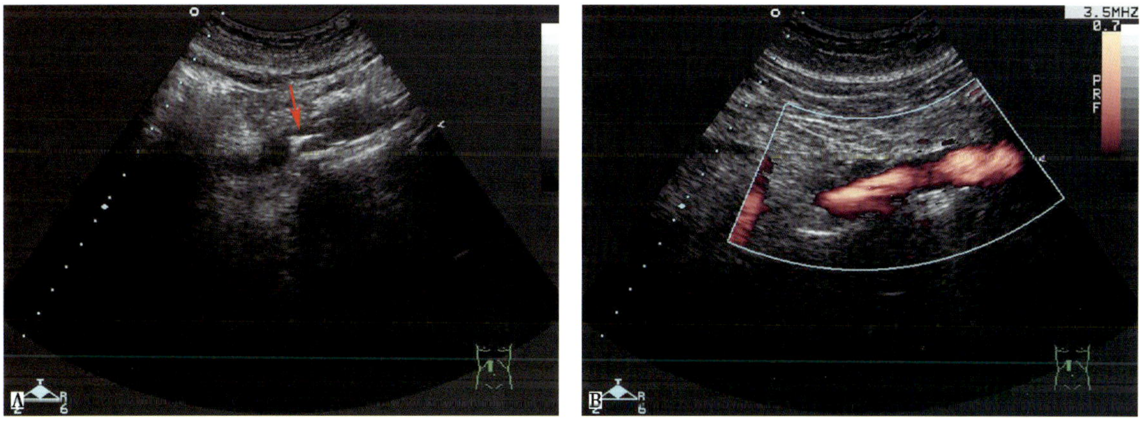

图 4-5-1 下腔静脉滤器通畅超声图像

A. 下腔静脉内可见滤器强回声（箭头所示）；B. 下腔静脉滤器内部及其前后端下腔静脉管腔内彩色血流充盈好，未见明显充盈缺损、变细

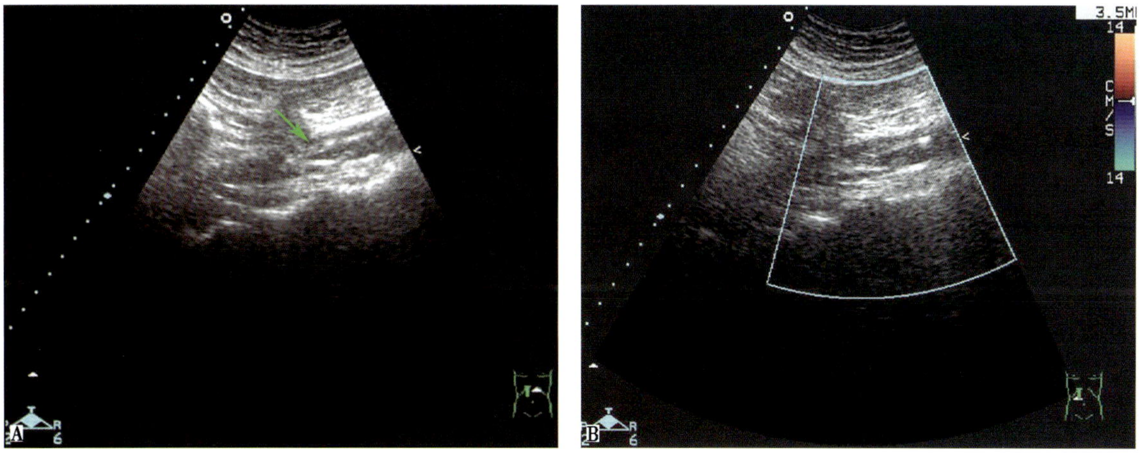

图 4-5-2 下腔静脉滤器及下腔静脉血栓形成超声图像

A. 下腔静脉内可见滤器强回声（箭头所示）；B. 下腔静脉滤器内部及其前后端下腔静脉管腔内彩色血流不充盈

合口是否通畅。

门静脉血栓形成时灰阶超声显示门脉内透声差，门脉内彩色血流不充盈。

门静脉狭窄时灰阶超声显示门脉管腔内径变细，狭窄常发生于吻合口一侧，彩色多普勒超声显示门静脉吻合口处血流束变窄和湍流，吻合口两侧的流速梯度相差 4～5 倍。

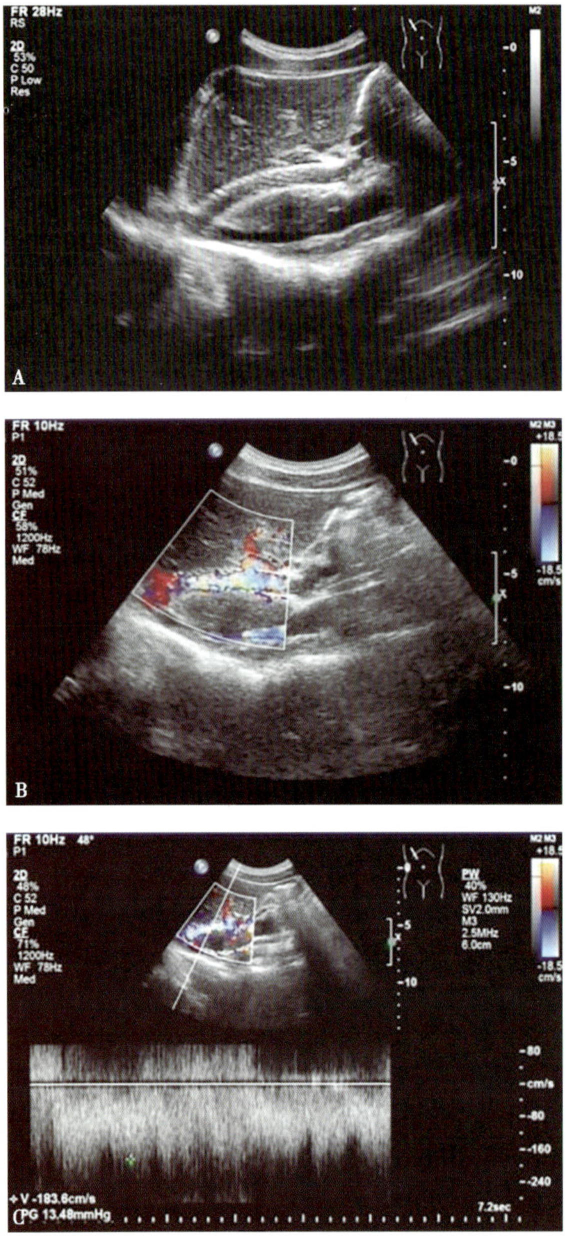

图 4-5-3 TIPS 支架通畅的超声表现

A. 门静脉与肝静脉间的 TIPS 支架；B. 彩色多普勒血流成像显示 TIPS 支架内高速血流信号；C. 脉冲多普勒检测血流速度为 183cm/s

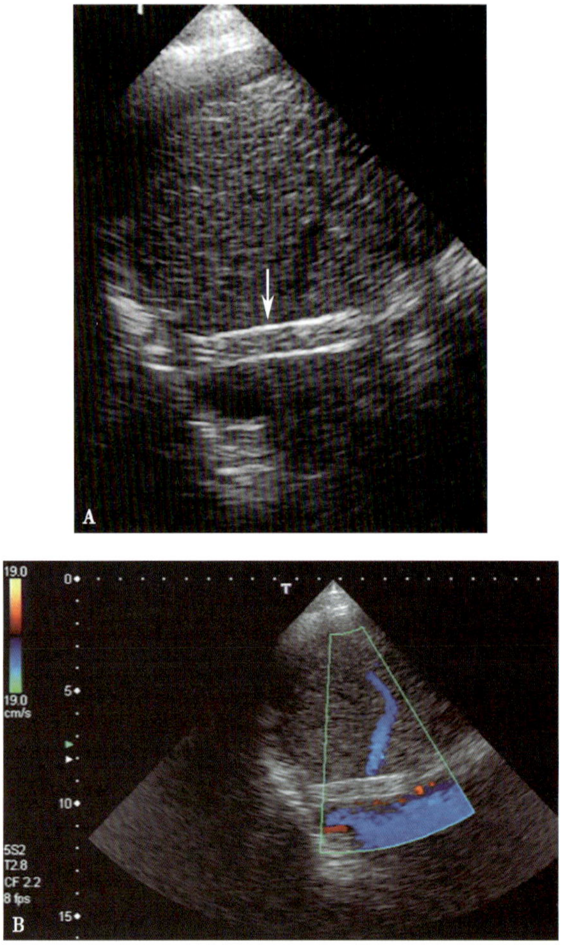

图 4-5-4 TIPS 支架闭塞灰阶、彩色多普勒超声图像

A. TIPS 支架灰阶超声图像；B. 彩色多普勒血流成像显示 TIPS 支架内无血流信号

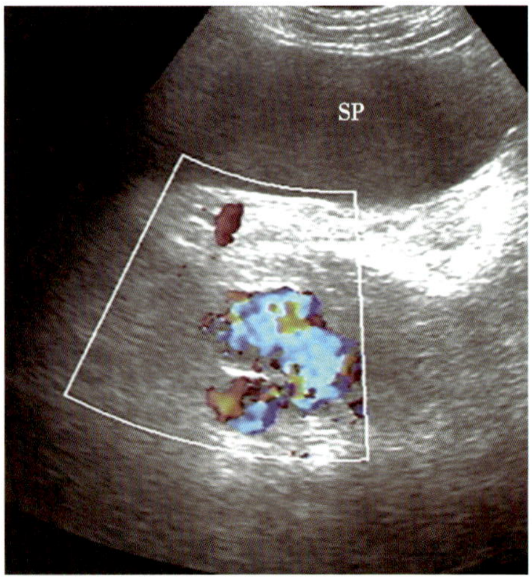

图 4-5-5 脾 - 肾静脉端侧吻合术后，吻合口通畅彩色多普勒超声图像

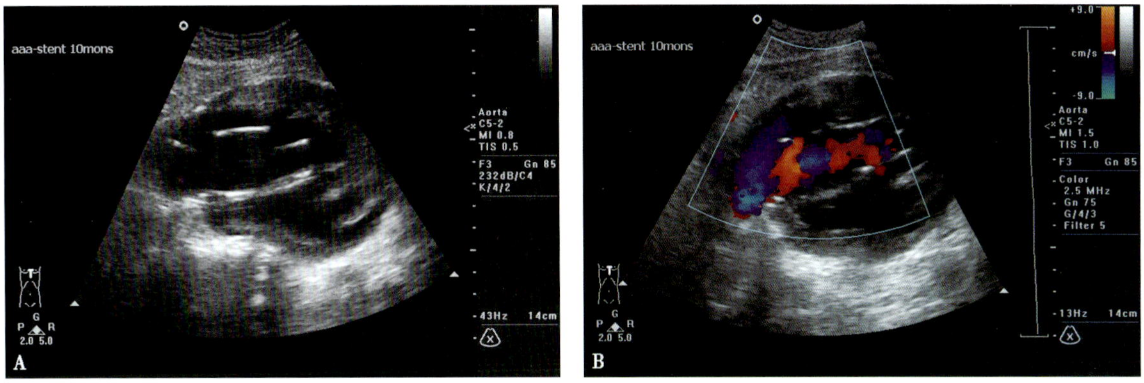

图 4-5-6　腹主动脉瘤支架植入术后内漏灰阶、彩色多普勒超声图像

A. 腹主动脉下段可见支架强回声；B. 腹主动脉下段支架内彩色血流充盈好，未见明显充盈缺损、变细，腹主动脉下段支架与腹主动脉之间可见彩色血流充盈

（五）腹主动脉、髂动脉、肾动脉支架植入术后超声表现

1. 腹主动脉支架植入术后超声表现　彩色多普勒超声检查可清晰显示支架移植物的内壁以及支架与原来瘤体前后壁之间是否完全附着，是否存在新鲜血肿或是漏出的血液（图 4-5-6）。

2. 髂动脉、肾动脉支架植入术后超声表现　灰阶超声显示髂动脉、肾动脉植入支架内壁光滑，无明显增厚的内膜，支架内彩色血流充盈好，无明显充盈缺损，频谱多普勒显示支架内 PSV 无明显增高，PSV < 120cm/s，即判定肾动脉植入支架无明显狭窄。当彩色多普勒超声检查显示动脉植入支架内彩色血流充盈缺损、变细，频谱多普勒显示支架内 PSV 明显增高，即判定动脉植入支架狭窄；动脉植入支架内彩色血流不充盈，且不能探及动脉血流频谱，即判定动脉植入支架阻塞（ER4-5-1）。

ER4-5-1　髂总动脉瘤支架植入术后支架通畅灰阶、能量多普勒超声图像

三、检查中注意事项

1. 对于肾静脉内血栓形成、下腔静脉血栓扩展超过肾静脉水平、怀孕或即将怀孕的妇女、已放置滤器后出现肺动脉反复栓塞、生殖静脉血栓病变引起肺栓塞的患者，下腔静脉滤器应放置在肾静脉开口以上的腔静脉内。

2. TIPS 术后支架狭窄或闭塞常常在术后 6 个月发生。

3. TIPS 常见的狭窄部位是支架的门静脉端或肝静脉端，其次可发生在人工支架内。彩色多普勒超声显示因血管内膜增生引起的支架狭窄，表现为支架内彩色血流充盈缺损，血流速度增高。

4. TIPS 闭塞后，彩色多普勒超声显示支架内彩色血流不充盈，门静脉血流速度和血流方向恢复到术前水平。

5. 有可能造成 TIPS 严重狭窄或闭塞的假象：①支架位置太深；②血流 - 声束夹角过大；③支架两侧压力差小所致血流速度过低；④多普勒增益过低。

6. 肝移植术后第 1 周是出血、血栓和排异反应等并发症高发的时段。

7. 肝移植术后早期术后门静脉流速明显增大，这是由于内径较小的肝动脉吻合口水肿致血流不通畅，机体需调动大量的血液自门静脉供血以维持移植肝的正常功能，门静脉血流的增加导致了肝缓冲反应，又反过来降低以维持肝血流量的恒定。

8. 肝移植受、供体门静脉直径若相差较大，彩色多普勒超声显示移植后的门静脉内出现湍流，易被误诊为门静脉吻合口狭窄，而门脉吻合口狭窄时，因门静脉血管与声束方向角度过大而不能显示多彩湍流和高速血流频谱，超声造影检查有助于避免上述假阴性、假阳性的出现。

9. 对于位置深在的肾动脉、肾动脉支架内血流显示不满意而难以确定是否存在肾动脉狭窄与闭塞、肾动脉支架术后再狭窄与闭塞，超声造影检查有助于确诊上述狭窄与闭塞。

第六节 回顾与展望

一直以来，DSA 被学界公认为诊断血管狭窄问题的金标准，但是由于其耗时长、耗资大且有辐射和造影剂过敏的潜在威胁，不适合进行常规大规模的检查工作，而且无法提供血流动力学方面的实时信息，因此存在着一定的不足。而超声在血管领域的检查不仅操作简便灵活，而且没有辐射和造影剂过敏的危害，尤其是一些肾衰竭患者血管性疾病探查的首选方法，同时由于检查所需时间相对较短，非常适合有危险因素人群的常规筛查工作，超声检查对于血管疾病的早期发现具有十分重要的意义。

相比于其他影像学检查手段，超声最大的优势是动态检查，可以实时探查并获取脏器及血管内的血流信号，提供血流速度和频谱变化等重要而有价值的信息。对于狭窄的诊断，尽管准确性有时与金标准 DSA 有一定差距，但是超声在腹部血管的应用价值不容小觑，分析差距的原因我们认为，其一是操作者之间的检查规范化导致的主观差异，不同的操作者之间很难保证所有检查条件的一致性，这是我们必须面对的问题，为此需要增加超声操作者之间的一致性培训，统一标准；其二是不同的成像方式之间固有的客观差异，DSA 给出的是血管的静态信息，诊断上更多地依赖血管的形态学指标，而超声在血管狭窄程度的判读除去形态学指标之外还需要参考血流速度及频谱等血流动力学的指标。

超声在腹部血管疾病诊断的优势正在逐渐体现，其诊断的疾病类型也越来越多。腹部的动脉疾病包括血管的狭窄和闭塞、急性动脉栓塞、多发性大动脉炎等疾病，这类疾病的诊断越来越依赖于超声的检查，同时长期的随访和观察也逐渐依赖于超声，尤其是对于大动脉炎的治疗前后及长期的监测和效果随访十分有意义。超声诊断的腹部的静脉疾病包括左肾静脉压迫综合征、下腔静脉综合征、腹部静脉血栓和瘤栓、静脉内平滑肌瘤病等，对此类静脉疾病，超声同样能够很好地发挥其优势，做出准确的诊断，逐渐受到临床的青睐。

超声可以较好地诊断动脉的狭窄和闭塞，动脉狭窄和闭塞的常见原因为动脉粥样硬化以及大动脉炎，二维超声可见动脉管壁上内膜的厚度不均，动脉管壁上可见强回声，病变可以累及肾动脉而导致肾动脉狭窄；而大动脉炎所致的狭窄或闭塞通常可见动脉管壁的弥漫性增厚，这一点有别于动脉粥样硬化所致的改变。

超声检查可以提供血管内血流的速度和频谱等血流动力学信息，因此超声可以根据狭窄处、狭窄上游及狭窄下游的流速、频谱等血流动力学变化指标进行综合评估，理论上在血管狭窄程度的判断更接近人体真实情况的血流动力学指标。

超声在腹部血管栓塞性疾病的探查，亦具有十分重要的作用。腹部血管因为位置较深，尤其是对于腹壁较厚的患者来说，很难按照四肢血管检查方式采用连续加压的探查方法完成检查，所以在探查腹部血管时，需要在清晰显示二维图像的基础上，辅助彩色血流模式以观察管腔内血流的充盈情况，调整合适的 scale 和彩色增益，尽量做到管腔内彩色血流无外溢，否则会影响探查效果。

三维超声的引入为我们提供了一个直观的视角。以左肾静脉受压综合征的诊断为例，左肾静脉受压综合征指的是腹主动脉和肠系膜上动脉间的左肾静脉受机械性挤压后，其近端管腔较远侧明显受压变窄，其血流回流受阻引起的该侧肾静脉高压现象。超声对于该病的检查方法简单、无创、安全、可重复性强，尤其是利用三维超声可做动态、立体观察，直观显示血管的受压情况。对比以往超声诊断左肾静脉受压综合征主要依据二维超声形态学的表现，近年来有学者报道通过显示腹主动脉和肠系膜上动脉找到两者夹角通过的左肾静脉及肾门处左肾静脉测量两处左肾静脉内径及血流速度，计算它们的比值及用三维重建计算腹主动脉和肠系膜上动脉之间的夹角，可以大大提高对该病的诊断效率，证实了彩色多普勒超声联合三维超声可以提高诊断胡桃夹现象，值得推广。

同时超声造影的出现也为当下超声医学的发展打开了另一扇门，而今超声造影的应用领域也越来越广。超声造影在腹部血管的应用同样十分广泛，超声造影可以较好地鉴别管腔内占位性病变的性质，比如静脉内低回声究竟是血栓还是癌栓的鉴别是常规超声检查的一个相对困难的地方，而利用超声造影则可以通过探查到低回声内滋养血管的观察得出癌栓的结论。同样是对于狭窄的判断，利用超声造影增加的狭窄处微细血流的检出率，有助于正确反映病情，对于治疗方式的选择具有重要的价值。

由此可见，超声对于腹部血管疾病的诊断具有十分重要的价值，是血管疾病诊断的有力措施。相比增强 CT 对血管狭窄等信息的获取，超声的出现给血管疾病的探查提供了一个灵活的思路，同时利于疾病的长期随访。然而，由于超声目前仍依赖医师操作，受操作者操作手法及操作规范等因素限制，不可避免地存在着人为误差，所以不同操作者之间的异质性会对超声检查产生不同的判读，这是当今超声检查存在的最大问题，这一现象在血管疾病的检查方面尤为突出。血流信号的检测不但受到二维增益及彩色增益的影响，还受到血流标尺和血流方向的影响，任何一个环节的偏倚都可能导致检查误差，从而影响准确性，所以超声医师的规范化培训并建立超声检查遵循的标准显得尤为重要。

计算机领域人工智能的发展，更是为超声的发展带来了新的契机，人工智能在超声领域的应用已经引起了诸多领域专家的重视，血管领域的应用则有很大的发展空间，人工智能的引入使得超声检查的读图异质性将越来越小。我们相信未来随着人工智能的拓展，血管超声检查的明天也将会是更加规范化和智能化，趋向同质化的发展。超声的规范化以及人工智能的引入将为超声的发展带来更加广阔的天地。

参 考 文 献

[1] Bolognesi M，Di Pascoli M，Sacerdoti D. Clinical role of non-invasive assessment of portal hypertension[J]. World J Gastroenterol，2017，23（1）：1-10.

[2] Maruyama H，Yokosuka O. Ultrasonography for non-invasive assessment of portal hypertension[J]. Gut Liver，2017，11（4）：464-473.

[3] Jeong WK，Kim TY，Sohn JH，et al. Severe portal hypertension in cirrhosis：evaluation of perfusion parameters with contrast-enhanced ultrasonography[J]. PLoS One，2015，10（3）：e0121601.

第五章　四肢血管超声检查

第一节　超声检查技术

一、超声应用解剖与生理学概要

（一）四肢动脉解剖与生理学概要

1. 上肢　上肢动脉的主干包括锁骨下动脉、腋动脉、肱动脉、桡动脉和尺动脉（图 5-1-1、图 5-1-2）。

（1）锁骨下动脉（subclavian artery，SCA）：提供上肢和部分脑的血供。左右锁骨下动脉起始部位不同，左锁骨下动脉从主动脉弓直接发出，右锁骨下动脉发自无名动脉（头臂干）。锁骨下动脉常以前斜角肌为界分为三段：从锁骨下动脉起始处至前斜角肌的内侧缘为第一段；位于前斜角肌后面的部分为第二段；自前斜角肌的外侧缘至第一肋骨的外侧缘为第三段。

锁骨下动脉分支数目和类型变异较多，锁骨下动脉常见的主要分支有：①椎动脉，为锁骨下动脉的第一分支，于第 6 颈椎横突孔穿入椎管，提供脑的血供；②甲状颈干，位于椎动脉的外侧；③胸廓内动脉，在椎动脉起始部的外侧发出，向下进入胸腔。

锁骨下动脉穿过锁骨和第一肋骨之间的间隙延续为腋动脉（axillary artery，AXA）。它分出很多小的动脉，如胸上动脉、胸肩峰动脉、胸外侧动脉

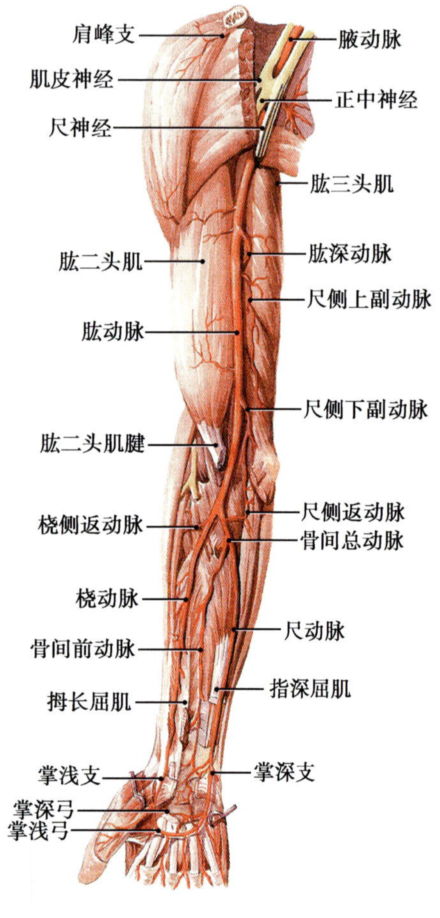

图 5-1-1　上肢动脉解剖图（前面观）

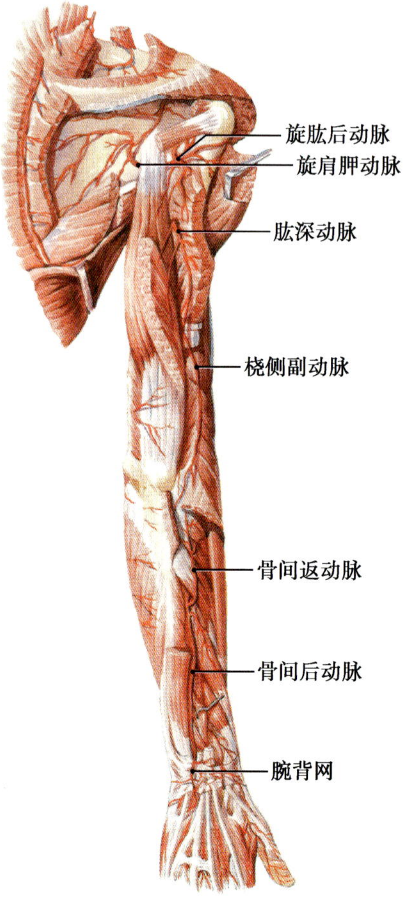

图 5-1-2　上肢动脉解剖图（后面观）

来滋养肩部和胸部的肌肉和组织。腋动脉在越过大圆肌外下缘后成为肱动脉（brachial artery，BA）。肱动脉在肱二头肌内侧下行，逐渐斜向前，在前臂的下 1/3 处转行在肱骨和肱肌的前面至肘窝、平桡骨颈水平分出桡动脉和尺动脉。肱动脉的主要分支是肱深动脉，在大圆肌下方约 1.5cm 处从肱动脉后内侧分出，平行于肱动脉走行一段后，分成数条细小动脉供应上臂肌肉群血运，并与上肢动脉的其他分支形成肘关节等动脉网。肱动脉沿途还会发出滋养动脉、尺侧上副动脉、尺侧下副动脉及肌支等小分支动脉。

（2）肱动脉：在肘部平桡骨颈水平分成桡动脉（radial artery，RA）和尺动脉（ulnar artery，UA）。在前臂中上 1/3 部分，桡动脉先向外走行于前臂屈肌群之间，在前臂下 1/3 部分，桡动脉走行至腕部，绕桡骨茎突至手背，穿第一掌骨间隙至手掌，终端与尺动脉的掌深支吻合形成掌深弓。桡动脉沿途发出数支细小动脉参与关节网的形成和营养前臂的肌肉组织，在腕关节的桡侧发出掌浅支行至手掌与尺动脉终端吻合形成掌浅弓，拇主要动脉是桡动脉的主要分支。尺动脉较桡动脉稍粗，在桡骨颈的稍下方发出后向内下行经前臂深、浅层屈肌之间至尺侧腕屈肌的桡侧，继续下降达豌豆骨的桡侧，经腕部韧带到手掌，终末支与桡动脉掌浅支吻合形成掌浅弓。在豌豆骨远侧分出掌深支，穿小鱼际至掌深部与桡动脉终端吻合形成掌深弓。

骨间动脉是尺动脉的重要分支。桡动脉和尺动脉闭塞时，骨间动脉可成为侧支循环的重要供血动脉。

掌浅弓的凸缘向远侧发出四个分支，尺侧的一支走向小指的尺侧缘为小指掌侧动脉，其他三支为指掌侧总动脉，各自再分两条指掌侧固有动脉，分别走行于第 2～5 指的相对缘（拇指除外）。

掌深弓的凸缘向远侧发出四个分支，桡侧的一支走向拇指为拇主要动脉，其分支分布于拇指掌面两侧缘和示指桡侧缘，其他三支为掌心动脉，分别在掌指关节附近与指掌侧固有动脉相交通。

2. 下肢　下肢动脉的主干包括股总动脉、股浅动脉、腘动脉、胫前动脉、胫腓干以及胫后动脉和腓动脉。下肢动脉的主要分支包括股深动脉和膝关节动脉（图 5-1-3、图 5-1-4）。

（1）股总动脉（common femoral artery，FA）：在腹股沟韧带水平续于髂外动脉，过腹股沟韧带后走行在股三角内。股总动脉在腹股沟韧带下方分叉成股深动脉和股浅动脉。股深动脉为股总动脉最大分支，位于股浅动脉的外侧，较股浅动脉深在，又分出旋股内、外侧动脉和穿动脉，其分支一方面为大腿肌肉供血，另一方面参与骨盆内外动脉间、股动脉和腘动脉间的吻合形成侧支，是髂股动脉闭塞后的重要侧支循环动脉。股动脉沿途发出数条分支如腹壁浅动脉、阴部外动脉、腹股沟支。

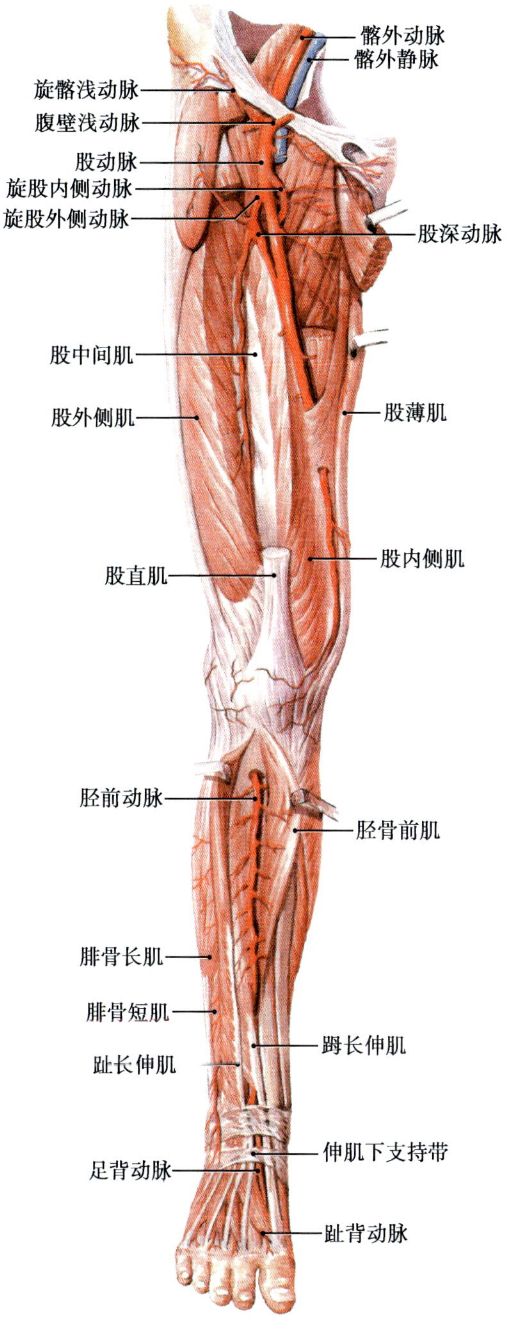

图 5-1-3　下肢动脉解剖图（前面观）

（2）股浅动脉（superficial femoral artery，SFA）：走行于大腿内侧，向下走行进入腘部的内收肌管，经内收肌管裂孔至腘窝移行为腘动脉（popliteal

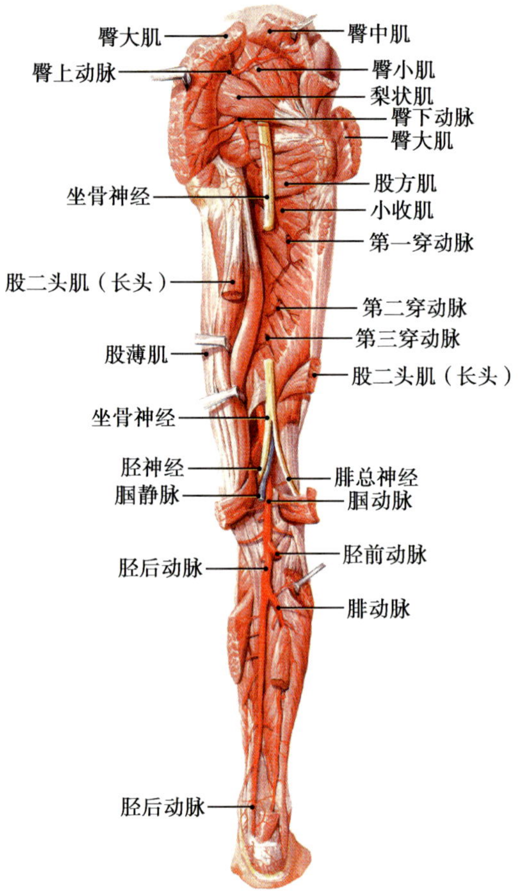

图 5-1-4　下肢动脉解剖图（后面观）

artery，POA）。股浅动脉在大腿段无重要分支。腘动脉经膝关节后方下行，并发出膝上内、膝上外、膝下内、膝下外动脉。当股浅动脉及腘动脉闭塞时，膝动脉成为重要的侧支循环动脉。

(3) 胫后动脉（posterior tibial artery，PTA）：为腘动脉的延续，从腘窝下缘分出后沿小腿深、浅屈肌之间斜向内下走行至内踝与跟骨结节间转至足底，分为足底内、外动脉。胫后动脉沿途发出很多分支，其中腓动脉为最大分支，在距胫后动脉起始端 3～4cm 处分出，走行在小腿后外侧的腓骨内侧缘至外踝部，其终支营养小腿部肌肉，并与其他分支动脉形成侧支循环和踝部动脉网。

(4) 胫前动脉（anterior tibial artery，ATA）：是腘动脉的第一个分支，在平胫骨粗隆水平分出，向前方穿过骨间膜裂孔至小腿的伸侧，走行在骨间膜前下降至足背为足背动脉。胫前动脉有分支滋养小腿伸肌群并参与侧支循环和内、外踝动脉网的形成。

胫前动脉从内、外踝连线中点以下移行为足背动脉（dorsal pedis artery，DPA），并向前下方走行在足背内侧的踇长伸肌和趾长伸肌之间，至第一趾骨间隙处。足背动脉的主要分支与胫后动脉分支末端吻合成足底动脉弓并参与形成足背动脉网，提供足趾的血供。

（二）四肢静脉解剖与生理学概要

1. 上肢静脉　上肢静脉分为深、浅两组，浅静脉位于皮下浅筋膜内，深静脉与动脉伴行走行于肌肉间。深浅静脉均有静脉瓣，静脉间有丰富的交通。

上肢深静脉通常成对地伴行于动脉两侧，因而又称为伴行静脉。成对的伴行静脉间可有短的横行静脉连接。由于浅静脉引流了上肢大量的血液，腋静脉以远的上肢深静脉相对较细。

尺静脉（ulnar vein，UV）、桡静脉（radial vein，RV）收集来自掌弓深部的血液。它们在肘关节上方汇合并汇入肱静脉（brachial vein，BV）。肱静脉在胸大肌下缘汇入腋静脉（axillary vein，AXV）。腋静脉位于腋动脉前内侧，多为单支，仅 1% 为成对。它收集上肢浅、深静脉的所有血液。腋静脉在第一肋的外缘处移行为锁骨下静脉（subclavian vein，SCV）。锁骨下静脉位于锁骨下动脉的前下方。锁骨下静脉与颈内静脉汇合为头臂静脉。

上肢最重要的浅静脉是头静脉（cephalic vein）和贵要静脉（basicic vein），此外还有肘正中静脉（median cubital vein）、前臂中静脉（median vein of the forearm）和副头静脉（accessort cephalic vein）等。上肢的浅静脉引流上肢较大量的血液（图 5-1-5）。

头静脉起自手背的桡侧静脉网，沿前臂的桡侧向近心端走行，向内侧走行并汇入贵要静脉。头静脉位于肘的前面、肱桡肌和肱二头肌间沟的浅面上行，跨过前臂外侧皮神经的浅面，行于肱二头肌的外侧，沿胸大肌和三角肌之间走行至锁骨下窝，经胸大肌锁骨头后方，穿过胸锁筋膜，越过腋动脉，在锁骨下方 2～3cm 处汇入腋静脉。头静脉的走行变异较多，有时头静脉可通过一锁骨前静脉支与颈外静脉相连。头静脉有 6～10 组静脉瓣。副头静脉起自手背静脉网的尺侧或前臂背侧静脉网，上行至肘部汇入头静脉，副头静脉也可以在腕部由头静脉发出，上行至肘部后再汇入头静脉。

贵要静脉起自手背静脉丛尺侧，在前臂的后内侧面向上走行至肘窝，并经肘正中静脉与头静脉吻合。主干从此继续向上在肱二头肌内侧走行，于上臂的中部穿过深筋膜，沿肱动脉的内侧上行至大圆肌的下缘，汇入或移行为腋静脉。也可在上臂的中部汇入肱静脉，通常汇入内侧的一条，或与肱静脉汇合成腋静脉。它有 4～8 对静脉瓣。在前臂它可

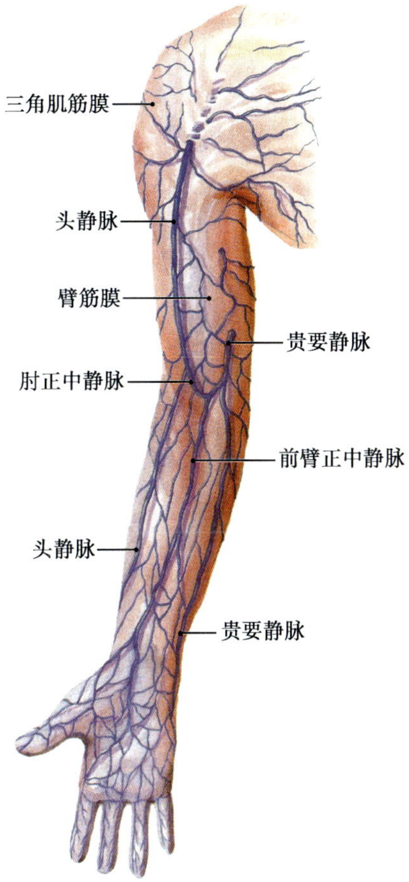

图 5-1-5　上肢浅静脉解剖图

以成对存在。它有两个小的属支——前臂中静脉和肘正中静脉，经过前臂掌侧，在肘窝稍上方引流进入头静脉和贵要静脉。有时肘正中静脉较粗大，可将大部分血液由头静脉引流入贵要静脉。上肢深浅静脉内有丰富的交通支沟通，由于上肢交通支没有临床意义，故未做命名。

2. 下肢静脉　下肢深静脉回流血液占整个下肢静脉的 85%。足部的深静脉即足背静脉和中、侧部的足底静脉都是成对的，它们通过交通静脉与足背和足底的浅静脉网连接。将血液引流入小腿深静脉，主要是胫后静脉（posterior tibial vein）、胫前静脉（anterior tibial vein）和腓静脉（peroneal vein）。这 3 条静脉以成对的形式与相应动脉伴行。它们分别在膝关节远端、膝关节水平、膝关节近端汇入腘静脉（popliteal vein）。位于腓肠肌内的一组静脉称为肌静脉，由于它们容易形成血栓而特别重要。肌静脉汇入胫后静脉或腘静脉。腘静脉在膝关节后部相应动脉的背侧走行，进入内收肌管后移行为股浅静脉（superficial femoral vein），在腹股沟韧带下方约 2～7cm 处与股深静脉（deep femoral vein）汇合成股总静脉（common femoral vein）。正常股浅静脉为单一静脉。股浅静脉有许多变异，21% 在远端有分支，13% 可见多支，3% 为成对存在。自腹股沟韧带后，股静脉移行为髂外静脉（extenal iliac vein）（图 5-1-6）。

下肢深静脉的静脉瓣数目变异较大。最重要的是位于腹股沟韧带下方的股总静脉瓣、股浅静脉最高的一对瓣膜（股浅静脉汇入股总静脉处的瓣膜）和位于膝关节间隙水平的腘静脉瓣。股总静脉至股浅静脉可有 1～6 对静脉瓣。在小腿可见较多的静脉瓣，大约每隔 2.2cm 有一对。

下肢浅静脉系统主要由大隐静脉和小隐静脉构成，位于皮下脂肪层的筋膜浅层，无伴行动脉。

最重要的浅静脉是大隐静脉（great saphenous vein）（图 5-1-7），为全身最长的浅静脉，长约 76cm，大约有 10～20 对静脉瓣，多数位于小腿部位。它在足的内侧起源于足背静脉网，沿内踝前方向上走行于小腿、大腿内侧，达到股骨内上髁的背侧。在

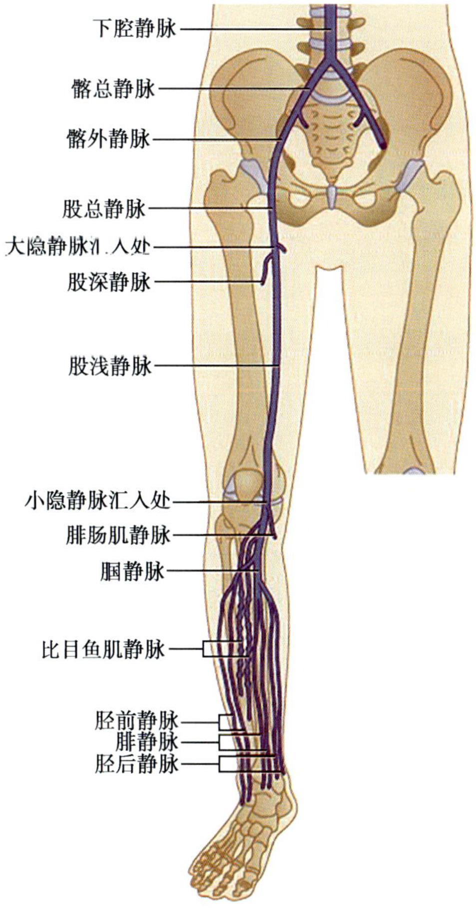

图 5-1-6　下肢深静脉解剖图

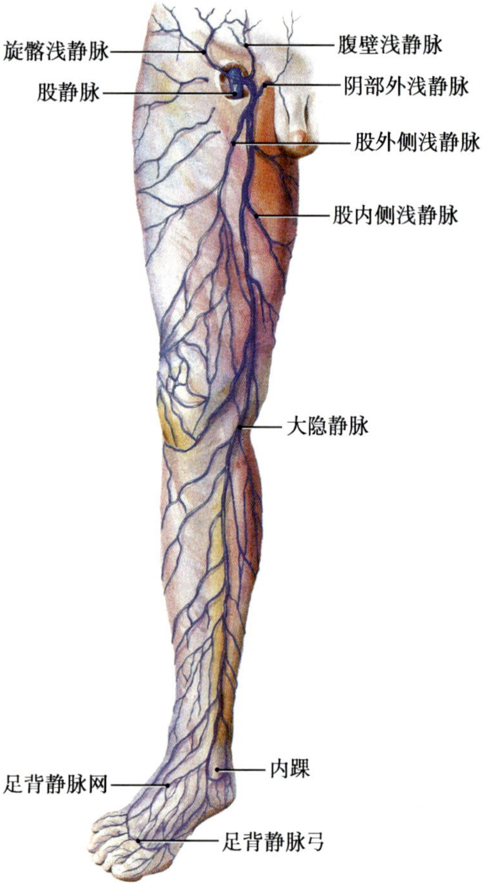

图 5-1-7 大隐静脉解剖图

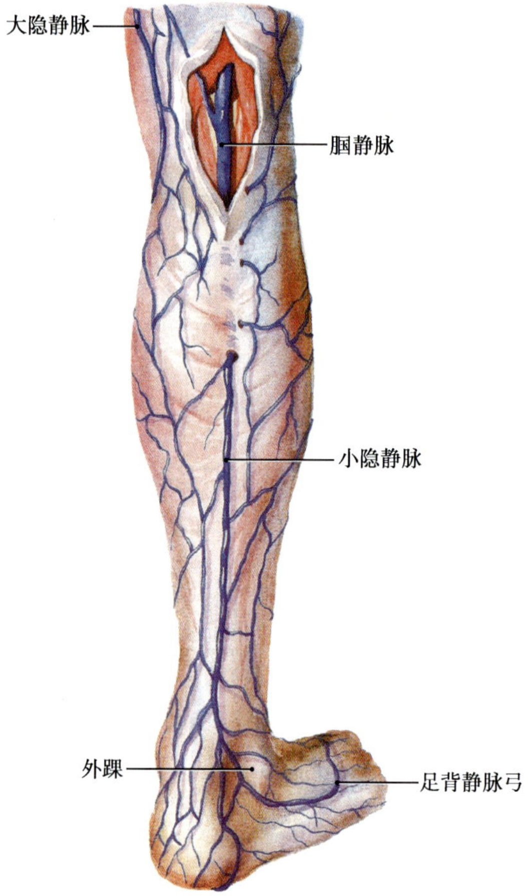

图 5-1-8 小隐静脉解剖图

大腿根部前方，于耻骨结节下外方约 3～4cm 处穿隐静脉裂孔向深部汇入股总静脉。在汇合点处，大隐静脉通常扩张形似漏斗，内径增宽可达 2.0cm。在汇入股总静脉处有一对较为固定的瓣膜，称为隐股静脉瓣，73% 为单支，27% 为成对，对防止血液逆流有重要作用，此瓣膜功能丧失可导致大隐静脉曲张。大隐静脉在注入股静脉之前还接受旋髂浅静脉、腹壁浅静脉、阴部外浅静脉、股内侧浅静脉和股外侧浅静脉五条属支。

由于大隐静脉只引流浅静脉，且功能可被侧支代替，即使被取出也没有副作用，因而大隐静脉经常作为冠状动脉和外周血管重建的取材血管。

第二重要的浅静脉是小隐静脉（small saphe-nous vein）（图 5-1-8）。它起自足外侧的足背静脉网，自外踝沿小腿背侧走行，在小腿中部穿过筋膜在腓肠肌的两头间向深部走行，于腘窝汇入腘静脉。其汇入腘静脉的水平有较大差异。小隐静脉也可以作为搭桥手术的管道。小隐静脉也有发生血栓的可能，血栓向上蔓延至腘静脉，可有肺栓塞的危险。

浅静脉与深静脉之间有丰富的交通支相连接，称为穿静脉。穿静脉内的静脉瓣可以防止血液从深静脉逆流入浅静脉。穿静脉可以直接连接在深、浅静脉之间，也可通过肌肉内静脉连接深、浅静脉。有临床意义的穿静脉主要位于下肢，主要分布在大腿远心段和小腿。在小腿中下 1/3 段，分布有 Cockett 交通支静脉，Ⅰ、Ⅱ、Ⅲ支分别位于内踝后方、内踝上方 7～9cm、内踝上方 10～12cm 处，连接大隐静脉和胫后静脉的远端。小腿近心段有数条穿静脉连接大隐静脉和腘静脉，最高一支称为 Boyd 穿静脉，位于膝关节内侧下方。在大腿远心段有 Dodd 穿静脉和 Hunter 穿静脉，连接大隐静脉和腘静脉、股浅静脉。当穿静脉瓣膜功能不全时，可出现深静脉血液逆流入浅静脉，引起足踝部肿胀、浅静脉曲张、皮肤色素沉着、增厚以及慢性静脉溃疡等。

二、超声检查方法与技巧

1. 患者准备 检查室和患者身体要保证足够

温暖。检查床要足够宽以使患者的四肢和躯干能舒适放松。患者要处于安静平和状态。

2. 体位 检查上肢血管时一般采用平卧位，嘱患者平静呼吸，尽量减少因呼吸引起胸膜腔内压力变化及心脏活动而导致的静脉血流波形变化。被检肢体外展、外旋，掌心向上。上肢外展角度以与躯干呈60°为宜，应避免过度外展，因过度外展会阻止正常血流并影响波形和波幅。检查下肢血管时一般采用平卧位，被检肢体略外展、外旋，膝关节略微弯曲。肢体及躯干要处于放松状态，否则肌肉收缩压迫和阻滞静脉会影响检查准确性。

3. 仪器 上肢动脉通常采用5～10MHz线阵探头，从锁骨上窝扫查锁骨下动脉的近端可采用5～7MHz凸阵探头。下肢动脉通常采用5～7MHz线阵探头，较深处动脉必要时可用3～5MHz凸阵探头，浅表处动脉可采用7～10MHz线阵探头。

锁骨下静脉和腋静脉一般可使用5MHz的凸阵探头，观察锁骨下静脉近心段时可采用3.5MHz凸阵探头，增加检查深度；上肢其他静脉比较表浅，可使用7.5MHz或10MHz线阵探头。下肢静脉一般使用5～7MHz线阵探头。肢体粗大者位置深在的静脉（如股浅静脉远心段）需使用3.5MHz凸阵探头；反之浅表静脉可使用10MHz以上线阵探头。

4. 扫查方法

（1）上肢动脉：超声检查从锁骨上窝开始，首先显示位于锁骨下静脉上方的锁骨下动脉。右侧锁骨下动脉从头臂干发出，一般能显示其起始段。左侧锁骨下动脉从主动脉弓直接发出，通常难以显示其起始段。锁骨下动脉远心段可从锁骨下方显示。必要时使用3.5～5MHz的凸阵探头于胸骨上窝处检查。

锁骨下动脉直接延续为腋动脉，可从肩部前方或经腋窝扫查。腋动脉下行至上臂成为肱动脉。腋动脉与锁骨下动脉的分界点为第一肋的外侧缘，与肱动脉的分界点为大圆肌的下缘，超声检查时一般可以根据以上解剖特点来判断。

肱动脉在前臂上段分叉后成为桡动脉和尺动脉，二者可从前臂前方显示。桡动脉和尺动脉在手腕部甚为浅表，较易显示。必要时可从腕部开始显露桡、尺动脉，然后逆向扫查至其起始部。

（2）下肢动脉：超声检查从腹股沟部开始，首先采用横切扫查显示位于股总静脉外侧的股总动脉，然后逐渐下移超声探头直至显示股总动脉分叉。旋转超声探头显示股总动脉的纵切面，并显示股浅动脉和股深动脉的上段。股深动脉通常位于股浅动脉的外后方，分支较多，一般可以追踪到大腿中部。股浅动脉的超声扫查可经大腿内侧，近段较为浅表易显示，远段走行于收肌管内而部位较深，检查时应适当调节超声仪的设置，必要时改用频率较低的超声探头，使该段动脉显示良好。此外可从膝后显示腘动脉后，向上逆向扫查股浅动脉的远段以保证股浅动脉的全程显示。

腘动脉位于腘静脉下方，可经膝后的腘窝显示，检查时膝关节应保持放松。胫前动脉从膝下腘动脉发出，经腘窝扫查时位于腘动脉的下方，与腘动脉几乎垂直；在小腿上部经前外侧扫查可显示该段动脉朝向超声探头略呈弧形；在沿小腿下行过程中，先贴着骨间膜，然后走在胫骨前方，在足背部成为足背动脉，必要时可改用10MHz超声探头检查。

腘动脉分出胫前动脉后成为胫腓干。胫腓干可从小腿上部的后方或内侧扫查。胫腓干在小腿上部分为胫后动脉和腓动脉。胫后动脉和腓动脉从小腿内侧检测时，前者的位置较后者为浅。腓动脉除了可从小腿内侧显示以外，也可从小腿后外侧、前外侧显示。胫后动脉和腓动脉的远心段较为浅表，必要时可从这些动脉的远端开始扫查，逐渐向上直至腘动脉。

（3）上肢静脉：锁骨下静脉最难显示，可采用锁骨上、下径路或胸骨上窝径路进行探测。腋静脉可从胸前扫查，在胸前肌肉后方显示，也可将探头置于腋窝高处，从腋部扫查来显示。肱静脉可从肱二头肌内侧寻找肱动脉，然后在其两侧进行追踪观察。

上肢浅静脉扫查，先在三角肌旁找到头静脉与锁骨下静脉或腋静脉的连接处，然后沿肱二头肌外侧追踪观察头静脉；检查贵要静脉需要先在上臂找到贵要静脉与肱静脉或腋静脉连接处，然后沿肱二头肌内侧追踪观察；上述静脉也可由肱骨下端向上检查。

（4）下肢静脉：在腹股沟处显示股总静脉，向上观察至髂外静脉的远端，向下观察到股浅静脉与股深静脉近心段。股浅静脉远心段位置较深，可采用前侧或后侧径路来充分显示此段静脉；其中位于收肌管内段位置很深，不能被有效地按压，应纵切采用彩色多普勒观察管腔内血流信号，必要时使用3.5～5MHz的凸阵探头。检查腘静脉时患者可取仰卧位，膝关节弯曲；或取俯卧位，在检查侧踝部垫一小枕，使膝关节轻度屈曲，从而腘静脉处于膨胀状态。胫后静脉探查常用小腿前内侧径路：患者取仰卧位，膝关节稍弯曲，小腿外展，探头置于小腿前内侧，声束指向后方或后外方，沿胫骨外侧与肌肉之间的间隙向上追踪观察。腓静脉探查可采用与探测胫后静脉相同的小腿前内侧径路，在胫后静脉后方显示腓静脉。胫前静脉探查常采用仰卧位小腿前外侧径路，探头先置于内外踝连线的中点附近，显示胫前静脉远心端，然后沿小腿前外方向上追踪观察。腓肠肌静脉和比目鱼肌静脉也应常规检查，特别是当患者小腿局部疼痛和（或）触痛而深静脉系统正常时，探测这些静脉是否有血栓很重要。

下肢浅静脉扫查，全程检查大隐静脉，沿小腿内侧上行，经过膝关节内侧，再沿大腿内侧上行，并逐渐转向前方，最后于耻骨结节下外方 3～4cm 处汇入股总静脉。小隐静脉走行表浅，经过外踝后方，沿小腿后面上升，经腓肠肌两头之间达腘窝并在此注入腘静脉。

三、超声检查适应证

（一）动脉疾病

1. 乏力、发凉。
2. 与四肢运动有关的四肢无力、疼痛或指端溃疡、坏疽。
3. 与四肢运动有关的头晕等颅脑缺血症状。
4. 四肢动脉搏动减弱、消失或双上肢血压差异 >20mmHg。
5. 疑有动脉瘤、假性动脉瘤、动静脉瘘。
6. 四肢动脉手术或介入治疗后的随访。
7. 下肢间歇性跛行、疼痛、溃疡或坏疽

（二）静脉疾病

1. 四肢肿胀。
2. 四肢沉重、疼痛。
3. 四肢和（或）胸壁浅静脉扩张。
4. 不明原因肺动脉栓塞。
5. 下肢色素沉着和（或）溃疡。
6. 下肢浅静脉曲张。

四、正常声像图

（一）四肢动脉

1. **灰阶超声**　正常肢体动脉管腔清晰，无局限性狭窄或扩张；管壁规则，无斑块或血栓形成。在灰阶超声图像上，动脉壁的内膜和中层结构分别表现为偏强回声和低回声的均质条带，可见于内径较大且较为浅表的动脉，如腋动脉、肱动脉、股总动脉、股浅动脉的近段以及腘动脉。当动脉处于较深的部位和（或）动脉内径较小，动脉管腔和管壁结构的分辨度可受到限制，利用彩色多普勒显示血管甚为重要（图 5-1-9～图 5-1-12）。

2. **彩色多普勒**　正常肢体动脉的腔内可见充盈良好的色彩，通常为红色和蓝色。直行的动脉段内的血流呈层流，表现为动脉管腔的中央流速较快，色彩较为浅亮；管腔的边缘流速较慢，色彩较深暗。正常肢体动脉的彩色血流具有搏动性，彩色多普勒可显示为与心动周期内动脉流速变化相一致的周期性红蓝相间的色彩变化。红蓝二色分别代表收缩期的前进血流和舒张期的短暂反流（图 5-1-13～图 5-1-15）。

3. **脉冲多普勒**　肢体动脉循环属于高阻循环系统。静息状态下，正常肢体动脉的典型脉冲多普勒频谱为三相型，即收缩期的高速上升波、舒张早期的短暂反流波和舒张晚期的低流速上升波。在

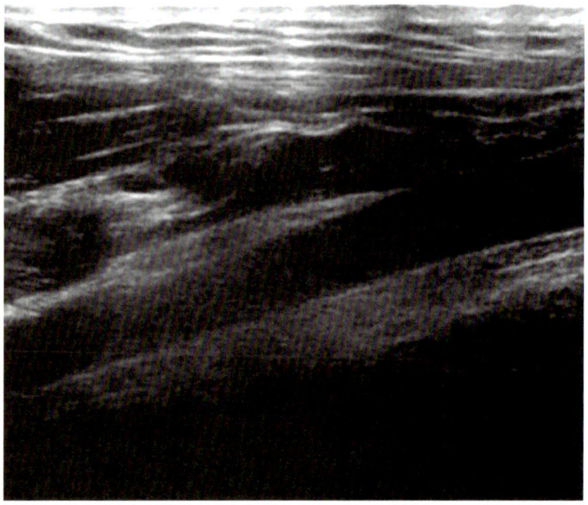

图 5-1-9　正常上肢肱动脉灰阶超声图

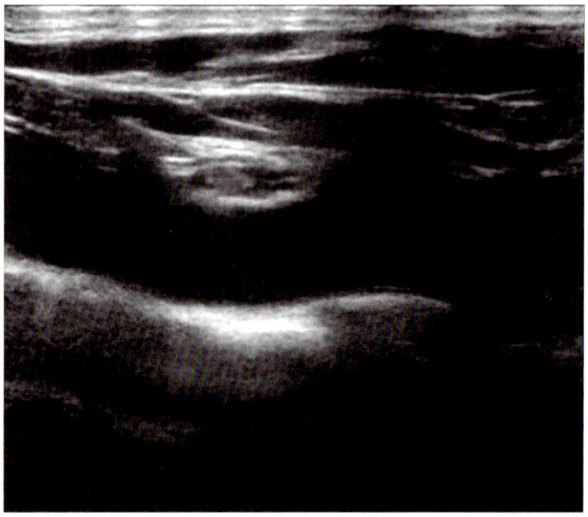

图 5-1-10　正常右侧锁骨下动脉灰阶超声图

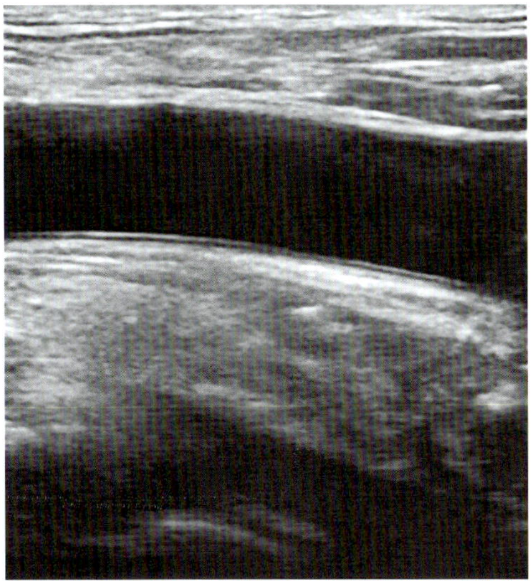

图 5-1-11　正常股总动脉灰阶超声图

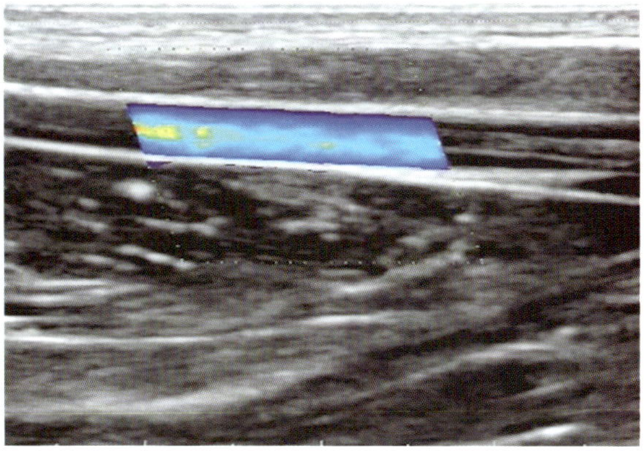

图 5-1-13　正常上肢肱动脉彩色多普勒血流图

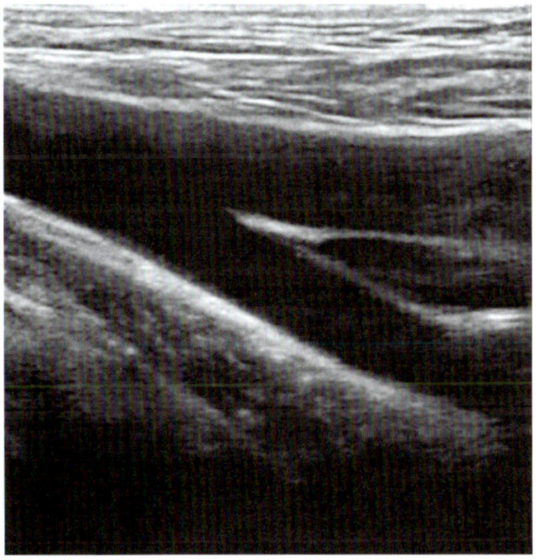

图 5-1-12　正常股总动脉分叉处灰阶超声图

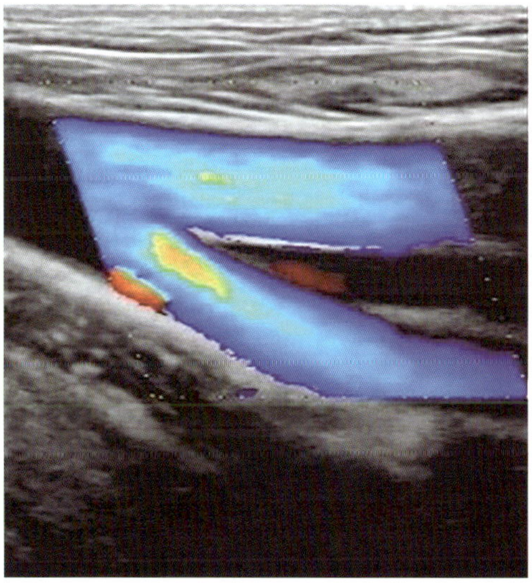

图 5-1-14　正常股总动脉分叉处彩色多普勒血流图

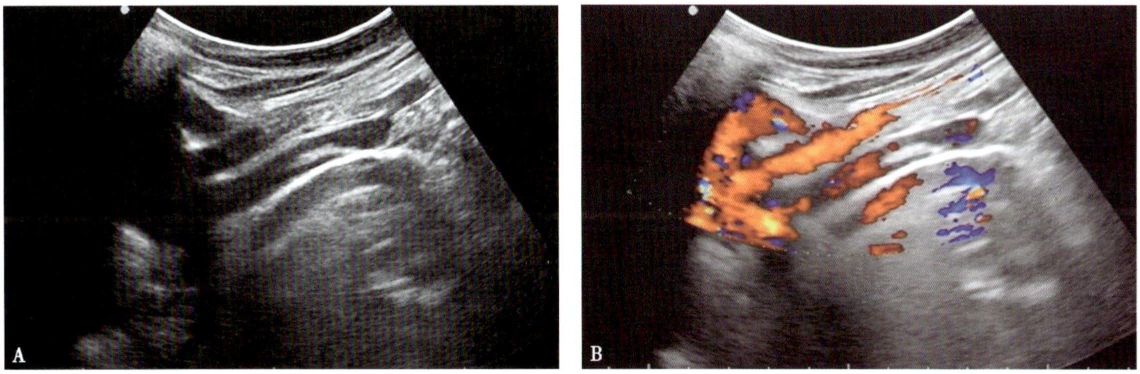

图 5-1-15　正常左侧锁骨下动脉超声图像
由于位置较深，可利用凸阵探头进行检查

老年或心脏输出功能较差的患者，脉冲多普勒频谱可呈双相型，甚至单相型。当肢体运动、感染或温度升高而出现血管扩张时，外周阻力下降，舒张早期的反向血流消失，在收缩期和舒张期均为正向血流（图 5-1-16～图 5-1-18）。

正常动脉内无湍流，脉冲多普勒频谱波形呈现清晰的频窗。肢体动脉的血流速度从近端到远端逐渐下降。当正常动脉呈弧形时，动脉腔内流速分布出现变化，表现为近动脉外侧壁，即弧形较大一侧的管腔内流速较快，而在近动脉内侧壁，即弧形较小一侧的管腔内流速较慢。

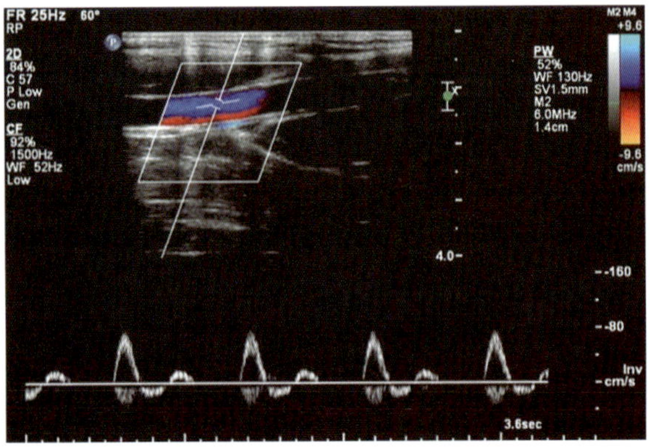

图 5-1-16 正常上肢肱动脉脉冲多普勒频谱图，典型“三相波”波型

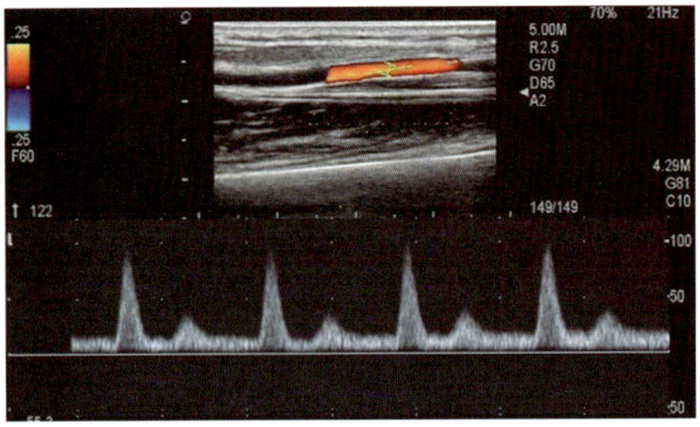

图 5-1-17 正常上肢桡动脉脉冲多普勒频谱图，收缩期和舒张期均为正向血流信号

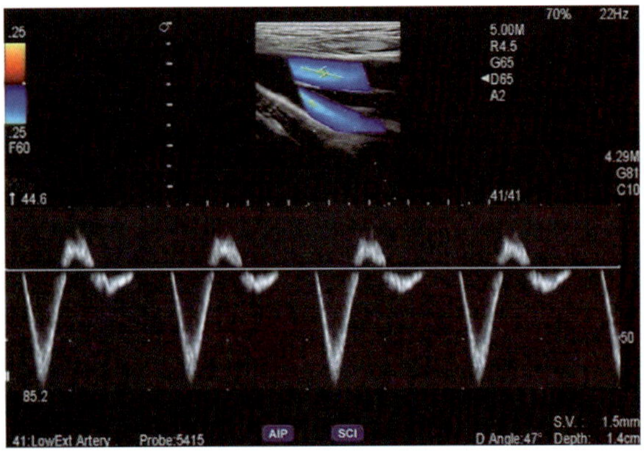

图 5-1-18 正常下肢股浅动脉脉冲多普勒频谱图，典型“三相波”波型

（二）四肢静脉

1. 灰阶超声 四肢主要静脉内径大于伴行动脉内径，且随呼吸运动而变化。在深吸气或 Valsalva 动作时，较大的静脉内径发生相应的改变。正常四肢静脉具有以下 4 个灰阶声像图特征：①静脉壁非常薄，甚至在灰阶超声上都难以显示；②内膜平整光滑；③超声图像上管腔内的血流呈无回声，高分辨力超声仪可显示流动的红细胞呈现弱回声；④可压缩性，探头加压可使管腔消失，此特征在鉴别静脉血栓时具有重要意义。部分在管腔内看见的瓣膜，经常见于锁骨下静脉、股总静脉及大隐静脉（图 5-1-19～图 5-1-23）。

2. 彩色多普勒 正常四肢静脉内显示单一方向的回心血流信号，充盈于整个管腔；挤压远端肢体静脉时，管腔内血流信号增强；而当挤压远端肢体放松后或 Valsalva 动作时血流信号立即中断或短暂反流后中断。有一些正常小静脉（桡、尺静脉，胫、腓静脉）可无自发性血流，人工挤压远端肢体时，管腔内可呈现血流信号；加压后静脉管腔消失，血流信号亦随之消失（图 5-1-24～图 5-1-29）。

3. 脉冲多普勒 四肢静脉重要的多普勒特征如下：

（1）自发性：当受检者肢体处于休息或活动状态时，大、中静脉内存在血流信号，小静脉内可缺乏自发血流。

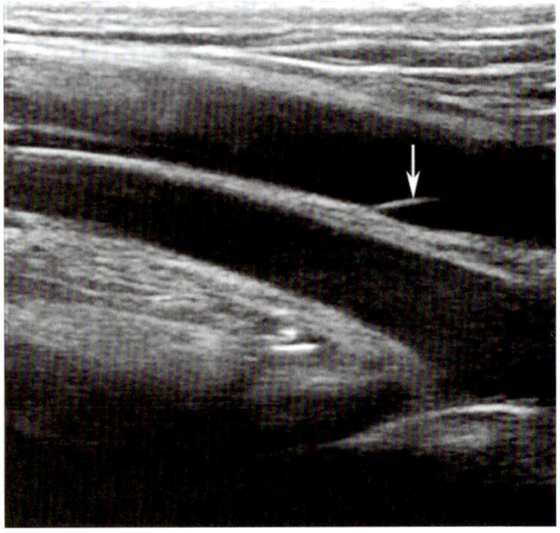

图 5-1-19 正常锁骨下静脉灰阶超声图像

可见纤细静脉瓣，箭头所示

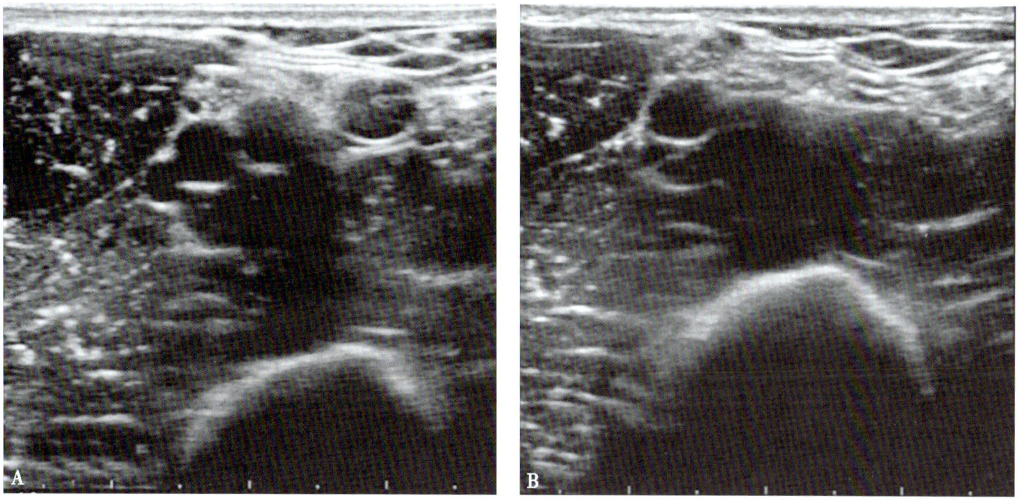

图 5-1-20　正常上肢血管短轴灰阶超声图像

A. 探头未加压见管腔充盈；B. 探头加压可见静脉管腔消失，动脉管腔不消失

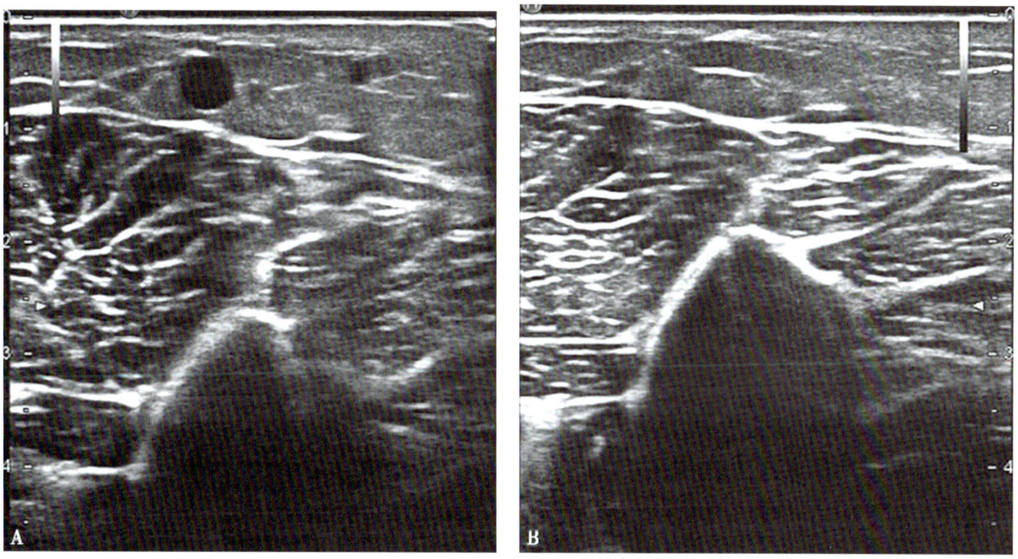

图 5-1-21　正常头静脉灰阶超声图像

A. 探头未加压见管腔充盈；B. 探头加压后管腔消失

（2）呼吸期相性：正常四肢静脉血流速度和血流量随呼吸运动而变化，脉冲多普勒能更直观地观察上述变化。吸气时胸内压降低，右房压随之降低，上肢静脉压与右房压的压力阶差增大，上肢静脉血液回流增加、血流速度加快；呼气时则相反。下肢静脉血流的期相性变化正好与上肢静脉相反，吸气时，膈肌下降，腹内压增高，下腔静脉受压，下肢外周静脉与腹部静脉之间的压力阶差降低，造成下肢血液回流减少和血流速度减慢；呼气时则相反。当静脉血流缺乏期相性，变为连续性血流时，预示着检查部位近端，有时可为远端严重的阻塞（图 5-1-30、图 5-1-31）。

（3）Valsalva 反应：正常 Valsalva 反应是指深吸气后憋气，四肢大静脉或中等大小的静脉内径明显增宽，血流信号减少、短暂消失甚至出现短暂反流，用于判断从检查部位至胸腔的静脉系统的开放情况。严重的静脉阻塞才引起异常的 Valsalva 反应。

（4）挤压远端肢体血流信号增强：人工挤压检查处远端肢体后，正常四肢静脉呈现短暂的血流信号增强或多普勒频移加快，这种反应可以证实检查

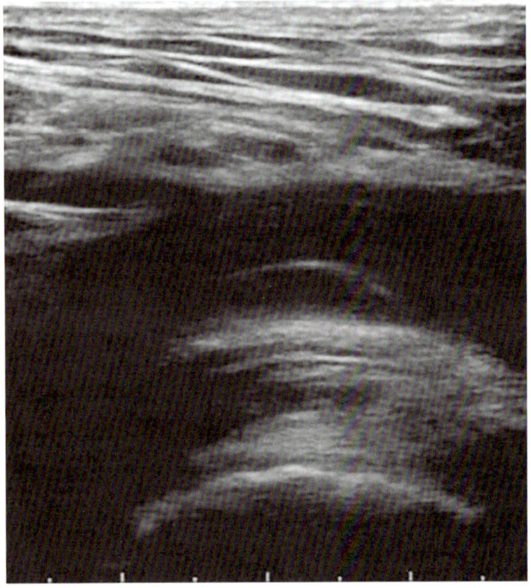

图 5-1-22 正常股总静脉灰阶超声图像
可见纤细静脉瓣

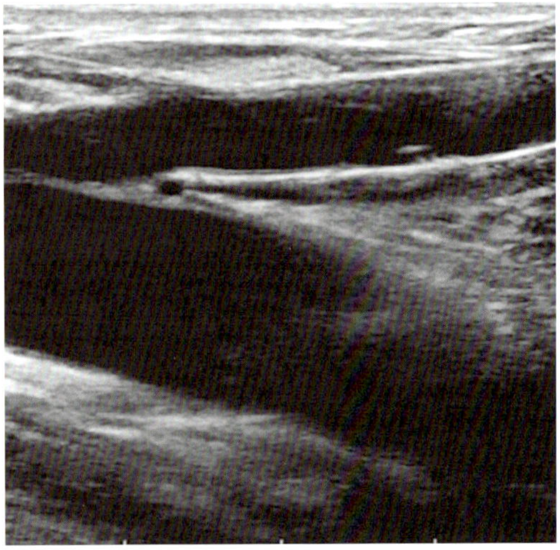

图 5-1-23 正常大隐静脉汇入股总静脉处灰阶超声图像
大隐静脉近心端可见纤细静脉瓣

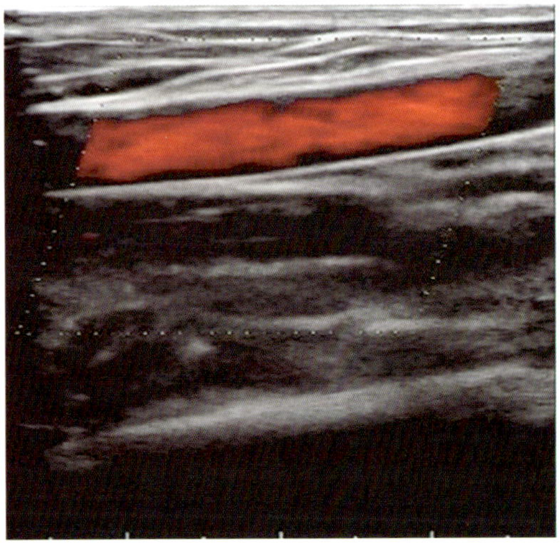

图 5-1-24 正常上肢静脉彩色多普勒超声图像

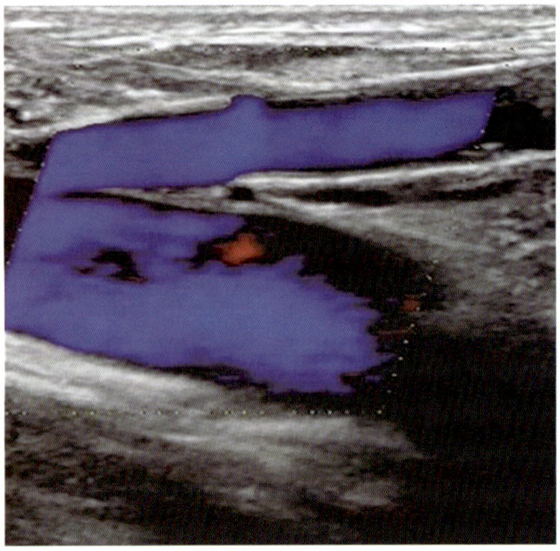

图 5-1-25 正常大隐静脉汇入股总静脉处彩色多普勒超声图像

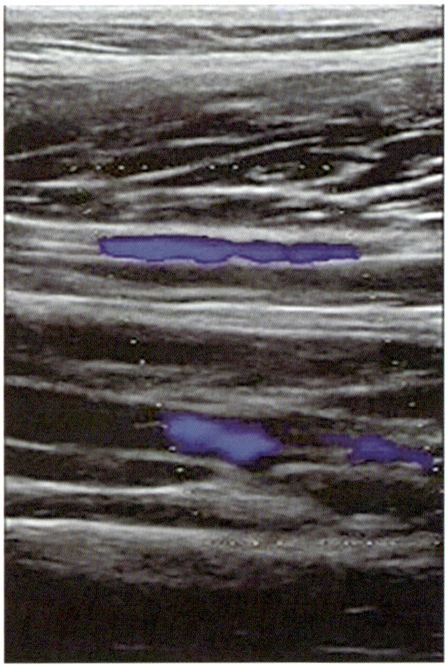

图 5-1-26 小腿深静脉彩色多普勒超声图像
正常可无明显自发血流，挤压远端肢体后，管腔内见血流信号

部位与被压迫处之间的静脉段是开放的；如果挤压检查处远端肢体后，血流信号没有增强，则说明在检查部位以远的静脉存在阻塞；血流信号延迟或微弱地增强，提示远端静脉不完全阻塞或周围有侧支循环。

（5）单向回心血流：因静脉瓣膜防止血液反流，故正常下肢静脉血液仅回流至心脏。当先天或后天因素造成瓣膜功能不全时，静脉血液的反流时间会明显延长，据此可判断瓣膜功能不全。

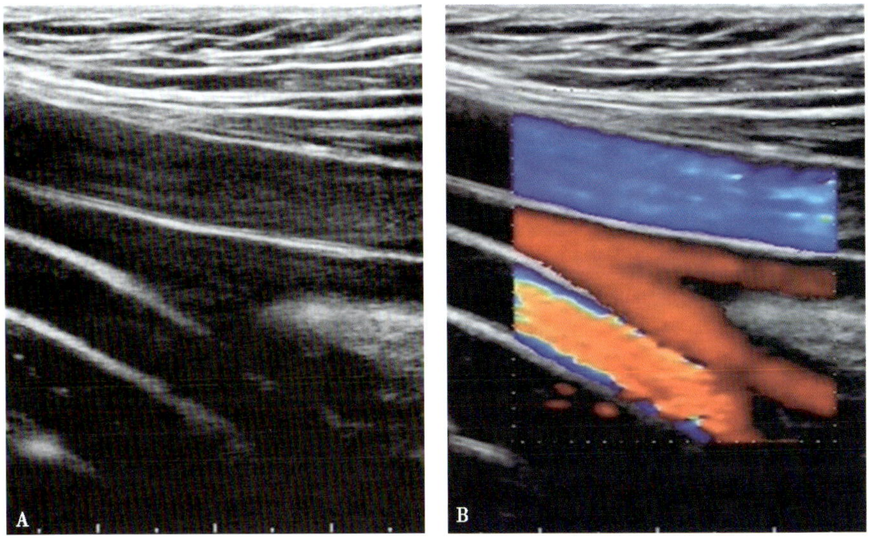

图 5-1-27　正常股总静脉分叉处超声图像

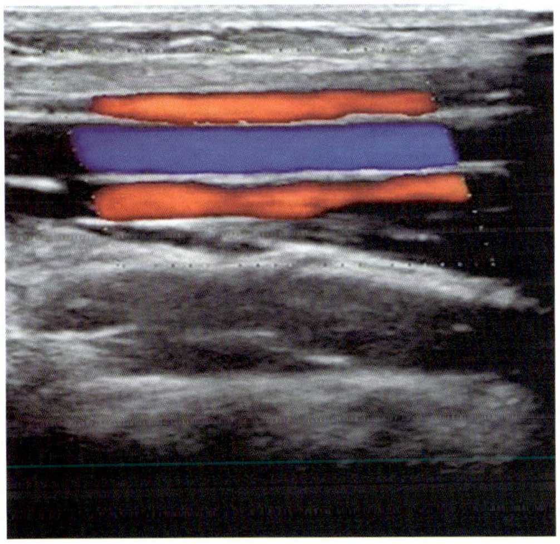

图 5-1-28　四肢深静脉常为双支，与同名动脉伴行，挤压远端肢体可使血流信号充盈管腔

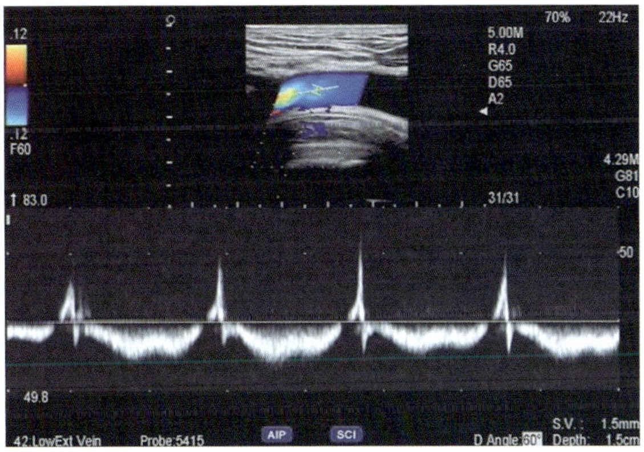

图 5-1-30　正常股总静脉脉冲多普勒超声图像

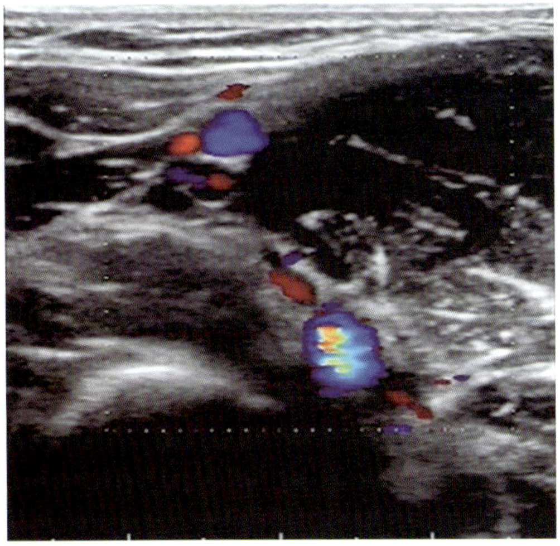

图 5-1-29　正常前臂血管横断面彩色多普勒图像
桡动脉及尺动脉及其伴行同名深静脉，深静脉均为双支

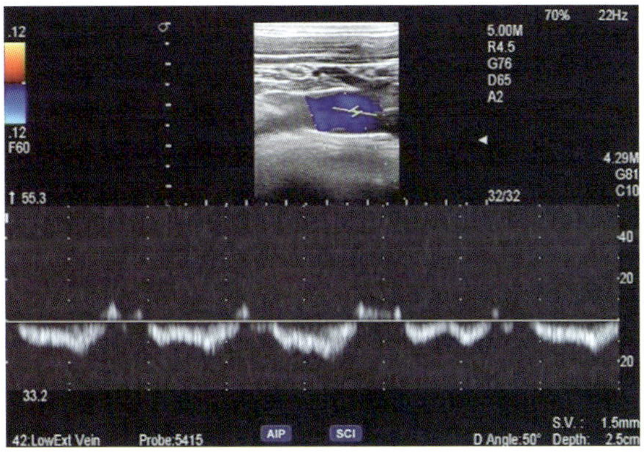

图 5-1-31　正常上肢静脉脉冲多普勒超声图像

第二节 四肢动脉常见疾病诊断

一、先天性变异

（一）双肱动脉变异

上臂动脉双干变异的出现率为 5.9%～11.3%。变异动脉可起自腋动脉，也可由肱动脉发出。

胚胎早期，正中神经的浅面和深面各有一条动脉干，即浅肱动脉（臂浅动脉）和深肱动脉（臂动脉）。胎儿发育过程中，正常情况下浅肱动脉退化，只保留深肱动脉，即正常的肱动脉。如果动脉退化异常，则可发生单干型或双干型臂动脉干变异。肱动脉属正常类型的占 79.33%，浅肱动脉型约占 13.27%，肱动脉双干型约占 7.4%。肱动脉变异多发生在单侧，双侧出现者较少。右侧肱动脉干变异的多于左侧者。当臂动脉发生双干变异时，有双肱动脉（即浅、深肱动脉）和桡、尺动脉高位分支两种命名。一支可下续为桡动脉，另一支为尺动脉。若前后两支皆保存时，由于双肱动脉的起始部位可高达腋动脉的第 2 段，此段腋动脉又是腋路臂丛阻滞麻醉常用的进针参考标志，在麻醉中有刺中浅肱动脉或因浅肱动脉的存在而定位臂丛不准确的可能。手术中如发现正中神经浅面有动脉干，应注意检查神经的深面是否还有动脉干，以免误伤。浅肱动脉位置表浅，容易被伤及，如果有右侧浅、深肱动脉在肘窝存在粗大吻合的类似情况，则在吻合点以上浅肱动脉被伤及时，需要在受伤处的上、下端结扎才能有效止血；从前臂进行桡动脉插管时，浅、深肱动脉之间的吻合以及吻合点以上浅肱动脉的突然变细有可能造成插管困难或失败。

（二）桡动脉变异

上肢动脉的变异则较少见，其中以桡动脉变异为多，如桡动脉高位起源、前臂背侧浅支的存在、前臂其他分支、岛状桡动脉等。其他如动脉迂曲、永久性正中动脉、尺动脉变异等。了解上肢血管的变异情况可以提高心血管介入或插管的成功率，或有助于尿毒症患者自体动静脉内瘘术前的评估，见 ER5-2-1。

ER5-2-1 桡动脉变异 e-Flow 声像图

永久性正中动脉是上肢胚胎期遗留的轴向动脉。一般情况下，来源于尺动脉（一般经过骨间动脉的前部），发生率是 8%，来源于桡动脉的正中动脉罕见。正中动脉与正中神经伴行，位于尺桡动脉间，其终止于腕部或共同参与组成掌浅弓（占 1.1%～16.1%）。

（三）腘动脉岛状变异

双侧胫后动脉缺如，其供血区域由腘动脉所代替。腘动脉在腘肌下缘发出胫前动脉和腓动脉，腘动脉沿腓骨的内侧下降到距跟骨结节上方发出内侧支和外侧支。内侧支斜向内下至内后方，按胫后动脉走行进入踝管，到足底后分为足底内侧动脉和外侧动脉外侧支向下至外踝后方。据 470 例中国人体质调查的统计，腓动脉代替胫后动脉的出现率为 4.68%。

二、狭窄性和闭塞性疾病

肢体供血动脉的狭窄和阻塞性病变，主要与动脉硬化有关，是全身动脉粥样硬化的一部分。多数在 60 岁后发病，下肢受累远多于上肢，男性明显多于女性。

间歇性跛行是下肢最早出现的症状，同时还可出现肢体疼痛，严重者可出现静息痛。早期股动脉搏动基本正常，仅足背、胫后动脉搏动减弱或消失，皮肤色泽和温度正常，无明显营养障碍。晚期股动脉搏动减弱或消失，出现远段的肢体缺血坏死。

（一）超声表现

1. 下肢动脉狭窄超声表现 动脉狭窄时二维超声显示受累的动脉内中膜向心性增厚，回声均匀或不均匀，管腔不同程度变窄。

受累的动脉管腔内可见彩色血流充盈缺损、变细，明显狭窄处呈五彩镶嵌的血流，可伴有血管管壁周围组织震动（图 5-2-1、ER5-2-2）。股浅动脉可见混合回声斑块，斑块处可见彩色血流充盈缺损、变细。股深动脉可见内膜增厚，致彩色血流充盈缺损、变细。

频谱多普勒示受累的动脉血流速度可增高，明显狭窄处可出现射流。对于单发病变，若直径狭窄 ≥50%，则收缩期峰值最大血流速度（PSV）>2m/s。

2. 下肢动脉闭塞超声表现 动脉内中膜连续性消失、不平整不规则增厚、回声增强，并附着形态、大小不一的低、中低或中强的斑块，管腔呈不规则狭窄或闭塞。

动脉管腔内的彩色血流信号不规则变窄，重者动脉发生闭塞，病变管腔内血流信号中断，可见侧

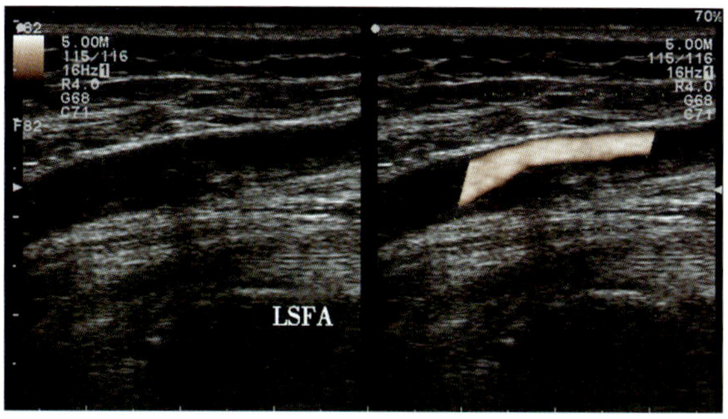

图 5-2-1　股浅动脉中度狭窄的彩色多普勒血流图

ER5-2-2　下肢动脉重度狭窄彩色多普勒图

支循环形成。彩色多普勒血流检查有助于显示灰阶超声显示不清的低回声斑块或增厚的内中膜图（图 5-2-2）。

动脉闭塞处无血流频谱，狭窄处动脉的收缩期峰值最大血流速度增快，舒张期反向血流信号消失，频带增宽，呈单相波形，狭窄远端收缩期峰值最大血流速度减慢，舒张期反向血流信号消失，呈单相低钝频谱。如果动脉的病变呈串珠样改变，那么即使动脉存在重度狭窄，其收缩期峰值最大血流速度也可无明显增快。

（二）检查中注意事项

1. 当下肢动脉管腔存在不对称狭窄时，宜采用面积测量的方法判断下肢动脉管腔的狭窄程度，因为采用直径测量的方法可高估管腔的狭窄程度。

2. 当下肢动脉存在多处狭窄时，如果狭窄处的 PSV 与狭窄近端 0.5cm 处的 PSV 之比≥2，提示动脉狭窄处直径狭窄率≥50%。

3. 下肢动脉周围组织出现马赛克征（动脉重度狭窄引起的周围组织震动所致），提示此处动脉管腔存在重度狭窄。

4. 如果探查的下肢动脉彩色血流呈单色或频谱呈单相低速血流频谱，那么在探查部位以上的动脉常常存在狭窄性病变。

5. 下肢动脉内无血流信号除见于下肢动脉闭塞时，还可见于多普勒增益过低和动脉管壁钙化造成的假象。

三、动脉瘤

绝大多数锁骨下动脉 - 腋动脉瘤的形成与颈肋有关，其他的原因包括第一肋发育异常、锁骨的骨不联合和其他引起胸廓出口综合征的解剖异常。

股动脉瘤和腘动脉瘤是下肢动脉瘤中最常见的疾病，约占周围动脉瘤的 80%，因极易致残而具有重要的临床地位。腘动脉瘤好发于老年男性，50%～70% 的病例患有双侧腘动脉瘤，常常合并身体其他部位的动脉瘤。

主要临床表现为体表搏动性肿块，动脉瘤压迫周围神经或破裂时出现剧烈疼痛，瘤腔内血栓或斑块脱落致远端动脉栓塞产生肢体、器官缺血或坏死等。

（一）超声表现

超声表现为动脉管腔单发或多发性或限局性扩张，呈梭状或瘤状；管壁内中膜不平整，连续性尚好，可见形态、大小不等的斑块状强回声附着。瘤体较大者可见低回声团块状的附壁血栓（图 5-2-3）。

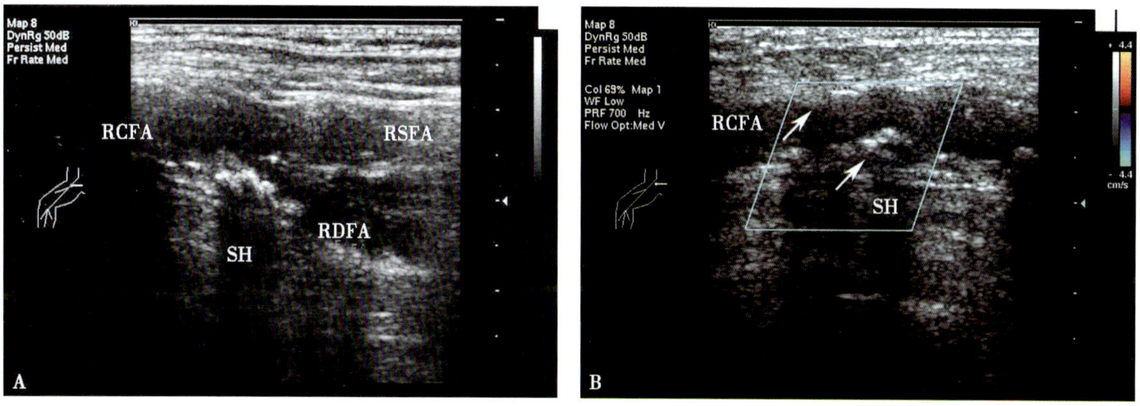

图 5-2-2　股浅动脉闭塞超声声像图

A. 灰阶超声显示股总、股深、股浅动脉内可见多个大小不等的强回声斑块，且管腔内透声差；B. 股总、股深、股浅动脉内彩色血流不充盈

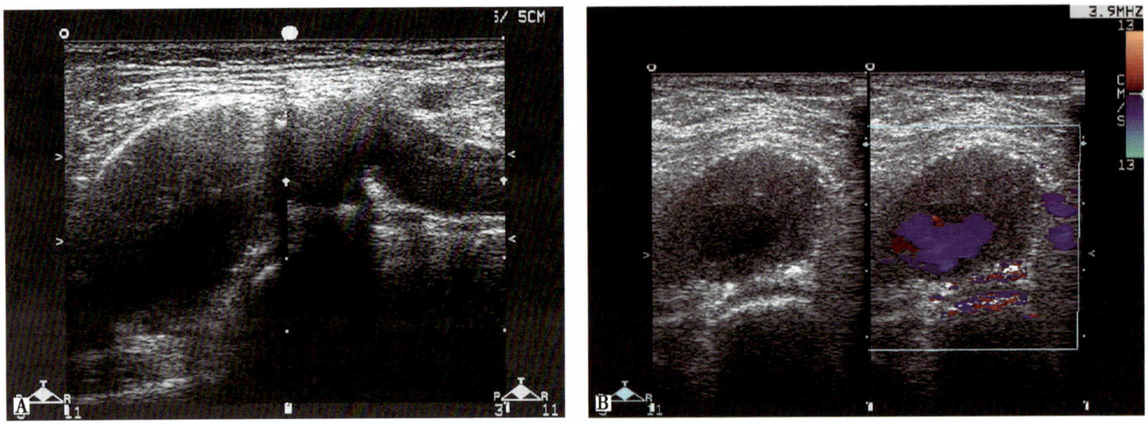

图 5-2-3　腘动脉瘤灰阶、彩色多普勒声像图

A. 纵断扫查显示腘动脉可见瘤样扩张；B. 腘动脉瘤体内可见低回声的附壁血栓，瘤腔内可见彩色血流充盈

瘤体内可探及红、蓝相间的涡流血流。频谱多普勒在瘤体内可探及紊乱的涡流频谱。

（二）检查中注意事项

1. 肢体动脉瘤有时需要与动脉扭曲相鉴别。

2. 局部动脉直径大于正常值的 20% 即可诊断动脉瘤，通常动脉瘤的瘤体直径达到 2cm 时往往需要手术治疗。动脉瘤的远心端动脉发生栓塞是手术的绝对指征。

3. 纺锤形假性动脉瘤可能难以与囊状动脉瘤鉴别，血管造影检查有助于确诊。

四、动脉夹层

单纯性四肢动脉夹层非常罕见，常见于胸主动脉和腹主动脉夹层累及上、下肢动脉。夹层累及股动脉时如导致下肢严重缺血，则需行急诊手术以保全缺血的肢体。

（一）超声表现

锁骨下动脉、股动脉管腔内可见的细条带状强回声动脉内膜片，将动脉分为真、假腔，一般情况下，真腔窄，假腔宽，急性期患者剥脱的动脉内膜片可随心动周期摆动明显，慢性患者可无此现象。真腔内彩色血流色彩较亮，随心动周期搏动较假腔明显。假腔内可无彩色血流显示或显示色彩较暗的血流信号（图 5-2-4、图 5-2-5）。如有破口，破口处可见五彩镶嵌的彩色血流。真腔内的血流频谱与正常动脉血流频谱相似，假腔内的血流频谱呈低速、紊乱的动脉血流频谱。

（二）检查中注意事项

由于动脉夹层的内膜剥脱可为螺旋性撕裂，以管腔的大小或频谱形态来判断真、假腔，有时不够准确。对于急性动脉夹层的患者，如果结合心电图，借助内膜片在收缩期摆动的方向，则可较准确地判断动脉夹层的真、假腔。

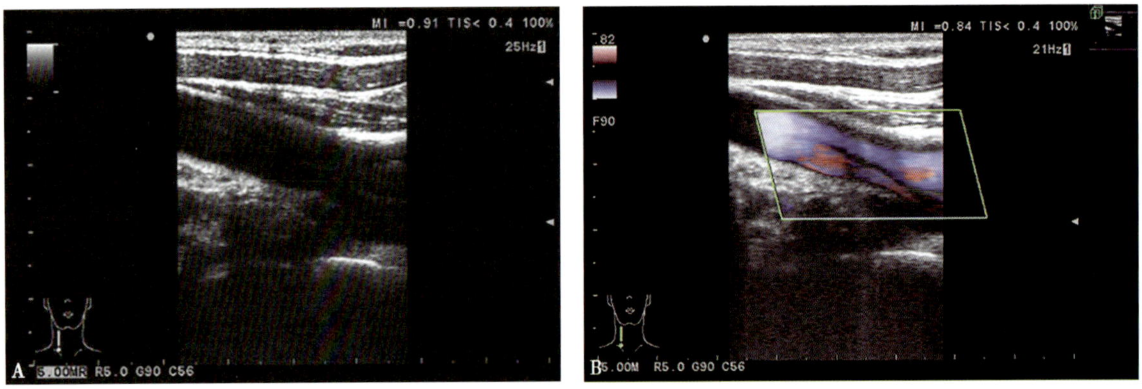

图 5-2-4　右锁骨下动脉夹层的灰阶、彩色多普勒超声声像图

A. 右锁骨下动脉管腔内可见的细条带状强回声动脉内膜片，将动脉分为真、假腔；B. 右锁骨下动脉真、假腔内均可见彩色血流充盈

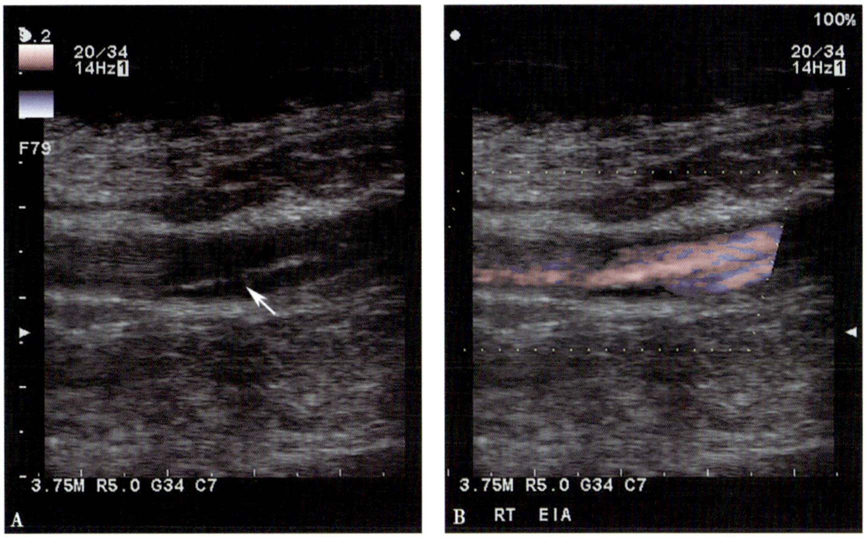

图 5-2-5　动脉夹层的灰阶、彩色多普勒声像图

A. 股总动脉管腔内可见的细条带状强回声动脉内膜片，将动脉分为真、假两个腔；B. 股总动脉真、假腔内均可见彩色血流充盈

五、动脉栓塞

下肢动脉栓塞常见的部位多在股、腘动脉分叉处。下肢动脉栓塞具有特征性的“5P”征，即疼痛(pain)、麻木(parastesia)、运动障碍(paralysis)、无脉(pulselessness)和苍白(pallor)。下肢动脉栓塞较上肢动脉常见，且易造成肢体缺血、坏疽；既往栓子来自风湿性心脏瓣膜的血栓脱落而致外周动脉栓塞。

目前动脉栓塞的主要原因是动脉硬化性心脏病，导致心房颤动和心肌梗死，心脏附壁血栓脱落或动脉硬化性斑块脱落。患者年龄由既往平均 50 余岁上升到目前 70 余岁。

栓子的来源非常广泛，包括：①心脏和血管系统内源性的附壁血栓、心房黏液瘤、动脉硬化性斑块、静脉栓子通过未闭的卵圆孔进入动脉循环的反常血栓等；②非心血管系统的内源性栓子、肿瘤瘤栓、羊水、脂肪栓塞等；③外源性栓子包括介入治疗的导管或导丝断裂，空气、子弹等外界异物进入动脉系统形成的栓子；④另有极少部分病例栓子来源不明。

(一) 超声表现

灰阶超声示栓塞部位管腔内见低回声的血栓，急性动脉栓塞的近端往往较整齐；管壁结构尚清晰、完整，搏动减弱或消失。

动脉部分阻塞可见有少许血流信号通过；动脉完全阻塞时彩色血流信号中断，于阻断处可见少许反向血流信号，见图 5-2-6、图 5-2-7。

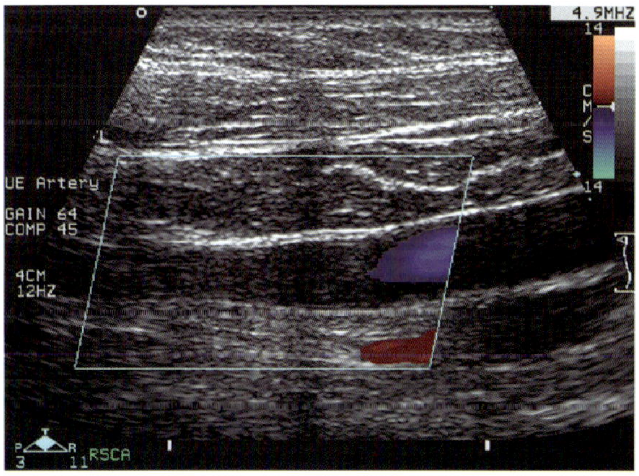

图 5-2-6　右股动脉栓塞的灰阶、彩色多普勒声像图

右股总、股深、股浅动脉内可见低回声充填，彩色血流不充盈

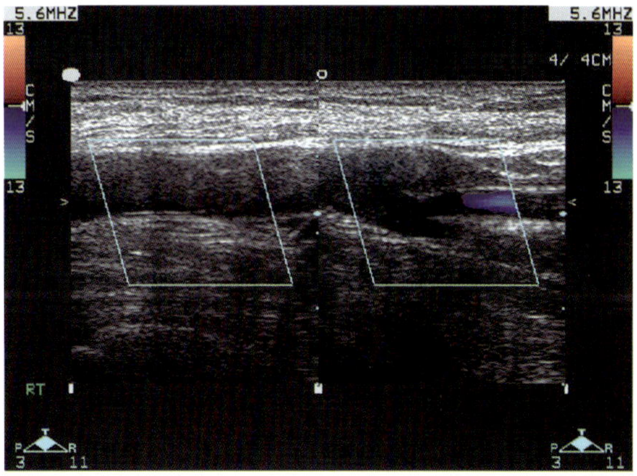

图 5-2-7　右锁骨下动脉栓塞的灰阶、彩色多普勒声像图

右锁骨下动脉内可见低回声充填，彩色血流不充盈

动脉部分阻塞时，狭窄段血流速度增快；远心端动脉的收缩期峰值流速减慢，呈单相低速低阻力血流频谱。动脉完全阻塞时，阻塞部位动脉的血流信号突然中断，远心端动脉的管腔内血流信号微弱或消失。

（二）检查中注意事项

1. 肢体动脉栓塞的主要超声表现。

2. 肢体动脉栓塞需与重度动脉狭窄基础上继发血栓形成相鉴别，详见表 5-2-1。

表 5-2-1　动脉栓塞与血栓形成相鉴别要点

鉴别点	动脉栓塞	血栓形成
血栓来源	心房颤动、心肌梗死等	常不可确定
间歇跛行	少见	常见
体检	近端或对侧肢体动脉搏动正常	同侧或对侧肢体动脉搏动减弱
动脉造影	血管连续性突然中断	多处动脉硬化狭窄
侧支循环	侧支循环少	发生在动脉硬化严重狭窄处周围侧支循环多
未栓塞部位	血管相对正常	动脉管壁扭曲、僵硬
超声检查	栓塞的近心端的动脉较整齐，管壁结构尚清晰、完整	动脉管壁结构不清晰、不规整增厚，可见斑块回声附着

六、动静脉瘘

动脉和静脉之间存在异常通道，称为动静脉瘘。由于动脉的血液正常孔道流入伴行的静脉，可造成瘘的局部血管病变和瘘局部、周围循环和全身系统的血流动力学变化。可先天存在或后天因外伤所致。

根据动静脉之间的交通关系和瘘的形态，可分为四型：①管状型，动静脉之间仅有一支单纯的交通；②动脉瘤型，合并假性动脉瘤；③直接交通型；④多瘘口型。

瘘口较大的股动静脉瘘可造成患侧髂静脉回流受阻，因此，有可能导致髂静脉血栓形成。

（一）超声表现

灰阶超声示伴行动、静脉间见异常通道，瘘口近端的静脉扩张。收缩期可见一股单色射流或镶嵌血流信号通过瘘口进入静脉。瘘口近端静脉内可探及双期连续性高速动脉湍流频谱即静脉动脉化，频窗充填，频带包络线呈“毛刺”状，见图 5-2-8～图 5-2-11。

（二）检查中注意事项

1. 先天性上肢动静脉瘘可有多个小瘘口，超声检查常常难以完全显示，仅可发现静脉扩张和瓦氏反应弱以及静脉动脉化。

2. 后天性（医源性、创伤性）较小的下肢动静脉瘘具有瓦氏试验可使静脉血流速度降低的表现；如果瓦氏试验后可使静脉血流完全消失，那么数周后此小动静脉瘘有可能自行关闭。瓦氏试验对较大的下肢动静脉瘘的静脉血流速度影响不大。

3. 后天性（医源性、创伤性）下肢动静脉瘘可采用保守治疗，方法是病变处探头加压 20～60 分钟，如果无效可再重复数次。此种方法常常对较小、通道较长的下肢动静脉瘘有非常好的效果，而较大的下肢动静脉瘘，治愈率不超过 30%。

4. 利用探头加压方法压闭股动静脉瘘的严重并发症为股动脉、股静脉血栓形成。

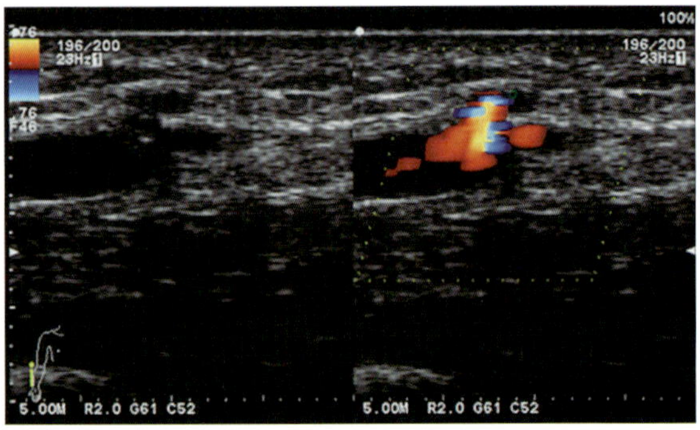

图 5-2-8　桡动、静脉瘘（PTCA 术后）灰阶、彩色多普勒超声图像

一束五彩镶嵌的血流自桡动脉进入桡静脉内

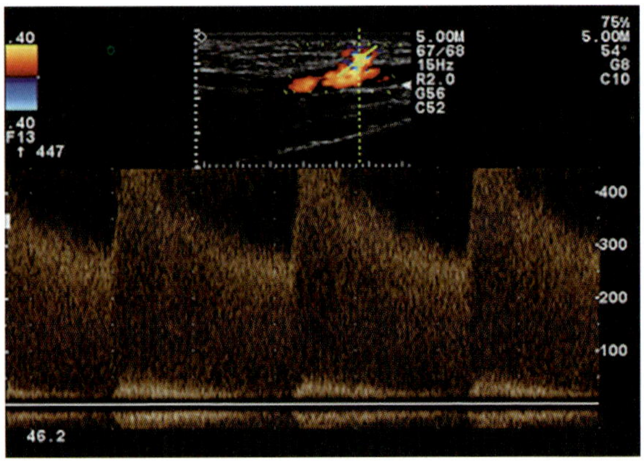

图 5-2-9　桡动、静脉瘘口的频谱多普勒超声图像

桡动、静脉瘘口探及高速射流，PSV 大于 400cm/s

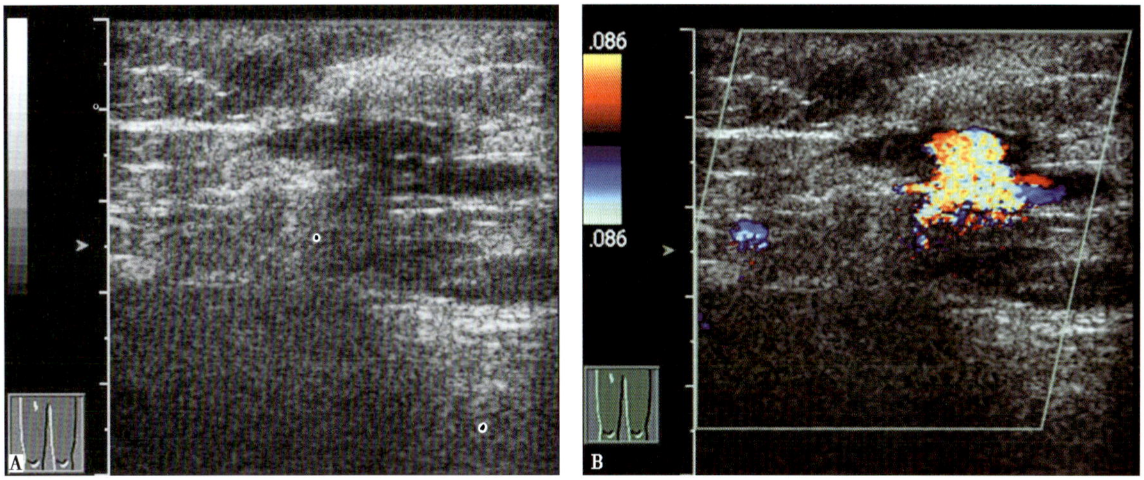

图 5-2-10 右大隐静脉分支的灰阶、彩色多普勒超声图像

A. 右大隐静脉分支增宽；B. 增宽的右大隐静脉分支内可见五彩血流

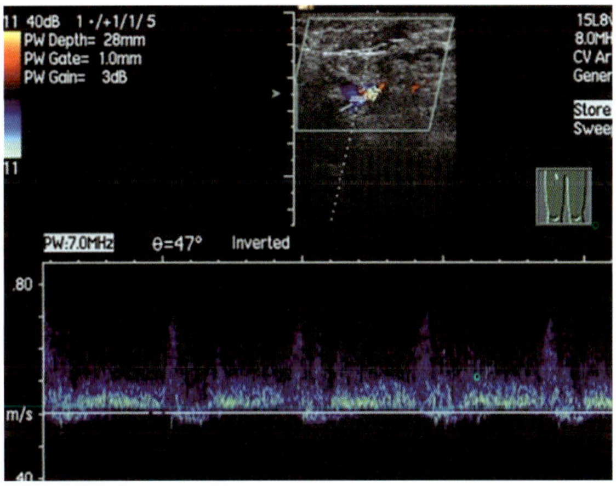

图 5-2-11 右大隐静脉分支的频谱多普勒超声图像

右大隐静脉分支增宽，其内可见五彩血流，频谱呈动脉化

七、血栓闭塞性脉管炎

血栓闭塞性脉管炎（Buerger 病）是一种区别于动脉硬化，节段分布的血管炎症，病变之间的血管壁完全正常，两者间界限分明，血栓闭塞性脉管炎主要累及四肢的中、小动静脉，并以动脉为主，如下肢的胫前、胫后、足背及跗动脉，上肢的桡、尺及掌动脉，有时近端的肱动脉或股动脉也会同时受累，但是以弹力纤维层为主的主、髂、肺、颈动脉以及内脏的血管则鲜有累及。

本病的病因至今尚不明确，认为与下列因素有关：①吸烟；②性激素；③地理分布与寒冷；④外伤；⑤免疫；⑥血液凝固性增高。表现为患肢缺血、疼痛、间歇性跛行、足背动脉搏动减弱或消失和游走性表浅静脉炎，严重者有肢端溃疡和坏死。

（一）超声表现

1. 节段性动脉管壁回声增高，内中膜不均匀增厚，局部管腔狭窄，管腔内可见血栓回声，可有代偿性侧支循环形成，病变部与正常组织界限分明。

2. 动脉管腔内的彩色血流信号粗细不等，呈节段性明、暗变化，重者闭塞血流信号中断，闭塞的近端可见侧支血管的代偿性改变。

3. 狭窄处动脉的收缩期峰值血流速度减慢，舒张期反向血流信号消失，单相低钝波形，频带增宽或频窗消失，见图 5-2-12～图 5-2-15。

（二）检查中注意事项

1. 雷诺病有时需与脉管炎相鉴别 前者的发病部位多为手指，表现为手指阵发性苍白、发紫，

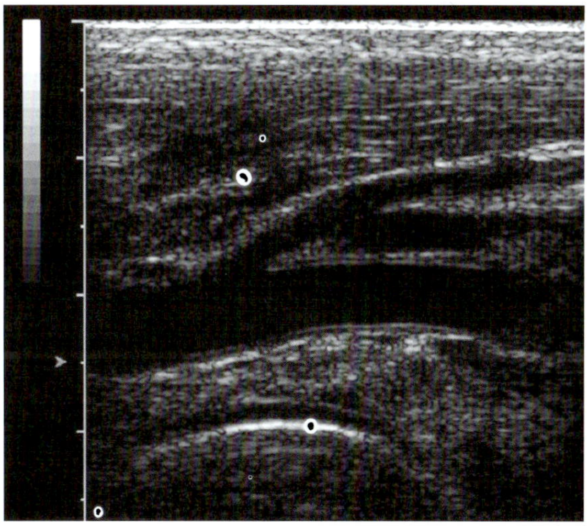

图 5-2-12 左腘动脉的二维声像图

左腘动脉内中膜光滑，无明显增厚

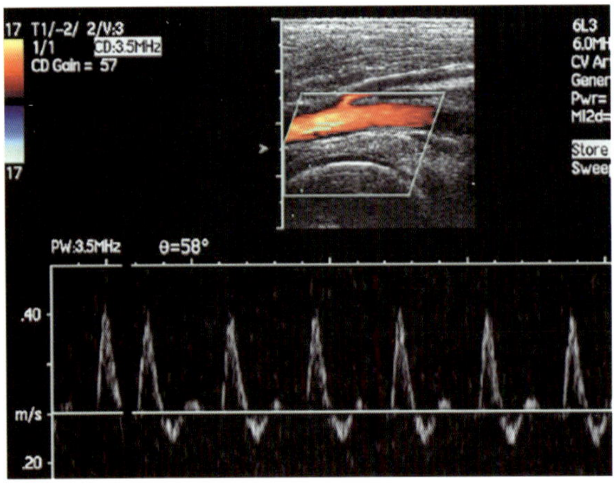

图 5-2-13　左腘动脉的频谱多普勒血流图

左腘动脉内彩色血流充盈好，无明显充盈缺损，呈高阻三相波，PSV = 43cm/s，RI > 1.0

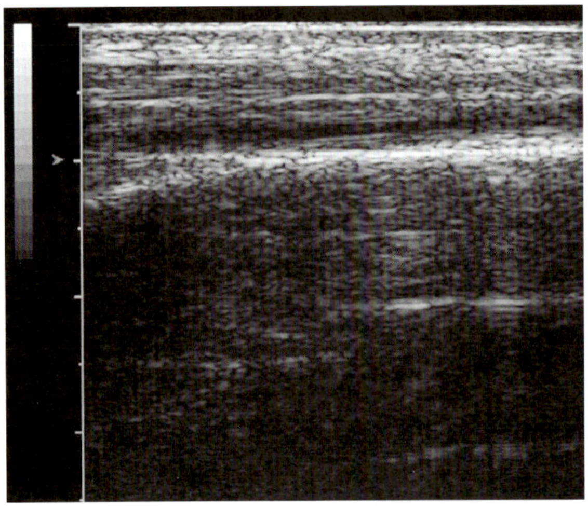

图 5-2-14　左胫前动脉的二维声像图

左胫前动脉内中膜尚光滑，但明显增厚，管腔明显变窄

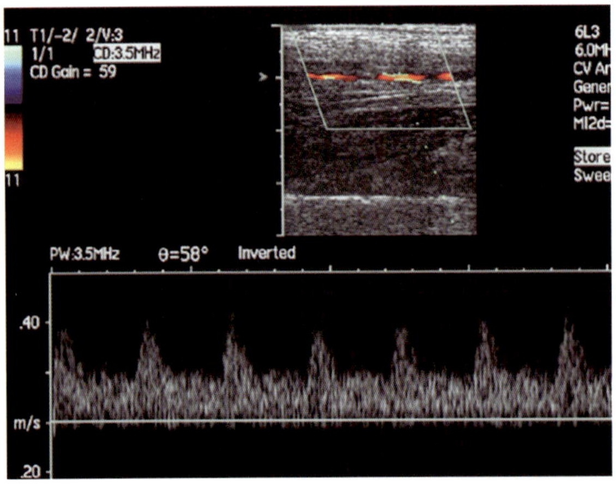

图 5-2-15　左胫前动脉的频谱多普勒血流图

左胫前动脉内彩色血流明显充盈缺损、变细，动脉频谱的频带明显增宽，PSV = 43cm/s，RI = 0.62

发作后皮肤可恢复正常，而患肢的动脉超声检查无明显异常。此外，神经营养性溃疡也需与脉管炎相鉴别，前者可出现手指溃疡或坏死，但无疼痛感，而患肢的动脉超声检查无明显异常。

2. **动脉硬化闭塞症有时需与脉管炎相鉴别**　动脉硬化闭塞症见于 50 岁以上的老年人，往往同时伴有高血压、高血脂及其他动脉硬化性心脑血管病史（冠心病、脑梗死等），病变主要累及大、中动脉，如腹主动脉、髂动脉、股动脉等，X 线检查可见动脉壁的不规则钙化，血管造影显示有动脉狭窄、闭塞，伴扭曲、成角或虫蚀样改变。血栓闭塞性脉管炎以男性青壮年多见，与长期吸烟、寒冷等有关，好发于指、趾动脉，足背、胫后动脉，而股浅动脉少见。病变可呈节段性，早期内中膜增厚，后期血栓形成、动脉闭塞。

八、胸廓出口综合征

胸廓出口综合征又称胸廓出口受压综合征（简称 TOS），一般女性多于男性，常呈自发性。临床表现可分为神经受压和血管受压两大类，多以神经受压的表现为主，也有神经和血管同时受压的。

当臂丛神经和锁骨下动脉或静脉经过锁骨后方和第一肋骨前方的胸廓出口处受到异常骨质或韧带的压迫时，产生一系列神经和（或）血管受压的临床表现。神经受压表现为同侧颈、肩、背部疼痛，而且向上肢放射，患肢软弱、无力，严重时不能上举梳头，端杯时手指动作不协调，甚至出现肌肉萎缩。动脉受压表现为患肢发凉、麻木、无力，桡动脉搏动减弱，严重时肢端可有雷诺现象。静脉受压表现为患肢肿胀，下垂时手指变紫。

（一）超声表现

采用 Adson 试验、过度外展试验和肋锁间隙试验可使患肢的肱动脉、肱静脉或桡动脉、桡静脉血流速度明显减低或消失。

1. **上肢外展试验**　患侧上肢外展 90°、135° 和 180°，同时手外旋，颈取伸展位，此时锁骨下神经血管束紧压在胸小肌止点下方和锁骨与第一肋骨间隙处，患者感颈肩和上肢疼痛，或疼痛加剧，桡动脉搏动脉减弱或消失，血压可下降 2kPa。锁骨下动脉区可能听到收缩期杂音。

2. **Adson 试验**　患者取坐位，患肢手部放在膝上，头部转向患侧，下颌部抬高使颈过展位，做深吸气后屏气，此时桡动脉搏动减弱或消失（ER5-2-3）。

3. **肋锁间隙试验**　患者取坐位，双上肢垂于躯干的两侧，令患者挺胸深吸气后憋住，两肩向下向

ER5-2-3 肋锁间隙试验

后用力维持此姿势数分钟，阳性患者此时桡动脉搏动减弱或消失。可疑病例可手提10磅重物重复动作，再观察桡动脉搏动情况。

（二）检查中注意事项

1. 在仅有神经受压症状主诉的患者须与其他疾病如颈关节炎、颈椎间盘突出症、神经根炎、脊髓病变、肺尖肿瘤侵犯臂丛、周围神经病变、腕管综合征以及肩部骨性关节炎和滑囊炎等相鉴别，结合病史、临床表现以及颈、肩、胸X线摄片等有助于诊断。

2. 血管受压时需与动脉硬化性闭塞症、血栓闭塞性脉管炎、锁骨下动脉瘤及雷诺病等相鉴别。静脉受压时，需与上肢血栓性静脉炎、上腔静脉阻塞综合征等相鉴别。必要时可通过动、静脉造影确诊。

九、其他疾病

腘血管陷迫综合征是少见病，主要是因腘动脉走行异常或腘窝组织发育畸形，偶因外伤或手术瘢痕等使腘动脉长期在运动中受到反复机械性挤压而导致肢体缺血的疾病，其伴行静脉或神经也可单独或同时受到挤压，并产生相应的症状。

主要以间歇性跛行为首发症状。典型患者表现为腘动脉搏动消失，但有些患者的腘动脉与足背、胫后动脉的搏动尚可扪及，采用膝关节伸直位，踝关节过度背屈并在有对抗阻力的条件下用力趾屈，这样可明显加重腘动脉受压状况，导致足背、胫后动脉的搏动减弱直至消失。

腘动脉陷迫综合征进行性发展，早期仅出现运动时间歇性跛行，但加重后会使血管闭塞。早期治疗可使手术简单化，并获得较好的预后。治疗不及时，可发生严重并发症。

（一）超声表现

灰阶超声检查显示腘动脉近端走行向腘窝内侧移位。在踝关节背屈状态时，可见腘动脉明显变窄甚至闭塞，移位也更明显；腘动脉中段限局性狭窄或闭塞。狭窄者常伴有远端动脉扩张；闭塞者可伴有血栓回声。

腘动脉受压狭窄处可见细窄的“五彩镶嵌”血流信号通过；踝关节背屈时，血流束变得更窄，色彩更明亮。另外在膝平面可见侧支循环。

腘动脉狭窄处可探及高速单相血流频谱。踝关节背屈时，局部流速进一步加快；而远端动脉流速则明显减慢，足背动脉流速减慢或消失。

（二）检查中注意事项

1. 腘血管陷迫综合征有时需与血栓闭塞性脉管炎或动脉粥样硬化鉴别。本病以年轻好运动的男性多见，平均发病年龄28岁，35岁以下发病者占60%。一般无明显血栓闭塞性脉管炎或动脉粥样硬化的临床表现。

2. 腘血管陷迫综合征有时需与腘动脉外膜囊性变等疾病鉴别。还应与腰椎间盘突出等引起的腰腿痛，风湿性关节炎等鉴别。

第三节 四肢静脉常见疾病诊断

一、静脉血栓性疾病

四肢静脉血栓指血管腔内的凝血块，易发生于静脉血流淤滞的地方，如静脉窦。血栓一旦形成，可以不断变大，导致部分或完全填充静脉腔，并沿静脉腔延伸。在血栓急性期，常伴有静脉壁的炎症反应（血栓性静脉炎）。炎症反应可引起静脉痉挛、局部疼痛以及压痛。另外，静脉壁的损伤引发的炎症反应可反过来导致静脉血栓形成。超声已基本取代传统的有创性方法（静脉压测定和静脉造影），成为四肢静脉血栓的首选影像学检查方法，在诊断、随访中发挥重大作用。

静脉血栓可以发生在浅静脉，也可以发生在深静脉。四肢浅静脉血栓常发生于静脉输液的部位，是由于输入的药物或静脉腔内放置的导管刺激所致，因而也常见于静脉置管的患者，血栓会附着在导管壁周围。还会见于浅静脉曲张患者膝以下的大隐静脉及其属支。虽然浅静脉血栓形成较少发展成深静脉血栓，但深静脉血栓形成常累及浅静脉。与深静脉血栓形成不同，四肢浅静脉血栓形成具有明显体征，能够在静脉走行区皮下触及条索状肿块，有明显触痛，并伴有局部红肿、皮温升高等。

单纯性四肢浅静脉血栓具有自限性，如同时合并深静脉血栓，或者机体处于高凝状态时，则需要引起重视。

四肢深静脉血栓以下肢多见。深静脉血栓形成的主要因素包括：静脉血流迟缓、内膜损伤和高凝状态。

1. 静脉血流迟缓 长期肢体制动或偏瘫引起腘窝部的静脉血流迟缓是引起深静脉血栓形成的因素。全身麻醉、感染也可以引起血流迟缓。另外先天解剖变异也是下肢静脉血栓形成的重要原因。先天性左髂静脉受压综合征（May-Thruner 综合征），左髂静脉受到右侧髂动脉和骶骨岬的压迫，使左髂静脉回流受阻，还可形成静脉腔内粘连，轻度狭窄者无明显症状，严重者可由于血流淤滞导致血栓形成。

2. 内膜损伤 化学药物、机械性或感染性损伤导致静脉壁受损，当内膜受损后释放凝血因子Ⅱ、组织凝血因子，启动外源性凝血途径，使血小板沉积，纤维蛋白网罗各种血细胞形成凝血块，形成血栓。

3. 血液高凝状态 各种大型手术、严重脱水、严重感染、晚期肿瘤和先天遗传性疾病等情况使机体处于高凝状态，易于形成血栓。

深静脉血栓常见临床表现包括：患肢肿胀，常为血栓水平以下的肢体，站立时加重，呈非凹陷性水肿；疼痛和压痛，主要为血栓性静脉炎及静脉回流受阻所致，同时伴有皮温升高，疼痛加剧，沿静脉走行区域相对严重；较为严重时可表现为“股青肿”，是由于下肢静脉系统回流严重受阻，致使组织张力极度增高，下肢动脉痉挛，肢体缺血甚至坏死。当深静脉血栓脱落时亦可发生肺栓塞可能。因而对于深静脉血栓临床需引起足够重视。

小腿肌间静脉也是深静脉血栓好发部位，常见于手术、外伤、下肢静脉曲张或长期卧床患者。部分患者可无明显诱因。小腿肌间静脉丛的主要特点是管腔比较纤细，分支较多，缺少静脉瓣膜，血流速度缓慢。静脉壁损伤、血流缓慢和高凝状态也是血栓形成的基本要素。血栓常仅仅局限于肌间静脉时，可无显著临床表现，这是由于肌间静脉血栓范围小，炎症反应轻，不影响静脉回流，易漏诊。在无症状患者中，20% 患者有孤立性小腿深静脉血栓；在有症状非卧床患者中发病率可达 30%。多数病例可自行溶解或机化。对于处理不及时的患者，约 20% 的小腿肌间静脉血栓可以向腘静脉、股静脉内延伸，引起严重并发症。

上肢深静脉血栓多由中心静脉置管、肿瘤、外伤、手术或放疗等原因造成，其中中心静脉置管合并血栓形成最为常见。

（一）超声表现

1. 四肢浅静脉血栓（图 5-3-1、ER5-3-1）

（1）灰阶超声表现：使用高频探头，在静脉走行区皮下可见浅静脉内径增宽，走行不自然，管腔内充满低或中强回声，管腔不能被压瘪。当伴有血栓性静脉炎时，血栓处静脉壁明显增厚、回声减低，边界不清晰。

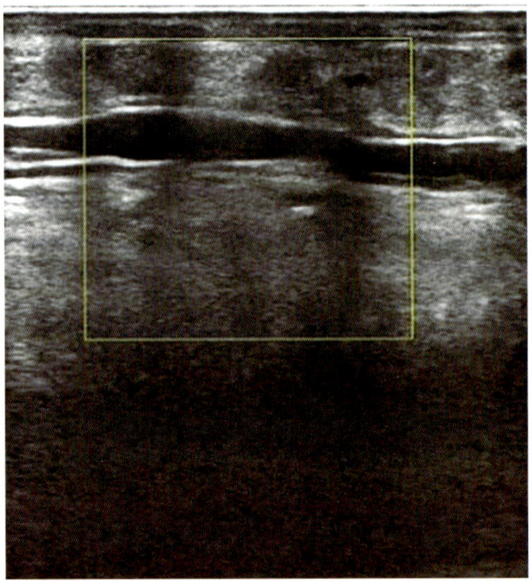

图 5-3-1 四肢浅静脉血栓彩色多普勒超声图像

小腿皮下浅静脉扩张，管腔内见低回声充填，探头加压管腔不消失，CDFI：其内未见血流信号

ER5-3-1 四肢浅静脉血栓超声表现

（2）彩色多普勒表现：显示血管腔内，无血流信号通过，病史较长者，伴有机化再通时，可见部分再通的静脉血流信号。

2. 四肢深静脉血栓（图 5-3-2、ER5-3-2）

（1）灰阶超声表现：血栓形成后数小时到数天之内表现为无回声，1 周后逐渐变为低回声，明显低于周围肌肉组织回声。为了避免漏诊低 - 无回声的血栓，检查过程中需要结合探头加压检查。静脉内形成血栓时，内径增宽，探头加压，管腔不能被压瘪或不能完全压瘪。急性期可见血栓飘动或随肢体挤压而飘动，这是由于血栓新近形成尚未附着于血管壁上，因而有脱落危险，预示有肺栓塞的可能，而且检查者避免用力加压导致血栓脱落。血栓导致局部静脉炎时，也会导致静脉壁增厚、回声减低。侧支循环形成，可位于血栓的附近或较远部位，一般较正常静脉细且多数走行迂曲或交错排列。

血栓亚急性期（2 周至 6 个月）回声逐渐增强，

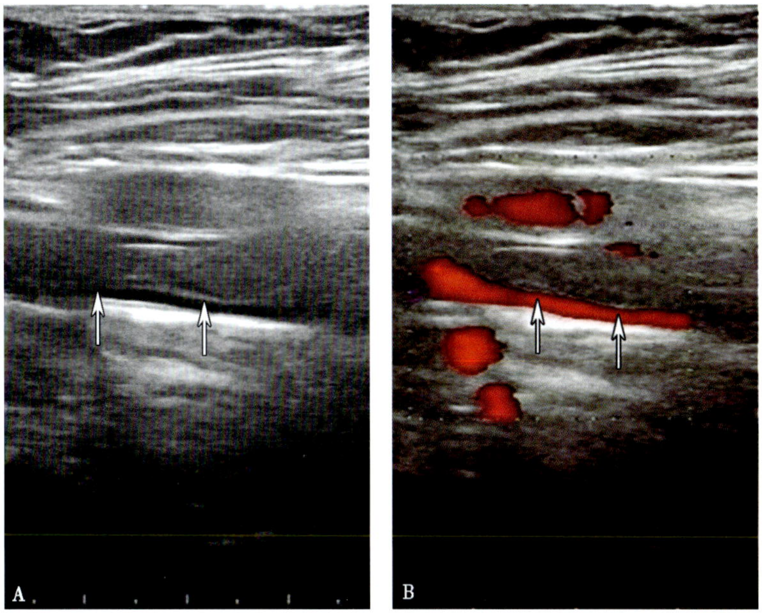

图 5-3-2　股浅静脉血栓形成超声声像图

A. 灰阶超声图像见管腔内中等略低回声不完全充填（箭头所示）；B. CDFI 示局部可见纤细血流信号通过（箭头所示）

ER5-3-2　四肢深静脉血栓超声表现

血栓变小且固定，静脉扩张程度减轻，甚至恢复至正常大小。但同一时期血栓回声的差异也较大，超声无法利用回声强度来判断血栓的时期。血栓处静脉管腔不能完全被压瘪。血栓黏附于静脉壁，不再自由浮动。

血栓慢性期（6 个月以上）还未溶解的血栓，就会被纤维原细胞浸润，开始发生纤维化，继续进展将会损伤瓣膜功能，甚至导致静脉管腔闭锁形成纤维索条样改变，致静脉回流受阻，称为下肢深静脉血栓形成后综合征。

（2）彩色多普勒：血栓段静脉内完全无血流信号或探及少量血流信号。血栓再通时静脉腔内血流信号逐渐增多，但这并不一定预示着静脉恢复正常。在另外一些病例，静脉可能始终为阻塞状态。

（3）脉冲多普勒：当血栓使静脉完全闭塞时，血栓远端静脉频谱变为连续性，失去期相性，Valsalva 试验反应减弱甚至消失，但血栓致管腔部分阻塞或阻塞后形成丰富的侧支循环时，可无上述改变。

（二）四肢深静脉血栓超声诊断标准

详见表 5-3-1。

表 5-3-1　四肢深静脉血栓超声诊断标准

主要诊断标准	次要诊断标准
1. 管腔内低回声充填	1. 瓦氏试验静脉内径增加 $<10\%$
2. 压迫试验，静脉管腔不能或不能完全被压瘪	2. 静脉内径增宽或缩小
3. 彩色多普勒示管腔内血流信号充盈缺损	3. 瓣膜异常（增厚、活动僵硬或固定）
4. 脉冲多普勒显示血流频谱期相性消失，瓦氏试验反应减弱或消失	4. 静脉周围侧支循环形成
5. 挤压远端肢体，彩色多普勒示管腔内血流信号增强、减弱或消失	

（三）检查中注意事项

1. 一旦超声诊断急性期血栓，尤其观察到漂浮血栓时，必须十分小心，避免不必要的挤压，以免引起血栓脱落。

2. 间断加压检查时不应在长轴切面下进行，以免静脉滑出扫查切面而产生静脉被压瘪假象。

3. 小腿深静脉多为两条同名静脉伴行，检查时应全程探查两条血管内有无血栓形成，以防漏诊。

4. 小腿肌肉静脉丛血栓形成是临床较常见但

超声检查易漏诊的血栓类型，当出现小腿胫后及腓静脉通畅，但患者小腿明显肿胀，要留意探查肌肉静脉丛有无血栓形成。

5. 当大隐静脉或小隐静脉有血栓形成时，应注意观察血栓上端至隐股静脉交界或隐腘静脉交界的距离。

（四）研究热点、难点与展望

静脉造影是诊断四肢静脉血栓性疾病的金标准，但是静脉造影属于有创性检查，费用高，且存在碘过敏等风险，因而超声成为临床诊断四肢静脉血栓性疾病的首选方法，具有较高的敏感度及特异度，尤其对于膝上段深静脉血栓，诊断准确率几乎可达100%。

静脉管腔内可见低回声或等回声附壁或充填是灰阶超声检查静脉血栓最直接征象，但是当血栓处于急性期时，常常呈无回声，灰阶超声难以显示，虽然有较高阳性预测值（95%），但是阴性预测值（37%）却很低，则会导致漏诊可能，因而超声进行静脉血管检查时，对于伴有或不伴有临床症状患者，均需结合压迫试验及彩色多普勒检查。可以显著提高急性期静脉血栓诊断率。通常当相邻动脉轻微压瘪时，伴随静脉应完全压瘪，反之，存在静脉血栓可能。但需特别留意压迫试验管腔并未完全消失，前后静脉壁未完全贴合，此时，应考虑存在静脉内少许附壁血栓。对于体型肥胖或肢体显著肿胀，压迫试验效果不理想的患者，可行站立位检查，使血管充盈，有利于静脉壁的清晰显示和识别，必要时使用3.5～5MHz凸阵探头检查，提高显示率。

对于小腿段静脉血流速度较慢，彩色多普勒血流信号不明显的患者，可以采取挤压远端肢体的方法，正常四肢静脉呈现血流信号增强或流速加快的表现，可以证实检查部位与肢体压迫处之间静脉无梗阻，若挤压远端肢体后，血流信号无明显变化，则提示存在静脉梗阻，有血栓形成可能。

瓦氏试验可以排除近心段管腔梗阻情况，当检查部位近心段静脉存在血栓时，瓦氏试验检查处无明显血流信号中断，仍可见持续前向血流，称为瓦氏反应消失或减弱，是判断检查部位至胸腔静脉系统开放情况的间接方法。

对于难以显示的静脉血栓，如肥胖及下肢肿胀的患者，由于超声探头加压或挤压肢体效果不佳，加上血流缓慢，无自发回流，导致静脉内血流不能清晰显示，容易漏诊误诊。此时，CEUS凸显优势，CEUS可以克服患者因肥胖或组织水肿等二维声像图的影响，能清晰显示组织的血流灌注。注入造影剂后，当静脉管腔内无造影剂充盈或充盈缺损时可明确血栓形成，其诊断结果与静脉造影一致。

总之对于四肢静脉血栓疾病的评估必须运用多种手段并结合临床综合评估，才可以避免漏诊及误诊发生。同时注意仪器的恰当调节，提高成像质量。虽然灰阶超声可以通过回声特点推断血栓形成时间长短，但是难以精确血栓分期。同时检查者应熟悉深静脉与浅静脉解剖，因为二者临床处理方式存在很大差异，避免混淆。浅静脉血栓常在皮下可触及条索状硬物，少伴有远端肢体肿胀，超声显示为皮肤与浅筋膜之间静脉内径增宽，典型静脉血栓，无伴行动脉，彩色多普勒无法显示血流信号；而深静脉位于浅筋膜深方，部位较深，无法触及，常伴有梗阻以下水平肢体肿胀，病变静脉与动脉伴行。还应注意外压性静脉狭窄与血栓引起的静脉回流障碍，临床处理方式完全不同。

急性深静脉血栓临床主要采取抗凝、溶栓及外科手术取栓、置管溶栓等治疗方法。置管溶栓近年来发展迅速，通过导管将溶栓药物直接注入血栓部位，创伤小，局部药物浓度高，溶栓效果较好。对于置管溶栓疗效，也主要依靠彩色多普勒超声及静脉造影来评价，但是彩色多普勒超声无法显示溶栓早期病变血管内低速血流，静脉造影缺乏准确的量化指标，存在一定误差。近年来，有学者应用超声造影定量分析技术以量化的方式反映血管和组织的血流特点，在连续多次动态观察和比较下，该技术对于判断深静脉血栓置管溶栓后再通情况有一定临床应用价值，有待进一步深入研究。

二、人工动静脉瘘

采用血管外科手术方法在自身动静脉之间建立有功能的动静脉血管通路，称为人工动静脉内瘘（arteriouvenous fistula，AVF）。临床常见动静脉内瘘用于血液透析，是将血液从患者身体引出经体外半透膜的透析装置，滤掉大部分废物和多余的水分，将血液再回输人体的过程。动静脉内瘘透析时，以一支粗针作为动脉侧，穿刺于瘘后引流静脉邻近瘘口处，将血液引流出人体至透析机；另一支粗针作为静脉侧，穿刺于瘘后引流静脉的较远处，将透析后的血液回输至人体内。因血液透析为长期过程，因而反复使用的血管通路是保障透析的重要条件。血管通路的选择要遵循以下要点：①要易于反复建立血液循环；②保持长期的功能，不必经常手术干预；③无并发症；④不易感染。

通常选择非优势上肢建立动静脉内瘘，以方便患者日常生活，减少潜在损伤，若失败，亦可选择优势下肢。均失败即可考虑选择移植血管。内瘘部位的选择原则是先上肢再下肢，先近端再远端。为了保留更长的血管以备后期使用，尽量从肢体远端开始建立内瘘。慢性肾脏病及透析的临床实践指南(DOQI)中推荐永久血管通路选择和动静脉内瘘建立部位优先选择腕部(头静脉 - 桡动脉)初次动静脉内瘘，其次肘部(头静脉 - 肱动脉)初次动静脉内瘘；如果无法建立上述内瘘，可采用人工合成材料移植物动静脉内瘘(如聚四氟乙烯人造血管)或肱动脉 - 贵要静脉内瘘；不鼓励带涤纶套隧道中心静脉插管作为长期性血管通路。

头静脉 - 桡动脉作为建立血管通路第一选择的主要原因在于：①血管表浅；②方法简单；③通畅率高；④保留更多血管为今后穿刺及造瘘使用；⑤与其他类型通路相比，并发症少；⑥与移植物内瘘相比，使用时间长，功能更稳定。贵要静脉与尺静脉也作为备选静脉，但是贵要静脉位置较深，所以穿刺较为困难。

移植血管内瘘材料多选用人造血管(PTFE)为主，其他如尸体动脉、自体或异体大隐静脉等长期通畅率低，均不如人造血管而应用受限。

常见手术吻合方式有端端吻合、侧侧吻合及端侧吻合(静脉离端、结扎，动脉侧壁开口吻合)。临床多采用第三种术式(图 5-3-3)。

超声对于评价血液透析患者 AVF 有极高的临床应用价值。术前，不仅能够详细了解动静脉解剖，显示管径、管壁情况，管腔是否通畅，走行、分支及属支情况，有无畸形、变异及位置，血管扩张能力等，为外科医生选择做瘘的位置提供更多参考信息，降低手术失败率。术后，超声还可以对内瘘的成熟与否及并发症进行评价，评估造瘘失败原因，对所出现的并发症进行诊断及鉴别诊断，为后续治疗提供信息。

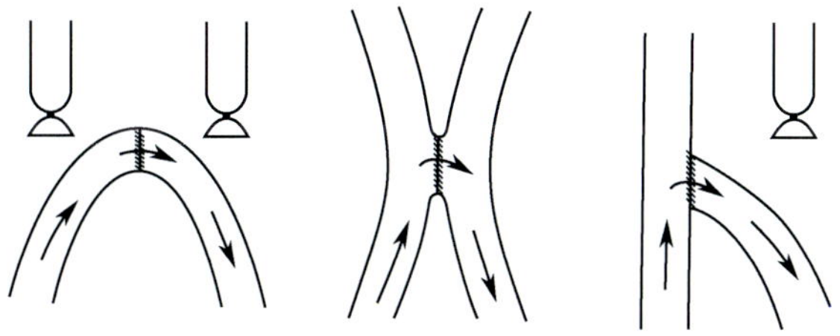

图 5-3-3　人工动静脉瘘手术吻合方式

A. 端端吻合；B. 侧侧吻合；C. 端侧吻合

(一) 超声表现

1. 术前检查

(1) 动脉的检查要点

1) 走行：观察动脉走行有无迂曲、斜向走行及位置异常，观察有无缺如、多支或高位分支等解剖变异。

2) 内径：在不用止血带的情况下，动脉内径大于 1.6mm，此时动静脉瘘成功率较高，动脉内径小于 1.6mm 时手术难度较大，且动静脉瘘成熟所需时间会延长。高龄、动脉粥样硬化、血管性疾病患者等，血管扩张能力较差，对造瘘成功率也有一定影响，可应用反应性充血检查评估动脉血管扩张能力。

3) 内 - 中膜：测量内 - 中膜厚度，观察有无斑块、标明斑块大小及位置，为手术位置的选择提供更多信息。严重的钙化可能导致接口手术失败。

4) 通畅情况：观察动脉是否存在狭窄、闭塞。若动脉狭窄或闭塞，术后会引起缺血症状，因而不能用于造瘘。

5) 反应性充血检查：目的是为了检查血管扩张能力。方法是：嘱患者受检侧上肢握拳 2 分钟，然后松开，探测动脉血流频谱变化，正常应动脉频谱由三相高阻波形变为两相低阻波形(反向血流消失，舒张期持续正向血流)，且 $RI<0.70$。若 $RI\geq0.70$，表明松拳后动脉血流量增加有限，难以适应术后血流量增加需求，术后动静脉瘘成熟率降低。

(2) 静脉的检查要点

1) 内径：不用止血带情况下，内径大于 2mm 为宜。小于 2mm 成功率降低，且成熟时间延长。移植血管静脉多选用大于 4mm 的静脉。

2) 走行及属支：造瘘应尽量选择静脉走行平直段，否则将加大穿刺难度。头静脉主支在向腕部走行途中可能远离桡侧，当与桡动脉距离过远时也会加大造瘘难度，因而超声检查要仔细观察血管走行，对造瘘位置及术式的选择具有重要意义。同时，前臂浅静脉存在较多属支，术后可出现瘘向远端肢体静脉灌注、扩张，致使手部肿胀；部分患者前臂浅静脉无明显优势主支，术后可能无成熟静脉。因此术前仔细观察属支情况并标准属支位置对切口位置的选择及属支结扎有重要指导作用。当属支充盈不好时，可用止血带结扎上肢有利于检查。

3) 扩张能力：对于有多次输液穿刺史及多次留置套管针的患者，静脉内膜易损伤致管壁增厚、瘢痕形成、血管与周围组织粘连、局部炎症等改变，对于多次穿刺或留置套管针部位静脉要重点检查，必要时近端结扎止血带使远端血管充盈，观察局部有无狭窄、僵硬、扩张不佳，管壁有无增厚等，避免在造瘘术后无法扩张而显著限制血流量，造成内瘘成熟失败。

4）通畅情况：备选静脉自远心端向近心端检查，至汇入深静脉处，采用分段加压方式，排除静脉血栓。当存在静脉血栓时，探头加压时管腔不消失或不完全消失。彩色多普勒可见无血流信号充盈或充盈缺损。头静脉汇入锁骨下静脉处应注意胸廓出口综合征而影响判断，可将患者上肢放在体侧以减少头静脉狭窄的表现。有中心静脉置管术史的患者应重点检查锁骨下静脉及颈内静脉是否存在血栓及狭窄，观察局部脉冲多普勒频谱特征，若呼吸期相性消失，心脏舒缩运动对频谱影响消失，则存在近心端狭窄或阻塞。若为单侧异常提示头臂静脉狭窄，若为双侧异常，应提示上腔静脉狭窄或阻塞。

2. 正常动静脉内瘘

（1）流入道动脉：高速低阻血流频谱（图 5-3-4）。

（2）瘘口：低阻血流频谱，可出现频谱紊乱，血流速度较流入道动脉增高（图 5-3-5、图 5-3-6）。

（3）流出道静脉：呈动脉样低阻血流频谱，由动静脉内瘘处向近心端方向血流速度逐渐减低。探头加压后静脉管腔消失（图 5-3-7）。

3. 常见并发症

（1）狭窄（图 5-3-8）：动静脉内瘘狭窄可致血流量降低导致透析效率降低，威胁患者生命。狭窄多发生在动静脉瘘口及流出道静脉，而动脉流出道较少见。多由于血栓形成或反复穿刺损伤静脉内膜，导致管壁增厚、瘢痕形成、与周围组织粘连等原因

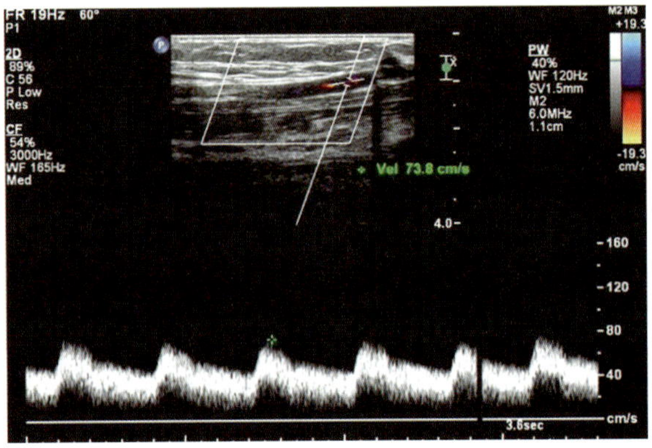

图 5-3-4 正常人工动静脉内瘘动脉端血流频谱

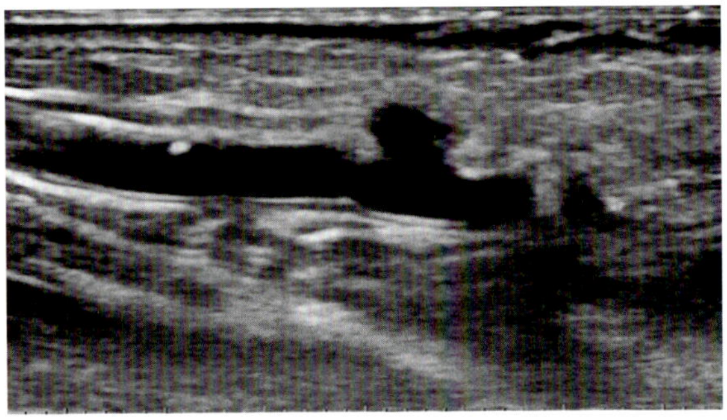

图 5-3-5 正常人工动静脉内瘘瘘口

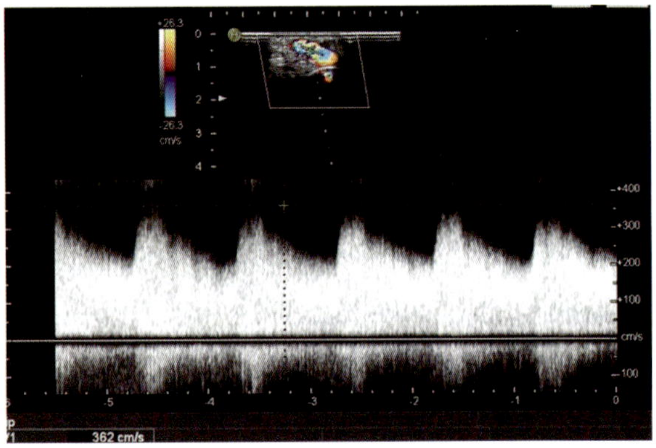

图 5-3-6 正常人工动静脉内瘘瘘口处血流频谱

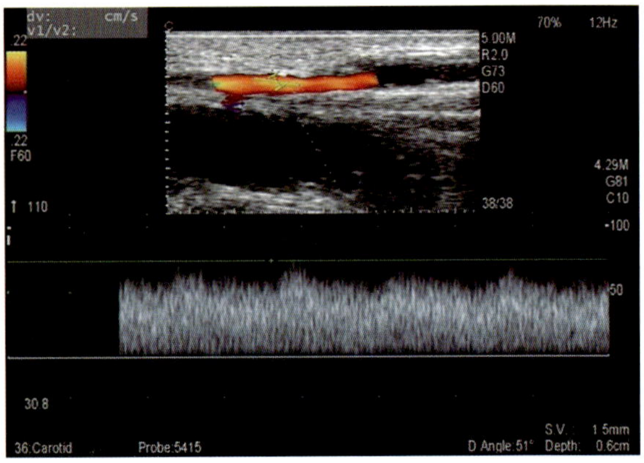

图 5-3-7 正常人工动静脉内瘘静脉端血流频谱

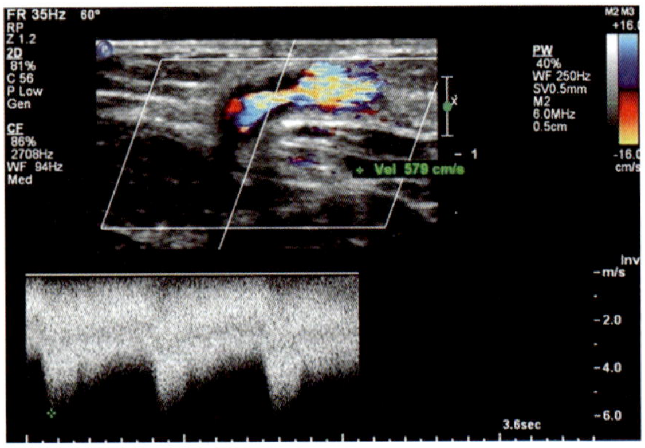

图 5-3-8 人工动静脉内瘘吻合口狭窄

PW 于吻合口处测及高速血流，峰值流速约 579cm/s

所致；也可由周围组织水肿、血肿及炎性肿物等压迫造成外压性狭窄。动脉侧可由动脉硬化斑块形成所致（图 5-3-9）。患者可表现为肢体水肿、疼痛、穿刺后出血时间延长（无过多使用抗凝剂）、移植物内瘘的震颤搏动或杂音改变。动脉狭窄较少见，通常可导致血流量减少，致使透析中负压增加，临床较容易发现并判断。

超声检查时应测量流入道动脉（近瘘口处）、动静脉瘘口处血流速度，分段测量流出道静脉血流速度。动静脉瘘口狭窄的诊断一般基于瘘口处峰值流速与其上游 2cm 处流入道动脉峰值流速的比值，当比值≥3.0 时考虑为吻合口狭窄；流出道静脉狭窄的诊断一般基于可疑狭窄处峰值流速与下游 2cm 静脉段内峰值流速的比值，当比值≥2，考虑狭窄率≥50%。静脉流出道狭窄还可以采用直径测量法来评估狭窄程度，于短轴切面，在管腔最窄处测量其内径，与其附近相对正常管径相比较，计算其直径狭窄度：

狭窄度（%）=（附近相对正常静脉血管内径－最窄处内径）/ 附近相对正常血管内径 × 100%

此方法不适用于静脉瘤样扩张处形成的狭窄。当自体动静脉瘘常年使用或者反复穿刺时，易形成静脉瘤样扩张，并走行迂曲，难以找到一段平直的血管做比较。在狭窄邻近吻合口处，尤其是腕部内瘘因血管急性成角，往往难以测量，此时间接的血流动力学参数可提供更多信息。若在肱动脉及流入道动脉见到高阻动脉血流频谱，则提示有重度狭窄。直径测量法对移植物内瘘相对容易且准确，但是有的人工血管的插入头呈逐渐变细型，人工血管与自然血管接口处可能有组织增生，因此仍需结合脉冲多普勒。

（2）血栓与闭塞：血栓与狭窄密切相关，常发生于静脉侧（图 5-3-10），移植物内瘘血栓形成多是出口进行性狭窄所致，其他引起血栓的原因还有：术中内膜损伤、吻合血管外翻不足、高凝状态、血管内膜病变、各种原因低血压造成的低血流状态、止血药的使用等。采用探头加压法检查，静脉管腔压瘪可除外血栓形成。闭塞处可见彩色多普勒血流中断，频谱多普勒信号消失。流入道动脉呈高阻频谱改变。

对于血栓造成的闭塞，彩色多普勒是准确可靠的诊断方法。在流入道动脉出现高阻频谱改变，若舒张期出现反向血流则提示闭塞可能。此时应结合灰阶超声及彩色多普勒进一步明确诊断，部分急性血栓回声呈无回声，灰阶超声难以鉴别时，彩色

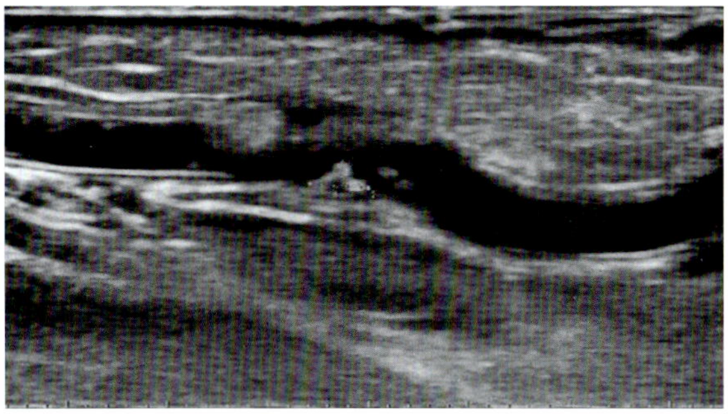

图 5-3-9　人工动静脉内瘘术后桡动脉斑块形成灰阶超声图像（斑块呈强回声）

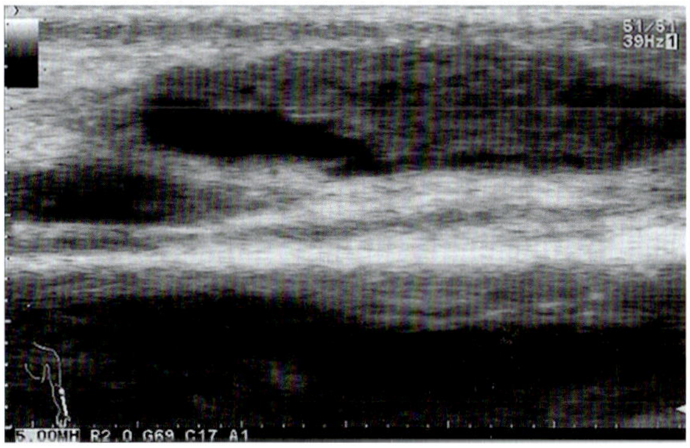

图 5-3-10　人工动静脉内瘘术后灰阶超声图像（头静脉血栓形成）

多普勒可有血流信号充盈缺损，有利于鉴别。陈旧血栓回声逐渐增强，管腔内可见低回声附着，易于诊断。

（3）窃血综合征：对于端侧及侧侧吻合的动静脉内瘘，瘘口远心端动脉血流反向并出现手部缺血症状，应考虑窃血综合征。多发生于前臂或上臂动静脉瘘，发病率占上肢造瘘患者的 3%～5%。盗血常见原因有：术前近心段动脉存在狭窄等使供血动脉供血不足；手术操作不当，血管牵拉过紧或瘘口过大；全身严重动脉粥样硬化。

部分患者内瘘远心端动脉血流反向时手部可无缺血症状，这种情况往往不需要处理。窃血综合征常常表现为缺血性病变，伴周围神经功能异常及严重疼痛。主要症状有同侧手疼痛、麻木，尤其是透析时加重，严重者会出现溃疡、肢端坏死及组织萎缩。超声表现为在吻合口近心端动脉及吻合口远心端的动脉血流方向均流向吻合口。近心端及远心端动脉及尺动脉频谱均表现为舒张期持续供血的单向低阻频谱。

（4）静脉瘤样扩张（图 5-3-11）：流出道静脉常可出现不规则多发局部内径膨大，测量其最大内

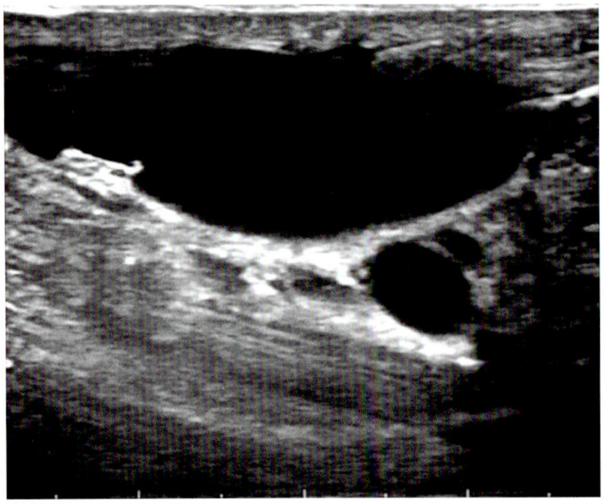

图 5-3-11 人工动静脉瘘术后静脉瘤样扩张并静脉石形成灰阶超声图像

前臂头静脉走行迂曲，内径增宽，腔内见斑状强回声

径、范围，描述与内瘘或肘横纹的位置关系。瘤样扩张多见于长期透析反复固定穿刺、透析后局部加压止血束带使用时间过长或静脉移植。一般无须处理。超声可提示管径大小、测量最大与最窄处。同时注意是否合并血栓及机化等情况。

（二）检查中注意事项

1. 检查时应使用足量耦合剂，探头轻触皮肤，手法轻柔，勿对血管尤其是静脉血管加压，造成人为狭窄假象。

2. 应注意随时调节仪器条件。根据血流速度，随时调整彩色多普勒流速标尺，有时会出现狭窄处流速标尺调至最高限，仍出现血流混叠，应结合灰阶超声及多普勒频谱测量来确定诊断。

3. 图像尽量放大，聚焦于感兴趣区深度并做及时调整。

4. 迂曲的静脉可呈连续不规则“S”形或扭曲，横向或向深层走行，此时机器调节及追踪管腔尤为重要。

5. 纵横切面相结合，横切面对于发现静脉属支及动脉分支尤为重要。

6. 必要时使用止血带有利于肢体远端浅静脉及属支显示。

7. 动脉检查时要主要分析频谱特点，小心解剖变异及管腔通畅情况。

（三）研究热点、难点与展望

动静脉内瘘是患者维持血液透析最常用的血管通路，术前对血管的选择十分重要，包括血管的位置、管径、供血情况等。术后对内瘘成熟度的评价也具有重要意义。

一般的术前检查仅限于触摸动脉的搏动、ALIEN试验及近肘部结扎止血带观察静脉充盈情况，但这些检查无法具体评估血流量、血管管径，无法得知血管是否通畅。对于血管位置较深的患者也难以了解血管情况。术前行常规彩色多普勒超声检查能大大提高手术成功率，但是对于束臂后依然不能发现或血流速度较慢的浅静脉，彩色多普勒超声常不能提供足够的解剖信息，超声造影技术在此时能起到弥补作用，可以清晰显示管腔、走行、是否有分支及血流动力学改变等情况，对于困难 AVF 的建立有一定的指导性作用。

同时，由于长期维持性血液透析患者多数伴有高血压、糖尿病、血管硬化等基础病变，易并发血栓、狭窄、闭塞、窃血综合征和动脉瘤等并发症，进而影响透析效果，是尿毒症患者第一位的死亡原因，所以对血管通路的后期评价至关重要。

AVF 严重并发症如狭窄或闭塞治疗的关键是早诊断、早治疗，临床诊断内瘘狭窄或闭塞主要依靠视、触、听等方法做出初步诊断，但无法明确病因、判断治疗后通畅情况，这就需要借助影像学检查。DSA 是检查血管疾病的影像学“金标准”，可以明确有无闭塞或狭窄及狭窄程度，但 DSA 无法区别狭窄或闭塞是内膜损伤增厚导致还是血栓导致。随着超声仪器及技术的发展，高频超声可以为临床提供更多的血管通路形态学及功能信息，已成为透析患者治疗过程中的一个有效监测手段；具有无创、可靠、简便、可重复操作等特点，诊断血管狭窄及血栓形成敏感性和特异性均较好；能够直接观察动脉是否存在狭窄以及动脉硬化粥样斑块等情况，同时还可采用彩色多普勒超声测量浅静脉内径及头静脉与桡动脉之间的距离，减少与血管造影之间的误差；并对桡动脉、头静脉主支以及较大分支、属支走行进行精确标记，可选择距离二者之间最近部位的血管，提高造瘘成功率；并可于术后及早发现各种并发症，判断透析量异常的原因，对指导临床及时采取治疗措施、保护血管通路起着重要作用。

但是超声技术也存在一些不足，当管腔重度狭窄、局部血流缓慢时，血流信号难以显示，并且急性期血栓表现为无回声时超声易漏诊等，都会导致超声出现假阳性或假阴性的判断。CEUS 利用造影剂增加了血管壁与管腔对比度，提高了超声监测的分辨力和敏感性，弥补了灰阶超声的不足。能够有效区分 AVF 狭窄原因是血栓性还是非血栓性，以及评价溶栓治疗效果，为临床医生选择治疗方案和观察疗效提供影像学支持。

三、下肢静脉血栓

静脉血栓栓塞症(venous thromboembolism，VTE)是排在急性心肌梗死和脑卒中之后的第三大血管疾病，它包括深静脉血栓形成和肺栓塞(pulmonary embolism，PE)。下肢静脉血栓是下肢静脉病症中最常见的疾病，它可表现为下肢浅静脉血栓(superficial vein thrombosis of lower extremity)、下肢深静脉血栓(deep venous thrombosis of lower extremity)以及下肢浅、深静脉同时出现的血栓。下肢深静脉血栓的严重并发症是可以引起肺栓塞，因此，及时和准确的诊断具有重要的临床意义。

下肢静脉血栓的临床表现：①血栓水平以下的肢体持续性肿胀，站立时加重；②疼痛和压痛，皮温减低；③浅静脉曲张；④股青肿；⑤血栓脱落可引起肺栓塞。

引起下肢静脉血栓形成的三个基本因素：①静脉血流迟缓：长期肢体制动或偏瘫等因素导致静脉血流迟缓。在这些情况下，血栓容易在静脉窦内形成。②静脉损伤：化学药物、机械性或感染性损伤导致静脉壁破坏。静脉内膜损伤后释放出凝血因子Ⅱ、组织凝血活素，启动外源性凝血途径。③血液高凝状态：各种大型手术、严重脱水、严重感染、晚期肿瘤和先天遗传性疾病等增强血液的凝固性，为血栓形成创造了条件。

(一) 超声表现

1. 下肢浅静脉血栓 下肢浅静脉血栓常继发于下肢静脉曲张、浅表静脉穿刺和静脉置管以后，也可继发于下肢深静脉血栓。由于下肢浅静脉位置表浅，检查时应该选用线阵高频探头。

(1) 灰阶超声表现：在下肢浅静脉走行区域皮下不能探及正常的浅静脉，取而代之的是一条索状的低或中高回声，边界清晰或模糊，探头加压后管腔不能被压瘪。血栓处静脉壁明显增厚，为低回声，这是由于血栓导致相邻静脉壁的炎症反应所致。

(2) CDFI 表现：CDFI 显示静脉内部无或可见部分再通的血流信号。一般情况下，下肢浅静脉血流速度很低，检查时，CDFI 的血流速度标尺(Scale)应该尽量调低，以便鉴别(ER5-3-3)。

ER5-3-3

ER5-3-3 下肢浅静脉血栓

(3) PW 表现：PW 的表现基本与 CDFI 一致，即 PW 频谱在血栓部位无血流信号或可见部分再通的静脉血流信号。

2. 下肢深静脉血栓 下肢深静脉血栓以股浅静脉和腘静脉的发生率为最高，股总静脉次之，多段受累常见。约 70%～90% 肺栓塞的栓子来源于下肢深静脉，故掌握下肢深静脉血栓的超声诊断尤为重要。

(1) 灰阶超声表现

1) 急性血栓：2 周以内的血栓，在此期间静脉壁有炎症，血栓疏松地黏附于管壁上，有脱落发生肺栓塞的可能。超声特征：①血栓处静脉管径明显扩张，显著大于相邻动脉；②血栓形成后数小时到数天之内表现为无回声，1 周后回声逐渐增高呈低回声；③静脉管腔不能完全被压瘪；④近心端往往是新形成的凝血块，未附着于静脉壁，漂浮在管腔中。

2) 亚急性血栓：2 周到 6 个月之间的血栓。超声特征：①亚急性血栓回声较急性阶段逐渐增高；②血栓逐渐溶解和收缩，血栓变小且固定，静脉扩张程度减轻；③血栓处静脉管腔不能完全被压瘪；④血栓黏附于静脉壁，不再自由浮动。

3) 慢性期血栓：6 个月以上的血栓。超声特征：①静脉管壁不规则增厚；②静脉瓣膜增厚、回声增强。

(2) CDFI 表现

1) 急性血栓：血栓段静脉内完全无血流信号或探及部分血流信号，有的血流显示为“轨道”征。

2) 亚急性血栓：①血栓再通后静脉腔内血流信号增多，部分再沟通血流呈“轨道”征；②侧支静脉循环形成。

3) 慢性期血栓：①静脉瓣瓣膜功能不全，出现反流；②侧支静脉循环形成。

(3) PW 表现：血栓致静脉完全闭塞时，血栓位置为无血流信号的 PW 频谱，血栓近端静脉血流信号消失或减弱，而血栓远端静脉的 PW 频谱改变为连续性和失去期相性特征的血流信号，这种 PW 频谱改变在下肢近侧段的较大静脉表现更为明显。

下肢深静脉血栓诊断标准：

(1) 管腔不被压瘪：是指探头加压后，依据静脉管腔能否被压瘪来判断有无血栓，是诊断下肢静脉血栓快捷而可靠的方法。当探头加压后，相邻动脉轻微地被压瘪时，其伴随的正常静脉应完全被压瘪。相反，静脉血栓时，相邻动脉轻微地被压瘪而伴随静脉则不能被压瘪(ER5-3-4)。过度肥胖或肢体肿胀明显者，其静脉位置较深，可引起静脉管腔被压瘪程度的观察不甚满意。

（2）管腔内实性回声：管腔内实性回声是诊断四肢静脉血栓的又一可靠指标。若超声检查能清晰显示并确认下肢深静脉内有实性回声，则可明确静脉血栓形成。

（3）管腔内血流信号充盈缺损：根据下肢深静脉血栓阻塞的不同程度，CDFI 显示所检查静脉血流信号完全或部分充盈缺损（ER5-3-4）。在实际操作中，CDFI 受诸多因素的影响，采用管腔内血流信号的充盈情况来诊断静脉血栓应慎重。有两种情况可导致诊断错误：血流信号充盈不佳和血流信号过度充盈（血流信号外溢）。要避免血流充盈不佳，一方面，应正确调节仪器参数，如降低探头频率、提高彩色多普勒敏感性；另一方面，人为地提高静脉流速或使静脉管腔扩张，如挤压远端肢体使回心血液流速加快，坐位或站立位检查使静脉扩张。血流信号外溢会遗漏小的静脉血栓，需要通过正确的仪器调节来加以克服。

ER5-3-4　下肢深静脉血栓

（4）血流频谱失去期相性改变：与健侧肢体进行对比，若 PW 证实患肢血流频谱失去期相性改变，可以提示其近心端静脉存在梗阻，静脉血栓是引起梗阻的常见病因。

（5）瓦氏反应消失或减弱：当检查处近心段静脉存在梗阻（血栓）时，在瓦氏动作（Valsalva's maneuver）或瓦氏试验时，CDFI 或 PW 检查无明显血流信号中断，仍显示为持续性血流信号，称为瓦氏反应消失或减弱。瓦氏反应用于判断从检查部位至胸腔静脉系统的开放情况。

（6）挤压远端肢体无血流增高或增高不明显：正常情况下，挤压检查处远端肢体后，CDFI 或 PW 显示下肢静脉呈现血流信号增高或流速加快，其提示检查部位与肢体压迫处之间的静脉段是开放的。若挤压检查处远端肢体后，CDFI 或 PW 检查没有出现上述血流信号变化，则提示存在静脉梗阻（血栓）。

根据血栓分布的范围，下肢深静脉血栓可分为如下类型：

1）中央型：血栓局限于髂静脉和股总静脉，以左侧多发。

2）周围型：血栓发生在腘静脉至小腿部的深静脉。

3）混合型：即血栓分布包括中央型和周围型，是临床常见的类型。

（二）检查中注意事项

1. 与静脉血流缓慢的鉴别：当静脉管腔内血液流动缓慢或使用较高频率探头时，血液可表现为云雾状似血栓样回声，采用压迫试验可很好地鉴别。而且，血栓一般不移动，仅新鲜血栓可随肢体挤压而飘动。

2. 一旦超声诊断急性期血栓，尤其观察到自由漂浮血栓时，必须十分小心，避免不必要的操作，以免引起血栓脱落。

3. 由于下肢浅、深静脉可以同时出现血栓，在检查时，应该兼顾浅深静脉的检查，以免漏诊。

4. 小腿深静脉多为两条同名静脉伴行，检查时应全程探查两条血管内有无血栓形成，以防漏诊。小腿肌间静脉血栓也可引起肺栓塞，血栓通常从比目鱼肌始发，检查时需结合病史认真辨认。

5. 在下肢肿胀明显，超声检查除外下肢静脉血栓的患者中，应该进一步检查盆腔和髂静脉。

6. 在诊断下肢静脉血栓时，需要与其他下肢疾病相鉴别，如下肢静脉瓣膜功能不全、下肢淋巴水肿、下肢动脉栓塞等。

（三）研究热点、难点与展望

随着超声技术的发展，彩色多普勒超声已经成为诊断下肢静脉血栓的首选检查方法。在超声检查过程中，应该仔细了解病史、临床表现和实验室检查结果，如血 D- 二聚体是否增高。

超声影像技术是一项无创和无放射性损伤的检查方法，因此，它可以作为下肢静脉血栓的长期随访检查方法。一方面通过超声检查监测下肢静脉血栓治疗疗效；另一方面，了解下肢静脉是否有复发或新的血栓形成。

除了下肢静脉血栓诊断的应用之外，超声影像技术还可用于下肢静脉血栓的介入性治疗，如超声引导经皮置管溶栓治疗下肢深静脉血栓、超声引导下腔静脉滤器植入治疗急性下肢深静脉血栓等。

为了使超声影像技术在下肢静脉血栓的诊治中发挥更大的作用，未来还应该进一步开展如下研究：

1. 与 CT、MRI 和 DSA 相关影像学方法比较，超声影像技术在显示下肢静脉血栓的空间结构和血栓后的交通支静脉等方面具有一定局限性，还需要超声仪器制造厂家研发新设备和新技术；超声医生应用现有超声技术，如超声造影剂、实时三维超声等开展临床应用性研究。

2. 应用超声影像技术评估血栓发病时间是一项具有挑战性的课题，而其对治疗方案（如是否进行溶栓治疗或下腔静脉滤器置入）的选择具有决定性作用。非常新鲜的血栓（只有几天时）常表现为无回声或弱回声，超声有助于提示急性血栓。慢性期血栓纤维化表现为高回声，超声也较易判断为慢性。在两者之间，超声对血栓发病时间的判断只能大概地估测。

3. 肺栓塞是下肢静脉血栓的主要并发症之一。因此，对于具有脱落风险的下肢静脉血栓的超声影像特征研究具有重要临床意义。

当然，仔细了解病史和临床表现有助于提高超声检查的效率；血 D- 二聚体水平升高可作为重要的诊断下肢深静脉血栓形成的筛选手段，从而优化超声诊断流程。

四、下肢静脉瓣膜功能不全

下肢静脉瓣膜功能不全（venous valvular incompetence of lower extremity）又称下肢静脉瓣膜关闭不全，包括下肢浅静脉、深静脉和穿静脉的瓣膜功能不全，依据它们单独发生或继发于静脉血栓而分为原发性与继发性两类。

当静脉瓣膜功能正常时，外周静脉血只能向心流动。直立吸气或瓦氏动作时，血流会短暂地减少或停止。外周静脉的血液来自毛细血管，外周动脉收缩状态影响外周动脉阻力和血流量，从而影响静脉血液的充盈速度。行走时小腿肌肉收缩，静脉血向心回流加快，收缩肌肉远侧的静脉瓣和穿静脉瓣关闭以防止发生血液反流。

原发性下肢深静脉瓣膜功能不全（primary deep vein valvular incompetence of lower extremity）的病因至今尚未完全清晰，有以下几种可能的产生机制：①瓣膜先天发育异常或缺如；②应力性撑扯和损害：由于血液重力作用和血流量增加，瓣膜经常受到撑扯的应力，导致伸长、变薄、脱垂，失去了阻挡血液反流的作用，这种机制有助于解释为什么本病易发生于从事长期站立工作和重体力劳动者；③瓣膜的弹性纤维组织变性：在长期逆向血流或血柱重力作用下，瓣膜游离缘松弛而不能紧密闭合；④瓣膜相对关闭不全：静脉壁弹性下降，导致静脉扩张，并最终造成瓣膜相对关闭不全。

原发性下肢深静脉瓣膜功能不全时，可造成血液反流，产生静脉高压。当关闭不全的瓣膜平面位于腘静脉瓣以上时，产生的血流动力学改变可被腓肠肌的肌泵作用所代偿，不至于产生明显症状。当病变一旦越过腘静脉平面时，因离心脏较远，静脉压力明显升高，同时腓肠肌收缩不但促使血液回流，而且也加强血液反流，从而加速小腿深静脉和穿静脉瓣膜的破坏，产生明显的症状。静脉压增高导致血细胞和富含蛋白的组织液透过毛细血管壁进入细胞间隙，使血管外间隙液体滤过增加。短期的静脉压增高使软组织出现水肿，长期的静脉压增高则可出现皮肤增厚和色素沉着，并最终导致皮肤溃疡。

原发性下肢深静脉瓣膜功能不全可引起一系列临床症状，酸胀不适和疼痛为本病的早期症状。往往在静息站立时发生，逐渐加重；稍行走后舒适，长时间行走后又复现；平卧休息时感到舒适。当小腿深静脉（或同时穿静脉）瓣膜功能不全时，久站或远行之后，出现小腿踝关节部位肿胀，肿胀往往在傍晚较明显，休息一夜后即减轻或消失。病程后期，足踝内侧至小腿下部色彩改变，自棕褐以至明显的紫癜，色素沉着，继而局部营养不良，乃至破溃不愈。还可以同时并发下肢浅静脉瓣膜功能不全。

原发性下肢浅静脉瓣膜功能不全（primary superficial vein valvular incompetence of lower extremity）又称下肢静脉曲张（varicose veins of the lower extremity），表现为浅静脉异常扩张、迂曲延长，不伴有深静脉疾患。先天性静脉壁薄弱和静脉瓣膜结构不良是其发病的主要因素。重体力劳动、长时间站立和各种原因引起的腹内压增高等，均可使瓣膜承受过度的静脉压力，在瓣膜结构不良的情况下，可导致瓣膜关闭不全，产生血液反流。由于浅静脉管壁肌层薄且周围缺少结缔组织，血液反流可以引起静脉增长增粗，出现静脉曲张。关于大隐静脉瓣膜功能不全的产生机制有两种解释：一是向远端渐进性发展机制，认为股总静脉功能不全和隐股静脉交界处的瓣膜功能丧失导致大隐静脉瓣膜功能不全；二是向近端渐进性发展机制，认为首先远心端大隐静脉发生瓣膜功能不全，然后渐渐向近心端大隐静脉发展。这可以很好地解释临床上观察到大隐静脉节段性瓣膜功能不全的现象。由于下肢静脉压增高，在足靴区出现大量毛细血管并通透性增加，产生色素沉着和脂质硬化。由于大量纤维蛋白原的堆积，阻碍了毛细血管与周围组织的交换，可导致皮肤和皮下组织的营养性改变。

继发性下肢浅静脉瓣膜功能不全与深静脉阻塞（如血栓形成）、深静脉瓣膜功能不全有关。患者可出现进行性加重的下肢浅静脉扩张、隆起和迂曲，尤以小腿内侧最为明显，有时可并发血栓性静脉炎和急性淋巴管炎。其他表现与下肢深静脉瓣膜功能不全相似。

下肢穿静脉连接下肢深、浅静脉系统，多位于大腿下段和小腿。正常情况下，足背的穿静脉血流自深静脉流向浅静脉，而其余下肢部分则是自浅静脉流向深静脉。下肢静脉高压和瓣膜结构不良是引起穿静脉瓣膜功能不全的主要原因。当穿静脉尤其是小腿的穿静脉发生瓣膜功能不全时，深静脉的血液就会通过这些病变的穿静脉逆流进入浅静脉，导致下肢淤血，从而在足靴区出现一系列的皮肤营养性病变。

深静脉血栓形成后也可导致穿静脉瓣膜功能不全。但是，即使深静脉瓣膜功能正常，穿静脉瓣膜功能不全也可导致浅静脉曲张。穿静脉反流，对下肢皮肤营养性改变具有重要意义。约2/3的下肢皮肤溃疡患者存在穿静脉瓣膜功能不全。

绝大多数穿静脉瓣膜功能不全患者同时伴有下肢深、浅静脉瓣膜关闭不全，故常有下肢深、浅静脉瓣膜功能不全的相应表现，同时出现下肢皮肤营养性改变如皮肤萎缩、脱屑、色素沉着、皮肤和皮下组织硬结、湿疹和难治性溃疡。

（一）超声表现

1. 下肢静脉曲张

（1）灰阶超声表现：病变处浅静脉扩张、走行迂曲，有的患者病变处浅静脉可出现血栓，具有相应的超声表现。对于继发性浅静脉曲张，可同时观察到同侧下肢深静脉的血栓病变和（或）静脉瓣膜功能不全。

（2）CDFI表现：CDFI可以显示浅静脉反流，在瓦氏动作或挤压小腿放松后更明显（ER5-3-5）；如果发生血栓，则无血流信号或仅见部分血流信号。

（3）PW表现：PW表现与CDFI一致。

ER5-3-5 下肢浅静脉瓣膜功能不全

2. 原发性下肢深静脉瓣膜功能不全

（1）灰阶超声表现：①静脉管腔正常或增宽，管腔内为无回声，探头加压后管腔能压瘪；②在较大静脉或浅静脉可观察到瓣膜关闭不全，或可见瓣膜不对称及增厚。

（2）CDFI表现：①静脉管腔内血流充盈良好；②瓦氏动作或挤压小腿放松后，可见病变段静脉瓣膜处线样或束状反向血流信号；③继发性静脉瓣膜功能不全主要表现为静脉血流形态不规则、充盈缺损或呈数支细小血流（再沟通血流），瓦氏动作或挤压小腿放松后出现反流（ER5-3-6A、B、C）。

（3）PW表现：①静脉反流频谱持续时间大于1.0秒；②反流时间和反流速度结合判定反流程度，反流时间越长，速度越大，则反流程度越重（ER5-3-6D）。

ER5-3-6 下肢深静脉瓣膜功能不全

3. 下肢穿静脉瓣膜功能不全

（1）灰阶超声表现：小腿部深、浅静脉之间较大的穿静脉瓣膜发生功能不全时，可见连接于深、浅静脉之间的迂曲扩张的管状结构。瓣膜关闭不全的穿静脉内径比关闭功能正常的穿静脉要宽得多。下肢穿静脉甚多，静脉瓣功能不全且直径较大的穿静脉具有临床意义。穿静脉直径通常在穿静脉经过筋膜处测量。Phillips等认为，瓣膜关闭不全的穿静脉内径大于4mm，而正常穿静脉内径小于3mm。

（2）CDFI表现：穿静脉连接浅静脉和深静脉，具有单向瓣膜，正常情况下只能允许浅静脉的血液流入深静脉。挤压远侧肢体放松时，出现由深静脉血液逆流入浅静脉，CDFI表现为反流（ER5-3-7）。由于穿静脉较短，且呈非纵向走行而导致常规的检查方法不能较好地诱发反流，所以，只要彩色多普勒显示反流存在，一般可诊断穿静脉瓣膜功能不全。

ER5-3-7 下肢穿静脉瓣膜功能不全

（3）PW表现：与CDFI表现一致，即出现反流血流频谱。

（二）定性指标和定量方法

有关下肢静脉瓣膜功能不全的定性和定量的判断，主要是依据有无反流和反流的程度。

1. 反流时间 又称瓣膜关闭时间（valve close time）。目前，使用反流时间判断下肢深静脉瓣膜功能不全，尚未建立统一的诊断标准。多数学者认为，反流时间小于0.5秒提示正常，以反流时间大于1.0秒来诊断下肢深静脉瓣膜功能不全较为合适。

2. 反流速度 Masuda等认为静脉反流速度大于30cm/s时可以提示静脉瓣膜功能不全，Yamaki等发现其与静脉溃疡相关。由于采用反流速度诊断下肢静脉瓣膜功能不全存在较大争议，上述指标仅供大家在实践中参考。

3. 综合定量方法 为了克服上述单一指标应用的局限性，一些学者通过研究提出如下综合定量方法来确定下肢静脉瓣膜功能不全的程度：

（1）反流时间和反流速度：反流时间和反流速度的结合可判断反流程度，反流时间越长，反流速度越大，则反流程度越重。勇强等提出了反流时间与反流速度相结合定量下肢深静脉反流程度的初步标准（表5-3-2）。反流时间的测定能够明确有无反流，但其与反流量相关性不好，不能单独用于静脉反流程度的定量诊断。如瓦氏动作时有的瓣膜出现类似泄漏的现象，反流时间很长，反流量却很小。反流速度也可不与反流量呈正比，有的瓣膜反流速度很大，静脉瓣却迅速关闭而不再有反流。

表5-3-2 彩色多普勒超声与下肢深静脉反流程度的相关性

反流程度	反流时间（s）	反流速度（cm/s）
1级	0.45～1	10～20
2级	大于3	小于20
3级	1～2	20～30
4级	1～2	大于30

（2）分级法：反流时间虽然对单节段静脉反流程度的定量价值有限，但多节段静脉反流时间的评估能够更为全面地反映整个肢体静脉瓣膜功能的状况，故可用于瓣膜反流程度的判断。以反流时间大于0.5秒判断为阳性，根据反流的位置位于股总静脉、股浅静脉、腘静脉和胫后静脉而将反流程度由轻至重依次分为1～4级。这种“分级法”是依据反流出现的部位来判断肢体静脉的反流程度，反流部位越靠近足侧，反流程度越重。这与传统的逆行静脉造影的反流分类的方法基本相同。文献报道，超声诊断总符合率达94.4%。

（3）总反流时间：总反流时间是指数条静脉段的反流时间之和，往往反流时间越长，反流越严重。有学者将深静脉反流时间规定为股总静脉、股浅静脉、腘静脉、胫后静脉的反流时间之和。O'Donnell等认为，从股浅静脉至腘静脉的反流时间之和大于4秒，表明存在严重的静脉反流。

（4）静脉反流指数：静脉反流指数的计算方法为“反流时间×反流平均流速/静脉回流平均流速”。静脉反流指数大于2.5时，应考虑重度静脉反流。

（三）检查中注意事项

1. 下肢静脉瓣膜功能的超声评价 应采用站立位，被检查下肢放松，对侧下肢持重。如患者不能取站立位，可采用反Trendelenburg体位，即头高足低仰卧位（30°～45°），大腿外展外旋，膝关节微屈。特别注意，不能使用平卧位来评价下肢静脉的瓣膜功能状态，因为平卧位不能诱发下肢静脉血液的地心引力所致的真实反流。

2. 在检查下肢静脉瓣膜功能中，CDFI检查方便、直观；但是，它不能完全代替PW检查，需要CDFI和PW结合检查，以确保检查结果的可靠性。

3. 如果通过瓦氏动作确定下肢静脉是否存在反流，一定要确保受检者能够正确完成瓦氏动作。有的受检者特别是一些女性患者不会很好地完成瓦氏动作；因此，为了得到可靠的下肢静脉反流结果，在检查过程中要培训受检者，确保他们能够正确完成瓦氏动作。

4. 在大部分正常受检者中，股总静脉的反流持续时间可>0.5秒，所以，不能以该处的反流来诊断下肢深静脉瓣膜功能不全。

5. 在诊断下肢静脉瓣膜功能不全时，需要与其他下肢疾病相鉴别，如下肢静脉血栓、下肢淋巴水肿、下肢动脉栓塞和Klippel-Trénaunay综合征等。

（四）研究热点、难点与展望

部分下肢浅静脉曲张患者很难单纯从病史和物理检查鉴别是否累及深静脉系统，因此，超声对于明确病变性质、范围及选择治疗方法非常有帮助。如大隐静脉瓣膜功能良好，临床治疗可针对曲张的浅静脉，不一定需要外科手术。相反，如发现大隐静脉瓣膜功能不全，尽管临床检查浅静脉曲张并不明显，但仍需剥脱静脉以减少复发。如超声排除了深静脉血栓和（或）瓣膜功能不全，阻断穿静脉或剥脱浅静脉可能已足够，而且预示能够获得满意的治疗效果。如果患者拟定进行手术治疗，则CDFI能够将穿静脉准确定位并在体表标记出来，从而指导外科手术结扎穿静脉。超声还用于大隐静脉曲张的介入性治疗，如射频、激光、冷冻和注射治疗。

大多数下肢深静脉瓣膜功能不全往往有明显的临床症状，但其病因可以多种多样。依据临床症状难以鉴别病因是静脉阻塞（如血栓）还是瓣膜关闭不全，也不能明确受累静脉瓣膜的位置和反流程度。CDFI 能够提供下肢深静脉的解剖及功能信息，是评价瓣膜反流的位置和程度的良好方法。

随着腔镜筋膜下结扎交通支静脉的应用，人们越来越认识到穿静脉扩张或功能不全在下肢慢性静脉疾病中的作用。部分穿静脉是通过肌肉内静脉连接深、浅静脉系统，在其迂曲走行时，常不被彩色多普勒超声检查所显示，进而导致漏诊。

由于超声造影剂及造影成像技术不断完善，超声造影的检查方法越来越成熟，有效提高了疾病的诊断率。就静脉病变来说，下肢静脉造影一直被认为是诊断下肢深静脉瓣膜功能不全的“金标准”，因此，可以采用静脉顺行造影的方法，借助灰阶超声观察超声造影的微泡跨瓣膜反流情况，来评价股浅静脉瓣膜功能。三维血管超声成像可直接观察穿支静脉有无瓣膜结构，并评估其功能是未来发展趋势。

五、K-T 综合征

K-T 综合征，也称先天性静脉曲张性骨肥大综合征。1900 年，法国医生 Klippel 和 Trénaunay 首先报道了以毛细血管痣、肢体肥大和静脉曲张为特征的病症，后被命名为 Klippel-Trénaunay 综合征（简称 K-T 综合征）。该病发病率约占周围静脉疾病的 1.6% 左右，无性别差异，生后早期出现症状，病程进展缓慢。目前病因尚未明确，根据临床和组织学研究认为与先天性脊索异常、遗传因素或胎儿创伤、先天性血管结构或血流动力学异常和胎儿期中胚层发育异常等因素有关。临床表现主要有如下三个方面：

1. 骨、软组织肥大 患侧下肢骨骼增长、增粗，伴软组织肿胀肥厚，随年龄增长逐渐明显。

2. 单侧、非典型性浅静脉曲张 约 62.5% 的患者有明显的浅静脉曲张，其发生部位与一般的下肢静脉曲张不同，部分患者曲张的静脉主要集中在大腿或臀部的外侧（ER5-3-8A）；另有 37.5% 的患者仅有轻度的浅静脉曲张或网状小静脉扩张。如果同时伴有深静脉异常，则可出现下肢肿胀等症状。

3. 皮肤血管瘤 为皮肤葡萄酒样红色血管瘤或斑痣，常局限于患侧下肢及臀部，出生时即可见到，随年龄增长可相互融合成片。可伴有肢体软组织海绵状血管瘤或内脏血管瘤。

该疾病的主要病理特征为三联征：①浅静脉曲张，常伴有深静脉异常，表现为深静脉缺如、静脉狭窄或静脉扩张，并伴静脉瓣缺如；②皮肤毛细血管瘤或海绵状血管瘤；③骨骼和软组织过度生长。

（一）超声表现

1. 灰阶超声表现 病变肢体外侧探及扩张、迂曲，呈网状的异常浅静脉，曲张静脉内可有血栓形成（ER5-3-8B）。异常浅静脉表现形式不一，可显示为下肢后外侧纵向走行的扩张、迂曲静脉，于大腿外侧上 1/3 处汇入股深或髂外静脉。皮下软组织中可见静脉曲张存在；如伴有海绵状血管瘤者时可见静脉石影。同侧深静脉可有变细或增粗的改变，也可能探查不到深静脉（缺如）。但对于静脉瓣膜，尤其是较小瓣膜结构及活动的观察，灰阶超声尚不能与血管造影媲美。

2. CDFI 表现 随探头加压可观察到扩张、迂曲静脉内血流信号充盈及消失改变情况，瓦氏试验则可出现反流。如合并血栓时，管腔内可见实性回声，探头加压管腔不被压瘪，彩色血流信号充盈缺损或消失。有时可见浅静脉粗大紊乱呈瘤样扩张及团块状血流信号，还可显示交通支静脉血流情况（ER5-3-8C、D）。

ER5-3-8 K-T 综合征超声表现

3. PW 表现 以脉冲多普勒测量其反流时间，从而判断浅、深静脉瓣的功能状况。当皮肤葡萄酒样红色血管瘤或斑痣伴有肢体软组织海绵状血管瘤时，PW 可在其内测及血流频谱。

（二）检查中注意事项

超声检查对本病鉴别诊断具有很大的意义。由于肢体增粗、增长和浅静脉曲张，临床上常易与伴有动静脉瘘的先天性血管发育不全（Parkes-Weber 综合征）或肢体血管瘤相混淆。本综合征中动脉正常，无动静脉瘘，据此可做出鉴别诊断。

（三）研究热点、难点与展望

肢体静脉发育异常过去仅在静脉造影时发现，特别是 CTA 和 MRI 等影像技术能够更好地显示 K-T 综合征的特征。但随着对这些疾病的认识，超声检查对这些疾病的诊断具有越来越重要的应用价值。超声对深静脉的检查可发现深静脉的畸形、发育不良、缺如和静脉瓣的发育异常（反流和缺如），也可发现浅静脉的扩张和分布范围。由于 K-T 综合征的浅静脉发育异常可能发生在非正常静脉走行的部位，对于疑似病例应注意扩大检查范围。

超声造影技术越来越成熟，结合实时三维超声造影对 K-T 综合征进行深入研究，可以为该疾病提供更多的诊断信息。

在治疗方面，有报道对于曲张静脉可在超声引导下注射泡沫剂以硬化治疗、腔内射频和激光进行消融治疗。有的学者通过研究调节血管 / 淋巴管形成和生长的基因和分子的机制，希望未来能够有效调控这些基因和分子以达到预防和控制该疾病发展的目的。

第四节　四肢血管病变围手术期超声监测及疗效评估

1. 动脉支架植入术　对于病变较局限的动脉狭窄性病变，微创的动脉支架植入术已经成为首选的治疗手段。肢体动脉支架植入术适用于超过 50% 动脉狭窄，伴肢体缺血的表现及转流血管发生再狭窄的患者。

2. 人工血管（自体血管）转流术　由于动脉病变血管在后期均已僵硬、萎瘪，有时范围也较广泛，且与周围有广泛的粘连，若尝试切除病变血管做血管移植术，往往出血较多，手术操作较困难，因此，此种情况下一般采取旁路血管移植术，即在病变血管的近远端用人工血管或自体静脉做桥式吻合，以重建血流，并可以保留已经建立的侧支循环。

常见的肢体动脉疾病的手术治疗方式主要包括：①股 - 腘动脉人工血管转流术；②腋 - 股动脉人工血管转流术；③股 - 股动脉人工血管转流术；④不倒置的大隐静脉原位转流术。

股 - 腘动脉人工血管转流术的适应证为股浅动脉长段狭窄或闭塞病变，其流入、流出道动脉必须通畅。

腋 - 股动脉人工血管转流术适应证为腹主动脉在肾动脉以下包括两侧髂总动脉发生的狭窄或闭塞病变，但患者年龄大，全身情况差，局部感染、粘连，进腹手术危险性高，而一侧腋、股动脉必须通畅。

全身情况差，单侧髂外动脉闭塞，远端股动脉流出道通畅，对侧髂外动脉无明显狭窄患者可采用股 - 股动脉人工血管转流术。

股总 - 股浅动脉人工血管转流术的适应证为股浅动脉短段狭窄或闭塞病变，其流入、流出道动脉必须通畅。

不倒置的大隐静脉原位转流术适用于股 - 腘动脉及其分支闭塞，胫前或胫后动脉通畅，或仅有一支腓动脉通畅患者。

（一）超声表现

1. 动脉支架植入术

(1) 支架术后支架通畅的超声表现：支架在纵断扫查时显示为动脉内螺旋状强回声，横断扫查呈环状强回声，其内壁光滑、无增厚。支架内彩色血流充盈好，未见明显充盈缺损、变细（图 5-4-1）。

(2) 支架术后支架再狭窄的超声表现：支架在纵断扫查时显示为动脉内螺旋状强回声，横断扫查呈环状强回声，支架内壁增厚，支架内径变细。支架内彩色血流充盈缺损、变细，狭窄处流速增快。

(3) 支架术后支架闭塞的超声表现：支架在纵断扫查时显示为动脉内螺旋状强回声，横断扫查呈环状强回声，支架内可见低回声、中强回声。支架内部彩色血流不充盈。支架内未探及动脉频谱。

2. 人工血管（自体血管）转流术

(1) 人工血管（自体血管）转流术后转流人工血管（自体血管）通畅的超声表现：转流血管（人工血管或自体血管）在纵断扫查时显示为动脉内人工血管强回声（自体血管），横断扫查呈环状强回声，其

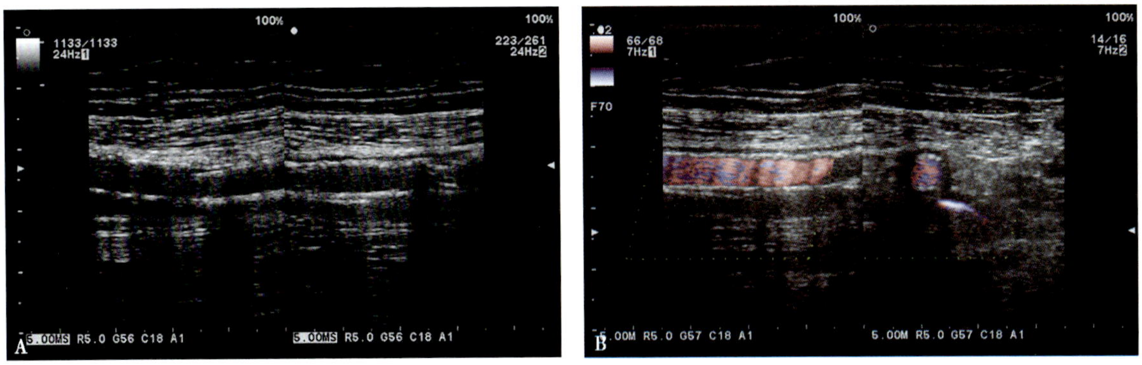

图 5-4-1　股浅动脉支架植入术后，支架通畅灰阶、彩色多普勒声像图

A. 股浅动脉支架（纵断面）内壁光滑、无增厚；B. 股浅动脉支架（纵、横断面）内彩色血流充盈好

内壁光滑、无增厚。转流血管（人工血管或自体血管）内彩色血流充盈好，未见明显充盈缺损、变细。

（2）人工血管（自体血管）转流术后人工血管（自体血管）再狭窄的超声表现：转流血管（人工血管或自体血管）在纵断扫查时显示为动脉内人工血管强回声（自体血管），横断扫查呈环状强回声，其内壁可见增厚动脉内膜。转流血管（人工血管或自体血管）内彩色血流充盈缺损、变细，狭窄处流速增快。

（3）人工血管（自体血管）转流术后人工血管（自体血管）闭塞的超声表现：转流血管（人工血管或自体血管）在纵断扫查时显示为动脉内人工血管强回声（自体血管），横断扫查呈环状强回声，其人工血管（自体血管）内可见低回声。转流血管（人工血管或自体血管）内部彩色血流不充盈。支架未探及动脉频谱。

1）股-腘动脉人工血管转流术后声像图表现见 ER5-4-1。

ER5-4-1　股-腘动脉人工血管转流术

2）腋-股动脉人工血管转流术后声像图表现见 ER5-4-2。

ER5-4-2　腋-股动脉转流术

3）股-股动脉人工血管转流术后声像图表现见 ER5-4-3。

ER5-4-3　股-股动脉转流术

4）股总-股浅动脉人工血管转流术后声像图表现见 ER5-4-4。

ER5-4-4　股总-股浅动脉转流术

5）不倒置的大隐静脉原位转流术后声像图表现见 ER5-4-5。

ER5-4-5　不倒置的大隐静脉原位转流术

（二）检查中注意事项

1. 跨关节的股总、腘动脉内植入的支架常常由于患者关节活动的影响容易造成支架变形、移位，血管超声检查有助于尽早发现支架变形、移位，为利用球囊导管纠正支架变形的介入治疗提供最佳的治疗时机。

2. 转流人工血管内膜增生多发生在术后 2～18 个月，是移植物失败或血栓形成的主要原因。旁路血管移植术后的主要并发症为吻合口漏、假性动脉瘤、吻合口狭窄以及人工血管血栓形成。

3. 术后 18 个月后，动脉硬化病变累及动脉重建的流入道或流出道时，是此阶段转流失败和移植物血栓形成的主要原因。

4. 自体大隐静脉转流术因手术时要尽量破坏所有大隐静脉瓣膜，因此，由于可能损伤静脉壁而时常导致血栓形成，因此，自体大隐静脉转流术后超声复查应注意转流自体大隐静脉是否有附壁血栓形成。

第五节　回顾与展望

超声影像学技术是临床医学诊断领域重要的诊断技术，通过 50 年的快速发展，已经实现了从一维到二维显像和从形态结构显像到血流动力学的彩色多普勒超声显像的二次飞跃。

随着超声新技术的不断发展，血管超声检查成像不仅可以灵敏地显示亚微观结构及微循环低速血流灌注状态，而且可以直接反映组织代谢状态，使超声从结构、血流动力学向功能显像实现再次飞跃。在未来，血管超声可能在以下几个方面有新的进展。

一、血管三维超声成像

三维图像不仅能像二维图像那样呈现常规切面（纵、横、斜切面）图像，还能同时显示二维图像不能显示的冠状切面，从而扩展了超声观察病变的视野，丰富了超声诊断的信息来源，可在定量和定性两方面提高诊断水平。三维血管超声显像为血管腔容积、斑块体积、管腔狭窄率等分析提供较为准确的信息，有利于显示球囊扩张术后内膜撕裂的形态、真假腔，便于提示血管介入性手术的方法、深度以及选择血管内支架的类型、大小和评价支架的疗效。除此之外，三维血管超声显像能够显示血管主干与分支的连续形态和结构，便于较全面地对血管狭窄、动脉瘤、血栓以及粥样硬化斑块等病变进行观察和测量。这项技术的应用将对确定动脉斑块的大小及其形态特征，动态观察动脉粥样硬化进程和转归，评价抗动脉硬化药物治疗效果有重要价值。

局限与展望：三维重建的图像取决于二维图像的质量，而且图像的存储及重建所花费的时间较长。随着计算机图像处理技术的不断改进和日臻完善，四维的体积 - 时间图像也可获得，四维血管超声图像可以动态形式显示三维上的搏动血流特性。

二、血管超声弹性成像

弹性成像技术能够提供常规超声不能显示的生物组织的弹性特征或软硬度信息，可能有助于早期发现易损斑块。研究说明弹性成像技术能够应用弹性参数量化斑块性质，间接反映斑块病理结构，可能为易损斑块的评估提供有用的指标。

应用实时剪切波超声弹性成像技术，对不同时期的血栓弹性进行评价，为选择治疗方案和评估肺栓塞风险提供重要依据。

局限与展望：血管超声弹性成像可提供病变组织的弹性应变信息，弥补传统成像模式的不足，在对病变诊断上有其独特的应用价值。弹性成像可以实时评价血管壁弹性和斑块稳定性，其发展前景不言而喻，但实际研究中会发现弹性成像技术的一些欠缺之处：斑块较小时得到的弹性成像图像不理想，若按照评分标准可能造成误判；操作者手法也影响图像质量，对病变判断存在主观性；超声仪器不同其设置参数也不同，在对比结果时也有影响。临床应用还需进一步规范和细化，为了更好地利用弹性成像技术在临床中的应用，仍需进一步的探索和研究。

三、血管超声造影

使用造影剂后可以增强血流信号的强度，提高对深部及低速血流信号检出的敏感性，这种作用在以下情况表现得更为明显：严重的动脉硬化，管壁钙化斑块形成，后方回声明显衰减；髂动脉由于气体干扰显示不清；患者体型肥胖；检查部位的近端存在严重狭窄或闭塞性病变。

由于超声造影剂进入血液内可增强血液的显示强度，所以无论是静脉阻塞性还是倒流性疾病，超声造影技术在显示管腔和腔内结构方面均有独到的优势。超声造影技术检测下肢深静脉血栓可以提高下肢深静脉血栓的显示率，弥补了二维及彩色多普勒超声的不足。另外，朱贤胜等使用超声造影技术对单侧下肢深静脉血栓介入溶栓治疗的置管位置及溶栓效果进行观察，肯定了超声造影能准确指导和调节溶栓导管的位置，并能有效评价溶栓效果。

局限与展望：通过血管超声造影可更早期地发现血流灌注的异常，指导临床及早干预，减少外周血管病变的发生，减低致残率。随着造影剂的研究深入，超声造影剂已经从微米级发展到纳米级造影剂，靶向性造影剂使超声分子成像成为可能，不仅能提高诊断疾病的特异度，并能携带一些药物进入人体，从而成为一种新型的诊断和治疗手段，是超声造影的一个重要发展方向。

四、分子靶向超声造影

血栓性病变自超声造影剂尤其是靶向超声造影剂应用以来其显影和诊断得到了显著提高。

用超声造影辅助或增强溶栓治疗血管栓塞性疾病具有十分诱人的前景。其原理是利用超声波的空化效应，可使含有尿激酶的微泡造影剂在靶血管破裂时在局部释放，并使血栓表面变软、易于松解，可加速和易化尿激酶等溶栓药物进入血栓，而微泡破裂时局部产生的能量大大增强超声的空化效应，二者形成良性互动，从而显著提高溶栓疗效。当使用的超声频率接近微泡的振动频率时溶栓效果最好。共振时可产生最大程度的破裂，从而能释放更多的药物达到更好的溶栓效果。然而，使携带药物的微泡能选择性到达靶位点则需要在超声造影剂的表面结合能识别纤维素或血凝块的配体。目前较为理想的配体是血小板糖蛋白Ⅱb/Ⅲa 受体，然后制备一种Ⅱb/Ⅲa 受体的靶向造影剂，MRX-408 就是由此而产生的。靶向溶栓治疗有望成为首先进入临床超声造影剂介导的治疗手段之一。

目前研究提出动脉粥样硬化的发病机制是由于众多危险因素损伤内皮细胞而发生的一系列慢性炎症反应。早期动脉硬化病理表现为激活的内皮细胞介导的炎性反应，即内皮细胞受损后表达的黏附分子（主要有内皮细胞黏附分子 -1，P- 选择素）增高，导致单核细胞增殖分化为泡沫细胞使病灶扩展。可制备以上炎症介质抗体，与超声造影剂混合，利用炎症介质能选择性到达粥样硬化病灶而增强炎症靶器官显影。因此，针对特定炎性反应因子的靶向超声分子显像成为目前研究的热点。

局限与展望：靶向造影剂在体内通过与靶点结合显像，其理化性质、靶点特异性以及体内稳定性等均可影响造影增强效果。靶向超声造影目前尚未被应用于临床，原因在于靶向超声造影剂的偶联、声学特性、尺寸大小以及在网状内皮系统存活力等各方面未得到足够认识和尚存在一些未能解决的问题。另外，目前配体与造影剂多采用生物素 - 亲和素系统进行连接，会导致人体产生免疫反应，更安全的连接方法尚有待研发。

参考文献

[1] Hughes MJ，Stein PD，Matta F. Silent pulmonary embolism in patients with distal deep venous thrombosis：systematic review[J]. Thromb Res，2014，134（6）：1182-1185.

[2] Comerota AJ. Catheter-directed thrombolysis for iliofemoral deep vein thrombosis：helpful or hurtful[J]. Expert Rev Hematol，2015，8（2）：131-133.

第六章　介入性超声在血管病中的应用

第一节　假性动脉瘤介入治疗

假性动脉瘤指动脉管壁被撕裂或穿破，血液自此破口流出为动脉邻近的组织包裹而形成血肿。

假性动脉瘤的病因包括：①吻合口假性动脉瘤，发生原因包括移植血管感染、移植血管和缝线老化、宿主血管退化等；②外伤：多为刀刺伤或枪伤；③医源性导管损伤：是指动脉穿刺介入后假性动脉瘤，常见的原因包括导引钢丝过粗、使用抗凝和溶栓药物，扩张导管放置时间过长、压迫位置欠佳等；④感染性：多继发于动脉损伤，包括吸毒、吻合口及穿刺介入治疗术后。

穿刺、损伤及手术部位可触及搏动性包块。听诊可闻及血管杂音。

超声定位对局部加压包扎或病变处探头加压以及假性动脉瘤内凝血酶注射的实时监测对医源性损伤下肢动脉的假性动脉瘤治疗意义重大。

（一）超声表现

超声显示动脉旁无回声或低无回声，壁可薄厚不均（假性动脉瘤的囊壁为动脉内膜或周围纤维组织构成）。内部可见大量浮动的点状中强回声或似“云雾状”回声，壁上可附着低回声（血栓）。瘤腔与一侧动脉壁间有通道（局部内中膜线中断），通道口即为动脉破口，通道较长者走行可迂曲（图 6-1-1）。

瘤体与动脉相通的狭小通道内可见五彩镶嵌的彩色血流信号穿梭，瘤体内呈涡流（阴阳征）。压迫瘤体近端动脉或直接压迫通道口（即瘘口）时，瘤体内血流信号减弱或消失。

通道处可探及双向湍流血流频谱（收缩期高流速、舒张期反向中高流速），即“往复征”（图 6-1-2）。压迫瘘口后，血流速度减慢甚至血流频谱消失。

（二）超声引导治疗假性动脉瘤

目前，下肢动脉的假性动脉瘤多行保守治疗，即使抗凝的患者亦可成功，对于通道较长的假性动脉瘤效果最佳。采用的方法是超声定位后加压包扎或病变处探头加压，每次 20 分钟，如果一次未成功可以重复数次（图 6-1-3）。这种方法的主要并发症是动、静脉血栓。近年来，对于较大的、加压无效的假性动脉瘤，采用向假性动脉瘤内注射猪、牛凝血酶快速封闭假性动脉瘤，值得注意的是，猪、牛凝血酶禁忌肌内注射、静脉点滴，因操作不当易导致动、静脉血栓（图 6-1-4）。

（三）注意事项

1. 超声引导下向假性动脉瘤内注射凝血酶时必须确认穿刺针在假性动脉瘤腔内，以免出现并发症。

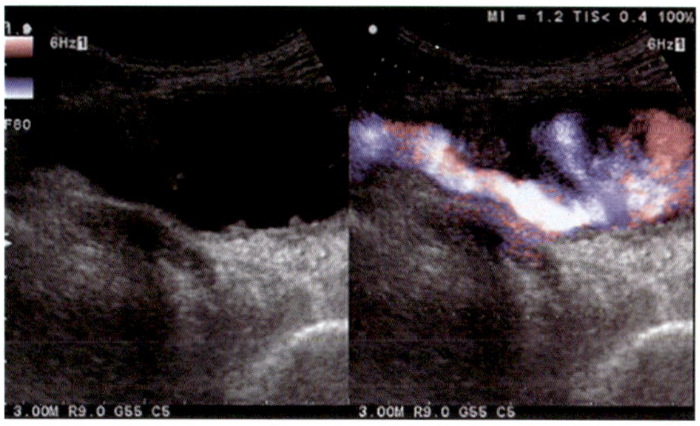

图 6-1-1　左股动脉急性假性动脉瘤的灰阶、彩色多普勒血流图

五彩的高速血流自左股动脉与左股动脉假性动脉瘤间的异常通道进入假性动脉瘤瘤腔内

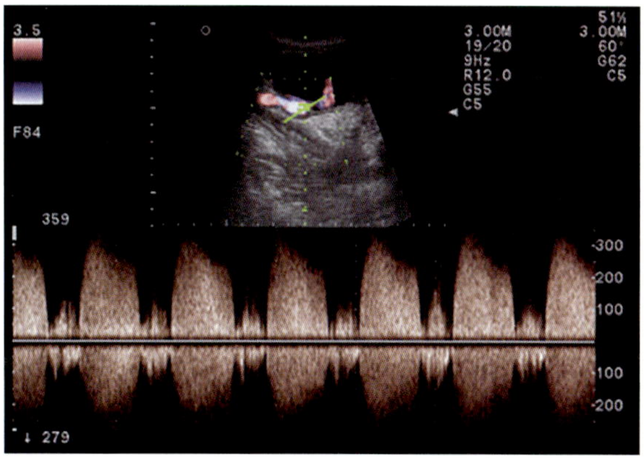

图 6-1-2　左股动脉假性动脉瘤与左股动脉通道的频谱多普勒血流图

左股动脉假性动脉瘤瘤腔内可探及紊乱的动脉血流频谱，呈“往复征”

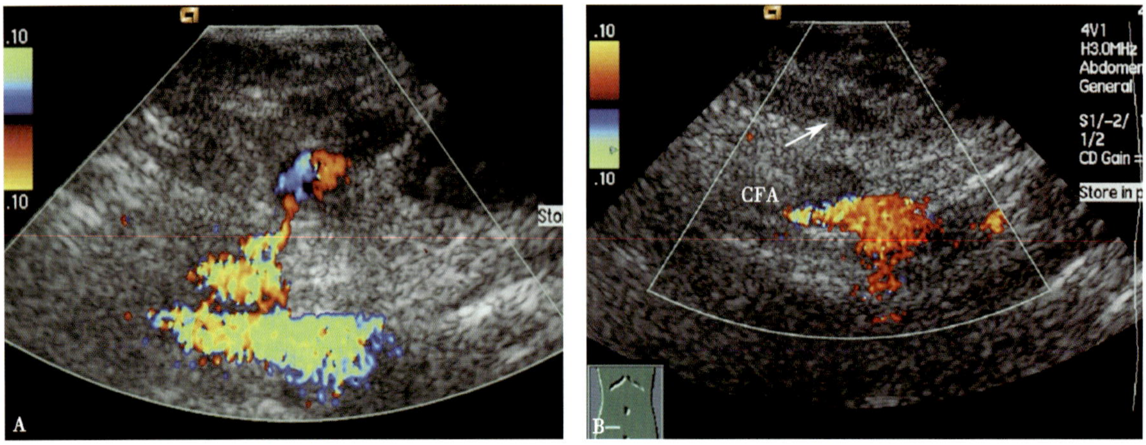

图 6-1-3 加压前、后左股动脉假性动脉瘤的彩色多普勒血流图

A. 加压前彩色多普勒超声显示五彩镶嵌的高速血流自左股动脉经左股动脉假性动脉瘤间的异常通道进入假性动脉瘤瘤腔内；B. 加压后彩色多普勒超声显示左股动脉假性动脉瘤瘤腔内无彩色血流充盈（箭头所示）

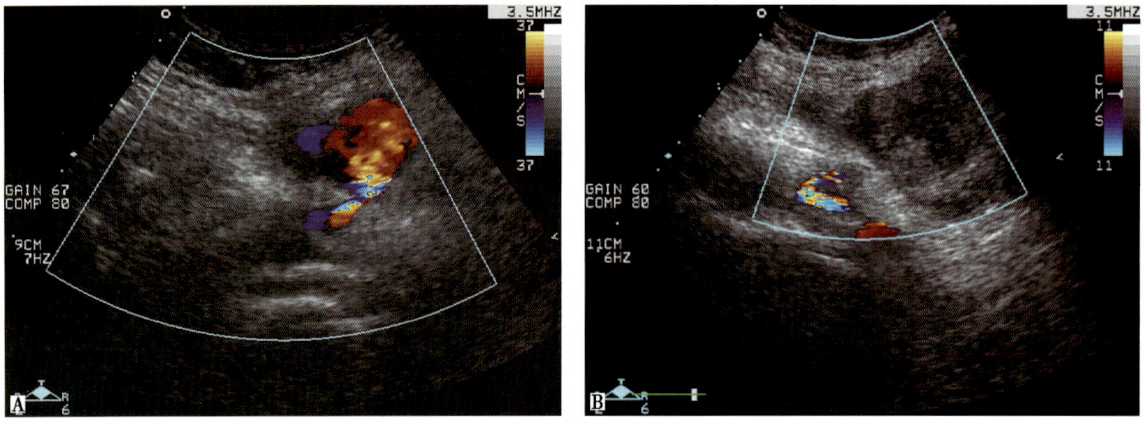

图 6-1-4 凝血酶注射前、后股动脉假性动脉瘤的彩色多普勒血流图

A. 凝血酶注射前彩色多普勒超声显示五彩镶嵌的高速血流自左股动脉经左股动脉假性动脉瘤间的异常通道进入假性动脉瘤瘤腔内；B. 凝血酶注射后彩色多普勒超声显示左股动脉假性动脉瘤瘤腔内无彩色血流充盈

2. 抗凝治疗的患者假性动脉瘤压迫、凝血酶注射治疗后有复发的可能，治疗后的超声监测是十分必要的。

第二节 大隐静脉曲张硬化、消融治疗

大隐静脉曲张（大隐静脉功能不全）是一种血管外科的常见病、多发病。患病率会随着年龄的增加而增大，多表现为下肢静脉曲张并伴有沉重、疲劳、胀痛、水肿、皮肤营养状态改变和溃疡等。常规的大隐静脉主干高位结扎加剥脱手术对患者的创伤较大，术后恢复较慢，尤其切口较大时，有可能造成手术切口延期愈合或感染等并发症。近年来，采用超声引导下硬化剂注射、激光、微波与射频消融等腔内热消融微创技术治疗下肢浅静脉曲张。

一、大隐静脉曲张硬化治疗

大隐静脉曲张硬化治疗的工作原理是将硬化剂与静脉内皮接触，导致血管内局部炎性粘连，使充盈的静脉闭塞。

常用硬化剂有 5% 鱼肝油酸钠、5% 油酸 - 乙醇钠、1%～3% 硫酸十四烷基钠。

大隐静脉曲张硬化治疗的适应证：①下肢浅静脉曲张（管径≤8mm）；②属支和交通支静脉曲张；③网状静脉曲张和毛细血管扩张（蜘蛛形静脉曲张）；④会阴部静脉曲张；⑤腿部溃疡周围静脉曲张；⑥静脉畸形（低流量 / 速）；⑦穿通支静脉功能

不全；⑧静脉曲张治疗后的残留、新发或复发。

大隐静脉曲张硬化治疗的绝对禁忌证：①已知对硬化剂过敏者；②急性深静脉血栓形成和（或）肺动脉栓塞；③全身感染或拟硬化治疗的区域局部感染；④长期制动和限制卧床；⑤已知右向左分流的先天性心血管发育畸形，如症状性卵圆孔未闭。

大隐静脉曲张硬化治疗的相对禁忌证（需对患者进行个体获益风险评估）：①妊娠；②哺乳（中断哺乳 2～3 天）；③严重外周动脉闭塞性疾病；④全身情况较差；⑤严重过敏体质；⑥血栓栓塞风险较高（如血栓栓塞病史、有严重血栓形成倾向、高凝状态和癌症）；⑦急性浅静脉血栓；⑧既往硬化剂治疗后发生了神经系统疾病，包括偏头痛。

大隐静脉曲张硬化治疗的常见并发症：①毛细血管扩张；②色素沉着；③注射部位疼痛；④血栓性浅静脉炎；⑤刺痒；⑥咳嗽。

大隐静脉曲张硬化治疗的少见而有自限性的并发症：①皮肤坏死；②神经损伤（隐神经、腓神经）；③短暂性视觉障碍。

罕见的严重大隐静脉曲张硬化治疗的并发症：①严重的过敏反应如过敏性休克；②深静脉血栓形成；③肺栓塞；④动脉栓塞，如下肢动脉栓塞、房间隔缺损状态下出现的脑动脉栓塞等。

二、大隐静脉曲张消融治疗

（一）大隐静脉曲张激光消融治疗

1998 年英国实现开展激光治疗静脉曲张，1999 年美国血管外科医生 Robert Min 率先将腔内激光消融技术（EVLT）应用于大腿静脉曲张治疗。EVLT 工作原理是利用血红蛋白吸收激光能量，在血管腔内沸腾产生微气泡，造成血管内壁的损伤及闭合，以及静脉血栓形成并机化，最终使静脉闭合。

EVLT 操作过程如下：在内踝上方穿刺静脉，置入鞘管，置入导管头端于隐股交汇处下方，将激光光纤通过导管置入适当位置，后撤导管线路光纤头端，设置激光处于连续发射状态，缓慢回撤光纤和导管，在穿刺处前停止激光发射。值得注意的是激光光纤在指示灯引导下必须确切进入大隐静脉主干方可烧灼，沿大隐静脉主干全程压迫以利闭合。

大隐静脉曲张 EVLT 消融治疗适应证：①深静脉通畅、反流 1～2 级以下；②有美观需要的下肢静脉曲张患者。

大隐静脉曲张 EVLT 消融治疗禁忌证：①深静脉功能不全的大隐静脉曲张；②深静脉血栓形成后所致的大隐静脉曲张；③大隐静脉宽度超过 8mm 者，慎重选择。

大隐静脉曲张 EVLT 消融治疗的并发症：①激光光纤的后退过程中可造成皮肤烧伤；②激光光纤烧灼不彻底导致日后复发；③激光光纤误入深静脉可造成深静脉损伤并发深静脉血栓形成。

（二）大隐静脉曲张射频消融治疗

腔内射频消融被定义为使用射频（RF）信号导致细胞损伤或通过热疗过程改变或破坏组织结构。当波与组织接触时，它们会引起原子的振动和摩擦，并把它们的机械能转化为热能（欧姆加热或电阻加热）。射频消融最大的特点是相比于其他热消融治疗所采用的温度为低温（90～120℃）。因为高温能够引起汽化、碳化而对周围组织造成损害。

大隐静脉曲张射频消融治疗的工作原理与激光闭合术基本相同，通过射频方法产生热能，进而导致静脉壁内蛋白纤维发生热凝固、结构破坏，进而纤维化、变性、挛缩。热能穿透距离比激光短，热能衰退速度比激光快，因此能大幅避免因高温导致的副损伤，如神经损伤、静脉破裂等。

大隐静脉曲张射频消融治疗适应证包括：①大/小隐静脉（great saphenous vein/small saphenous vein，GSV/SSV）主干治疗，有症状的曲张静脉，伴有中重度慢性下肢静脉功能不全的临床表现；②下肢浅静脉系统穿通支处理：大隐静脉曲张射频消融治疗手术禁忌证分为绝对禁忌证和相对禁忌证。

绝对禁忌证包括：①同时合并深静脉血栓形成；②大隐静脉主干内急性血栓形成；③未纠正的凝血功能障碍；④严重肝功能异常；⑤妊娠、哺乳期；⑥全身情况不能耐受手术。

相对禁忌证包括：①静脉直径 <2mm 或者 >15mm；②有血栓性浅静脉炎病史进而导致大隐静脉部分梗阻；③超声显示罕见的大隐静脉扭曲；④静脉紧贴皮下或者隐股静脉交界处瘤样扩张。此外，体内有心脏起搏器等植入设备的患者，应谨慎使用该方法。

三、大隐静脉曲张射频微波治疗

微波治疗（endovenous microwave treatment，EMT）大隐静脉曲张较少应用，微波治疗下肢静脉曲张，是利用微波对血管组织的热凝固效应，使微波辐射器直接作用于静脉血管壁，在小范围内瞬间（几秒内）产生具有一定穿透性的高温将组织凝固，继而使血管组织纤维化，最终血管闭锁，因此术后血管再通可能性很小。EMT 大隐静脉曲张的主要并发症为深静脉血栓形成、灼伤。

四、彩色多普勒超声检查在大隐静脉曲张硬化、消融治疗中的应用

（一）术前超声评价

彩色多普勒超声检查主要包括除外髂静脉受压、髂静脉及下肢深静脉血栓形成后综合征，并检测大隐静脉内径、走行、反流部位及程度，必要时行下肢静脉造影明确下肢深静脉及交通支（穿通支）静脉通畅情况。

（二）术后疗效评估

大隐静脉曲张硬化、激光与射频治疗的临床效果评估是对静脉曲张临床症状或体征的改善评估，如静脉溃疡、水肿、出血和炎症等。

大隐静脉曲张硬化、激光与射频治疗的第 1 次随访应在术后 2 周内，这是处理不良反应的最佳时间；术后第 1 年，分别在 1、3、6 和 12 个月进行随访；以后每年至少随访 1 次。

彩色多普勒超声检查可通过形态学和血流动力学评估，对大隐静脉曲张硬化、激光与射频治疗的效果进行评价，疗效评价标准分为未成功、部分成功和成功（图 6-2-1）。

未成功是指靶静脉反流持续时间 >1 秒或无变化、靶静脉完全未闭合、靶静脉不完全闭合，管径无变化。

部分成功是指靶静脉反流持续时间 <1 秒伴靶静脉部分不可压缩以及靶静脉节段性部分闭塞、管径缩小。

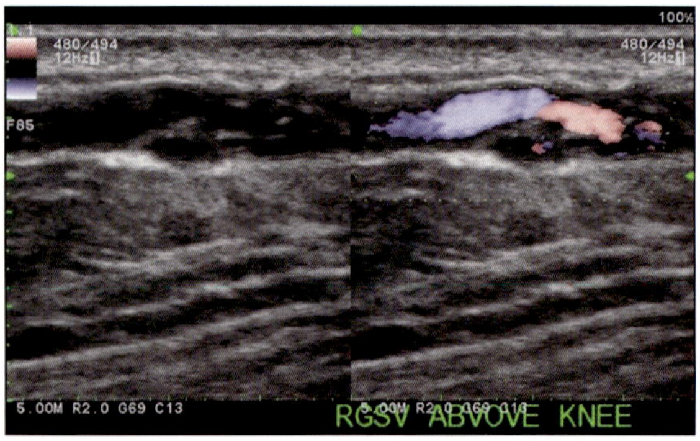

图 6-2-1 大隐静脉硬化治疗后部分残留的灰阶、彩色多普勒超声图像

硬化剂治疗后大隐静脉膝上段管腔内可见不均质低回声，但管腔内仍可见部分彩色血流充盈

成功是指靶静脉无反流伴靶静脉完全消失、靶静脉节段性完全闭塞、靶静脉未闭合并可见管径缩小和向前的血流。

参考文献

[1] Paulson EK, Sheafor DH, Kliewer MA, et al. Treatment of iatrogenic femoral arterial pseudoaneurysms: comparison of US-guided thrombin injection with compression repair[J]. Radiology, 2000, 215(2): 403-408.

[2] Kang SS, Labropoulos N, Mansour MA, et al. Percutaneous ultrasound guided thrombin injection: a new method for treating postcatheterization femoral pseudoaneurysms[J]. J Vasc Surg, 1998, 27(6): 1032-1038.

第七章 展　望

实时二维彩色多普勒血流显像（real-time two-dimensional color Doppler flow imaging）是在脉冲波多普勒技术基础上发展起来的一项超声诊断技术，1986 年 Pignoli 等开始用血管超声技术对颈动脉进行测量。30 多年过去了，随着超声影像技术的不断发展，新的血流成像技术和方法也不断涌现，为方便、快捷和准确地获得各种血流信息提供了更科学、更先进的技术，同时也为了解组织供血和器官血流动力开辟了新的途径。

一、超声造影对斑块的评价

随着物质生活的不断提高，生活节奏的加快，动脉粥样硬化性疾病已成为发生心脑血管事件的主要原因，斑块破裂是诱发脑卒中及其相关血栓、动脉栓塞的重要原因。近年的研究表明，新生血管与粥样硬化性斑块的发生发展及破裂关系密切。2009 年，Xiong 等对 104 例不同程度的颈动脉粥样硬化性病变患者进行超声造影检查，结果发现有症状人群的颈动脉粥样硬化斑块较无症状人群相比呈明显增强。将超声造影技术应用至颈动脉斑块的易损性检测，以及对无症状的重度颈动脉狭窄患者的筛查，有助于早期预防脑血管事件的发生（图 7-1-1）。

超声造影是使用造影剂注射用六氟化硫微泡及低机械指数技术，超声造影能敏感地检测组织血管中微气泡的存在，能产生良好的对比效果；实时地观察到斑块内新生血管的动态分布，并能量化评估易损斑块内新生血管的密度。但该检查对于操作者技术要求较高，操作费时，目前还未广泛应用于临床。

二、超微血管成像技术

超微血流成像技术（superb micro vascular imaging，SMI）是一种基于彩色多普勒原理基础上发展起来的一种高灵敏度、高分辨率、高时间分辨率彩色血流显示的新技术。它的成像原理是利用自适应技术将低速血流信号从被常规超声中过滤掉的杂波信号中分离并显示出来，因此，它可更敏感地捕捉低速血流，接近真实地反映微细血液循环的灌注情况，能显示微细血流的动态情况。

作为一项新的血管成像技术，SMI 利用一种独特的算法，通过消除组织运动的信号使运动伪影最小化。因此，与传统血流成像（彩色多普勒和能量多普勒）相比较，SMI 能够明显减少运动伪影并且可以检测到小血管内的低速血流信号。并且 SMI 图像帧频高，这对观察血管非常有用。目前，SMI 在胎盘评估中的临床价值已经得到了证实，预测未来具有很大潜力。

三、射频超声技术

动脉硬化的发展早期是动脉管壁弹性功能的改变，最后是内 - 中膜增厚和斑块形成等动脉管壁结构的改变，动脉弹性功能在一定程度上提示早期的动脉硬化，基于对动脉硬化早期诊断和预防的意义，动脉弹性改变已成为当今学术研究的热点。目前有常规超声检查、血管超声跟踪技术（ET）、脉搏波速度（PWV）测量 3 种技术对动脉血管弹性进行分析，其中常规超声检查判断血管弹性变化依赖于颈动脉内 - 中膜厚度（IMT）增加，但超声观察到动脉内 - 中膜出现增厚，甚至粥样斑块形成，出现形态学改变，往往已进入动脉硬化的中晚期，因此，常规的超声方法不能早期反映动脉弹性的变化。ET 和 PWV 技术基于对射频信号的检测，可实时显示管径变化曲线，自动计算多项血管弹性指标，分辨率达微米级，使得超声检测更为精准，且重复性大大提高，并可从形态学和功能学方面对动脉弹性进行综合评价。

四、实时剪切波弹性成像技术

与上述基于射频超声技术评价血管弹性的原理不同，实时剪切波弹性成像技术（shear wave elastography，SWE）通过发射声辐射力脉冲（radiation force impulse）在组织不同深度上连续聚焦从而对组织施加激励，产生“马赫锥”现象，被聚焦部位的

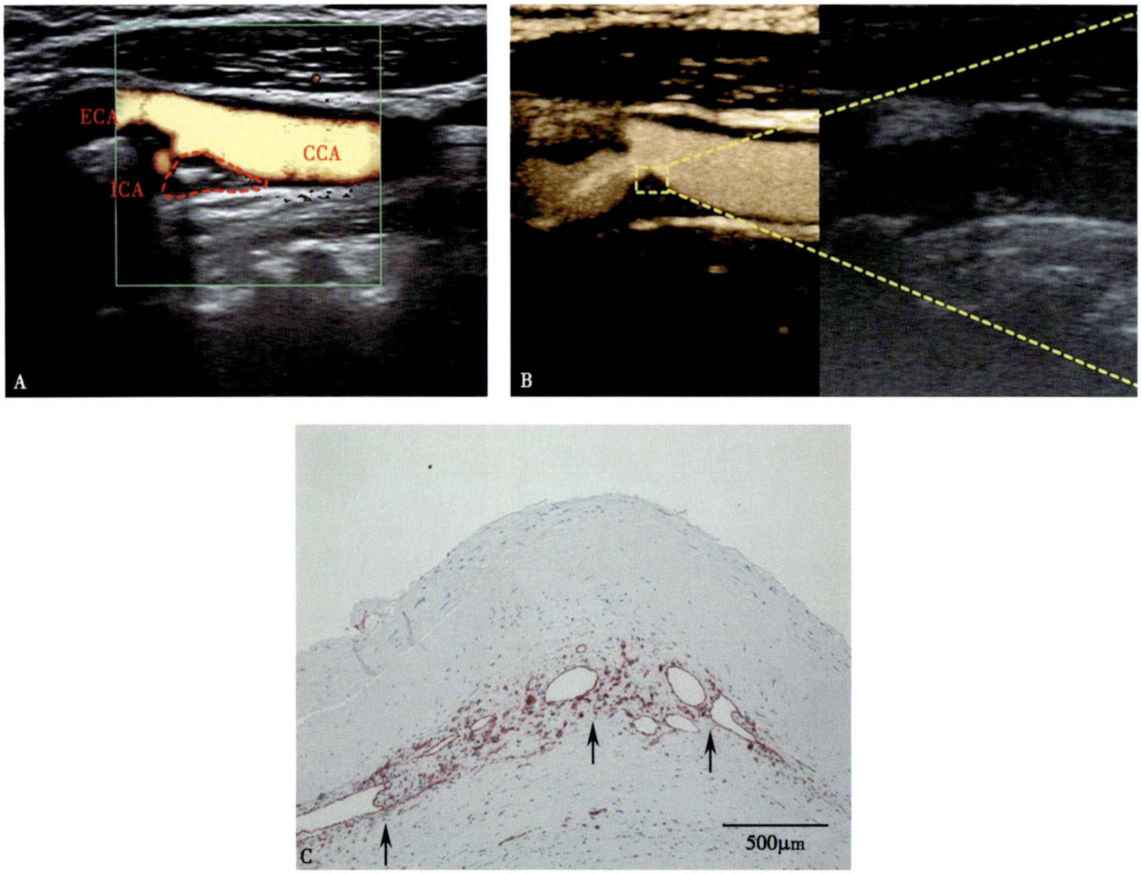

图 7-1-1 超声造影评估颈动脉斑块内新生血管

A. 颈总动脉分叉处血流多普勒超声，红色虚线区域代表导致管腔狭窄的颈动脉斑块；B. A 图同区域内的超声造影，显示"橙黄色"(伪彩) 的造影剂充填到颈动脉管腔内，而且斑块内可见造影剂出现(黄色小方框)，表明斑块内新生血管形成；C. 免疫组化评估 B 图内斑块区域的抗 CD31 抗体染色情况，箭头指示为 CD31 阳性的新生血管。CCA：颈总动脉；ICA：颈内动脉；ECA：颈外动脉

组织粒子因高速振动而产生横向剪切波，再通过超高速成像技术探测剪切波，以彩色编码技术实时显示组织的弹性图，并通过系统定量分析测得组织的杨氏模量值。杨氏模量值的计算公式为 $E = 3\rho c^2$，ρ 代表组织密度，c 代表剪切波传播速度(shear wave velocity，SWV)，E 代表杨氏模量，杨氏模量值越大，说明 SWV 越快，组织的硬度越大，在弹性图像上该区域显示为红色，杨氏模量小则显示为蓝色，介于中间的杨氏模量显示为绿色。

SWE 技术既往多用于肿瘤良恶性鉴别以及肝脏纤维化的评估，目前国内外许多学者将 SWE 用于对颈动脉斑块的弹性评估。认为 SWE 可以用于检测血管内的易损斑块，即易损斑块内脂质较多，纤维帽较薄，其硬度可能低于那些脂质成分少、纤维帽较厚的稳定斑块，以此来鉴别易损斑块和稳定斑块。但目前国内外对于 SWE 评价颈动脉斑块稳定性的研究大都是回顾性分析，还没有确定斑块易损与否的弹性模量界值，且 SWE 受呼吸、斑块位置和斑块性状(钙化)等影响较大，其测量的重复性和一致性还有待商榷。另外，国内一些专家学者对 SWE 是否适用于对颈动脉斑块弹性的评估也提出了质疑，认为颈动脉斑块不同于实性脏器的占位性病变，其受心动周期影响，运动幅度较大，影响了剪切波速度的测量，因此，认为 SWE 不适用于对颈动脉斑块的弹性评估。

五、血管增强成像技术

数字减影血管造影(digital subtraction angiography，DSA)作为血管疾病诊断的诊断标准，是一种有创性检查，其基本成像原理是减去组织显像，保留含有造影剂的血管进行成像，因此，DSA 无法直观血管壁的细微结构。彩色多普勒超声等其他关于血管的超声技术在显示血流同时，往往会牺牲二维图像分辨率，同样无法直接观察血管壁的细微结构。血管增强成像技术（vascular enhancement technology，VET）又称超声数字减影技术，其原理是利用二维超声和彩色多普勒能量图的信息进行超声血管数字减影，精确的超声采样系统在接受组织灰阶信号的同时接受红细胞的反射和散射信号，高速计算机对每一个像素进行分析比较，在两种信号交界处进行精确演算减影并反向延伸，减去血流信号，突显血管壁的细微结构。其优势在于采用彩色多普勒能量血流数据来强化二维的图像质量，可选择增强大的血管或微血管系统，提高血管腔和血管壁的清晰度，降低部分容积效应产生的伪像。VET 与常规超声相比具有以下优势：可以清晰显示血管壁和管腔结构，明显提高了组织间的对比分辨率，降低了部分容积效应伪像，从而可更准确地测量内 - 中膜厚度，对斑块的形态、范围及数量等进行有效评估。对于血管前壁斑块，尤其是早期内 - 中膜轻度增厚及血栓的显示较常规超声更清晰，提高了诊断符合率。

六、血流向量超声成像技术

颈动脉斑块的形成最常发生在血管的弯曲或分叉等结构较复杂且容易出现涡流的位置。传统的多普勒超声成像无法精确检测和显示血流中的涡流信息。全新的超声向量血流成像技术（vector flow imaging，VFI）可以实时并且准确地描绘出血管中各点血流的流速大小和方向，无论是直流、涡流还是逆流等都可以完整地显示出来。

采用实时向量血流成像计算颈动脉弯曲和分叉处的血流速度大小、方向和流量等重要参数，使颈动脉窦周围剪应力的实时计算成为可能。但目前二维的向量血流成像还无法显示扫描面以外的血流情况。将来，随着面阵超声探头的发展以及仪器运算能力的不断提高，逐步实现三维实时血流向量成像，从而可以实时计算三维的血管壁面剪应力分布。届时，这种三维超声成像技术将广泛应用于颈动脉硬化评价。

七、三维能量多普勒技术

能量多普勒超声是利用血流中红细胞的密度、散射强度或能量分布进行成像，其显示血流连续性好，不受血流速度、血管方位、声束探测角度的影响，无混叠现象，且显示信号的动态范围广，能检测到小血管及低速血流信号。三维能量多普勒技术（three dimensional power Doppler sonography，3D-PDS）则是在能量多普勒基础上应用血管三维重建方法对感兴趣区的血流进行立体成像，通过采用虚拟器官计算机辅助分析（virtualorgan computer-aided analysis，VOCAL）影像程序对靶器官体积内的血流信号体元进行分析，自动计算出靶器官内血管化指数（vascularization index，VI）、血流指数（flow index，FI）和血管血流指数（vascularization and flow index，VFI）。其中，VI 为彩色体素占总体素的比值，表示整个感兴趣容积内血流信号所占的比例，即组织中血管密度，反映血管的丰富程度；FI 为幅度加权彩色体素总和占彩色体素数量的比例，表示整个感兴趣容积内血流信号的平均强度，用于估计血流量大小；VFI 为幅度加权彩色体素总和占总体素数量的比例，是血管数量与血流信号强度的结合，可以代表感兴趣容积的血流灌注。与彩色多普勒超声相比，3D-PDS 具有无角度依赖性、对低速血流敏感、可重复性好等优势。

目前，尽管 3D-PDS 能够较为精确地测量不同脏器组织以及相应病灶的体积、量化评估其血管和血流灌注情况，但三维定量超声非实显像，需在检查后另行花费时间测量和处理数据，其临床应用受到一定限制，且 VI、FI 和 VFI 在不同组织的正常值范围，尤其是各类病变血供情况的分界值还不确定，仍需进一步探讨。

八、微泡载分子靶向造影溶栓治疗

超声造影微泡最早用于血池显影，广泛用于心血管疾病和肿瘤疾病的定性诊断。目前，用于超声造影的微泡是由壳膜包裹核心气体构成的粒径在微米级（2～8μm），甚至纳米级的微气泡。随着超声分子影像学及生物医学工程的不断研究发展，可携带各种药物及基因的靶向性造影微泡的不断研发使得超声微泡造影技术正由疾病诊断走向疾病治疗。超声微泡技术及靶向投送的原理主要是借助超声微泡在超声场强的辐照作用下产生的空化效应及声孔效应。空化效应是指介质中的微泡在超声场强的辐照作用下，随着超声辐照强度的改变产生周期性“膨胀 - 压缩”，直至破裂，微泡破裂的瞬间产生微泡核内聚变、5000K 以上的高温、10^7 以上的高压和微射流等物理条件。上述物理效应作用于周围组织界面，可使细胞间连接疏松，细胞膜通透性增加，质膜甚至核膜受损，产生一过性、可逆性小孔，提高细胞的胞吞作用，增加细胞对药物的摄取以及 DNA 的转染率。

血栓形成或栓塞是许多临床急性犯罪事件的主因，如急性心肌梗死、肺动脉栓塞、脑卒中等。及时、恰当的溶栓往往可以挽救患者生命，降低患者致死率及致残率。传统溶栓方法耗时长，小剂量溶栓剂溶栓不彻底，尤其对末端分支小血管溶栓效果更差，可引起再栓塞，大剂量溶栓剂会引起出血等并发症。超声微泡造影介导的药物靶向溶栓可对溶栓效果进行实时观察，对超声频率、强度、曝光时间、药物剂量进行实时调整，可明显提高溶栓效果，降低血栓再发。

在精准医疗计划背景下，超声微泡介导的靶向治疗具有广阔的应用前景，但目前大部分仍属于实验阶段，仍面临以下问题需要解决：①超声辐照参数的优化，目前，各研究所使用的超声辐照参数各不相同，使用最优辐照参数得到最佳的药物释放效率以及最小的正常组织损伤程度是临床急需解决的问题；②粒径均一、稳定性强、包封率高、载药量大的超声微泡的制备；③靶向基因在体内稳定、可控的高效表达；④超声微泡破坏产生的空化效应、声孔效应作用机制的进一步探讨。

九、血管内光声 - 超声融合成像

易损斑块破裂（vulnerable plaque rupture）是急性心血管事件的主要原因，因此对斑块内成分的检测就尤为重要。血管内超声（IVUS）与经皮血管外超声相比，大幅提高了斑块成像的精确性和敏锐度。但是 IVUS 的分辨率不足以分辨薄纤维帽，且只能获得斑块的结构信息，无法对斑块的易损性（成分信息）做出进一步的判断。近年来新兴的血管内光声光谱成像技术可高特异、高灵敏地对斑块的组织成分和炎症反应等与斑块易损性密切相关的功能特征进行成像。

光声成像的基本原理是：利用脉冲激光照射生物组织，当组织吸收光能量后受热膨胀形成瞬时压力，产生一个宽带的超声信号，即光声信号；光声信号穿过不同的组织成分，被超声换能器接受，经由重建算法反演得到组织光吸收的图像，即光声图像，在激发光参数不变的情况下，光声信号的强度、频谱与生物组织光吸收特性密切相关。不同组织对光的吸收特性不同，因此光声成像可以针对组织中的特定成分，选择特定波长进行高对比的结构成像，这与血管内超声成像的技术特点有很强的互补性。目前，血管内光声成像（intravascular photoacoustic，IVPA）与 IVUS 的融合成像技术（IVPA-US）已在临床及生物医学研究领域体现出巨大的应用潜力。

光声 - 超声成像是一门基于两种成像原理的融合成像技术，受激光脉冲重复频率的限制，其成像速度制约了该项技术的发展，而一般认为图像帧频达到或超过 30 时对体内成像较为合适，要达到这个标准，激光源的选取和该融合成像技术研发过程中的成本也会很高。

本章回顾分析了近些年来血管超声领域里一些新的成像技术，这些新兴成像技术在应用到临床之前都经历了相当漫长的研究和实验过程，而评价这些技术的主要方法就看其对临床的影响如何。在日常工作中，血管超声是用来发现和诊断疾病最常用的基础工具并没有改变，其仍是以实时二维超声成像为基础的血流和频谱多普勒成像，因此，未来成像模式发展的核心内容应该是如何以二维成像为基础，获取更加优质的图像质量来满足临床的需求，那么二维阵列传感器和高帧频成像技术就是今后各项血管超声新技术发展的主要驱动力。另外，任何一门成像技术的发展最终都受其成像原理的限制，所以融合成像将会弥补各项成像技术的自身缺陷，为临床诊断提供更加丰富的血管信息。

参 考 文 献

[1] Schmidt C，Fischer T，Ruckert RI，et al. Identification of neovascularization by contrast-enhanced ultrasound to detect unstable carotid stenosis[J]. PLoS One，2017. 12（4）：e0175331.

[2] Hasegawa J，Suzuki N. SMI for imaging of placental infarction[J]. Placenta，2016. 47：96-98.

[3] Boehm K，Salomon G，Beyer B，et al. Shear wave elastography for localization of prostate cancer lesions and assessment of elasticity thresholds：implications for targeted biopsies and active surveillance protocols[J]. J Urol，2015，193（3）：794-800.

[4] Pedersen MM，Pihl MJ，Haugaard P，et al. Novel flow quantification of the carotid bulb and the common carotid artery with vector flow ultrasound[J]. Ultrasound Med Biol，2014. 40（11）：2700-6.

[5] 周永昌，郭万学. 超声医学 [M]. 北京：人民军医出版社，2015：1622.

中英文名词对照索引